HANS FRANKE

FRÜHDIAGNOSTIK DES KARZINOMS IN DER INNEREN MEDIZIN

FRÜHDIAGNOSTIK DES KARZINOMS IN DER INNEREN MEDIZIN

Von

PROF. DR. HANS FRANKE

Chefarzt der I. Inneren Abteilung

des Auguste-Viktoria-Krankenhauses, Berlin-Schöneberg

Mit 195 Abbildungen und 9 Farbtafeln

1953

WALTER DE GRUYTER & CO.

vormals G. J. Göschen'sche Verlagshandlung / J. Guttentag, Verlagsbuchhandlung / Georg Reimer / Karl J. Trübner / Veit & Comp.

BERLIN W 35

Archiv-Nr. 51 70 53 Printed in Germany
Satz: Walter de Gruyter & Co., Berlin W 35. Druck: Thormann & Goetsch, Berlin SW 61

Vorwort

Die Krebskrankheit stellt auch heute noch die gefürchtetste Geißel der Menschheit dar, bei der so mancher Arzt nach geklärter Diagnose allzuoft dem Krankheitsverlauf und damit dem sicheren Ende mit mehr oder weniger innerer Anteilnahme seinen schicksalhaften freien Lauf läßt. Diese etwas fatalistische Haltung muß in Zukunft einer aktiven Einstellung und einem wirklich ernsthaftem Bemühen um die Frühdiagnostik des Karzinoms in der Inneren Medizin weichen. Der Gynäkologe und der Chirurg haben durch ihre z. T. weitgehend ausgebauten prophylaktischen Reihenuntersuchungen ihre Krebsstatistiken erheblich verbessert. Die Bedingungen für den Internisten, dem die direkte Organschau nicht in dem Maße zur Verfügung steht, sind wesentlich schwieriger und für den Erfolg in der Krebsfrühdiagnostik muß wesentlich zäher und intensiver gearbeitet werden. Der Internist muß unter Zuhilfenahme aller technischen, chemischen und physikalischen Untersuchungsmethoden sich ein System von meist unspezifischen Einzelbefunden erheben, aus denen er dann die möglichst frühe Diagnose eines Organkrebses stellen muß. Bei diesem Bemühen befinden wir uns naturgemäß sehr nahe an der Grenze unseres Könnens und damit auch leicht am Beginn der Spekulation, die zugleich eine erhebliche Gefahr bedeuten kann. In der Mehrzahl der Fälle werden sich die einzelnen kleinen und unspezifischen Verdachtsmomente nur zu einer wirklich begründeten Verdachtsdiagnose zusammenbauen lassen, die aber den Arzt verpflichtet, den Kranken solange in strenger Beobachtung zu halten, bis der Verdacht in einer Spezialklinik entweder sicher erhärtet oder wieder abgeschwächt ist. Im ersteren Falle muß der Kranke der sofortigen chirurgischen Therapie, in anderen Fällen einer konsequenten Strahlentherapie und nur in wenigen Fällen einer mehr palliativen Chemotherapie zugeführt werden.

Der Krebs ist in der Mehrzahl der Fälle in seinem Anfangsstadium heilbar! Durch Früherfassung und Frühdiagnose wird diese Heilbarkeit erheblich in die Höhe getrieben und die Lebenserwartung wesentlich verbessert. Durch vernünftige Aufklärung des Publikums mit dem Ziele einer Verkürzung der Verschleppungszeiten und durch einen systematischen Ausbau der frühdiagnostischen Kriterien und Methoden für den Arzt mit dem Herausstellen besonderer Signalsymptome wird sich künftig eine wesentliche Reduktion der Krebsmortalität auch in der Inneren Medizin ergeben.

Das ernste Bemühen um eine verbesserte Krebsfrühdiagnostik ist aber ein ärztlich qualitatives Problem und kann nie von der quantitativen Seite her gelöst werden. Aufgabe der vorliegenden Monographie ist es, hier gewisse Kriterien für die Frühdiagnostik des Krebses und die besondere Symptomatologie der Frühstadien hervorzuheben. Der Chirurg soll den beginnenden Krebskranken stets rechtzeitig in seine Hand bekommen!

Der Wunsch des Verfassers ist es, einen kleinen Beitrag zur Minderung der so zahlreichen desolaten Krebsfälle mit ihrem oft so qualvollen Ende zu geben. Der größte Teil des in vorliegender Monographie wiedergegebenen Bildmaterials stammt noch aus meiner früheren Arbeitsstätte an der Medizinischen Universitätsklinik Leipzig unter dem Direktorat von Prof. M. BÜRGER. Für die gesamte Bildgestaltung bin ich Herrn WERNER GIESECKE und für die Manuskriptherstellung Frau J. KRASSELT zu Dank verpflichtet. Für die großzügige Ausgestaltung der vorliegenden Monographie mit dem reichlichen und z. T. farbigen Bildmaterial danke ich besonders dem Verlag WALTER DE GRUYTER & Co., Berlin.

Berlin-Schöneberg, im April 1953. HANS FRANKE

Inhalt

I. Allgemeine Frühdiagnostik des Karzinoms in der Inneren Medizin

1. Allgemeines

Das Problem der Frühdiagnostik des Karzinoms an den inneren Organen ist auf das engste mit den Problemen unserer ärztlichen und wissenschaftlichen Fortbildung verknüpft. Je besser das System unserer klinischen Semiotik ist, um so eher können wir die Störungen der ordnenden Prinzipien durch einen malignen Tumor erkennen. Der Kliniker sowie jeder praktisch handelnde Arzt muß beim kranken Menschen gewissenhaft nach den mannigfachen Erscheinungen suchen, die die zahlreichen Vorbedingungen des Krebses mit seinen allgemeinen Begleiterscheinungen erkennen lassen. Wenn wir heute als Ärzte folgerichtig die Frühdiagnostik des Krebses fordern, um eine erfolgreiche prophylaktische Medizin zu betreiben, dann müssen wir es lernen, den Menschen in seinem präkanzerösen Zustand zu erfassen. So lange aber unser Wissen über die Pathogenese des Krebses noch so relativ dunkel ist, laufen wir Gefahr, auch die präkanzerösen Erscheinungen mehr philosophisch als real zu betrachten. Das große Problem der mutmaßlichen Krebspathogenese zu behandeln ist nicht Aufgabe der vorliegenden Monographie. Wir finden vom ernsthaftesten Streben bis zum reinen Phantasieprodukt eine Unzahl von pathogenetischen Faktoren, außer den bekannten klassischen Grundsätzen der Pathologie. Chemische und physikalische Noxen, Bakterien, Viren und in neuester Zeit auch vermehrt „Mikromyzeten“ (HITTMAIR u. a.) werden besonders für die Krebsentstehung verantwortlich gemacht.

Bereits im Jahre 1917 erschien in Gemeinschaftsarbeit von PAYR, RUPPRECHT, SCHMORL, v. STRÜMPELL und ZWEIFEL eine Anleitung zur frühzeitigen Erkennung der Krebskrankheit. Man war sich also bereits vor 30 Jahren klar darüber, daß nur die Frühdiagnostik uns im Kampf gegen den Krebs weiterbringt. K. H. BAUER hat die gesamte Problematik des Krebses jüngst in seiner Monographie ausgezeichnet und übersichtlich dargestellt. Es sei auch auf die Monographien von W. FISCHER sowie von AULER und MARTIUS verwiesen. Auch DOMAGK hat unseren heutigen Standpunkt und damit die aktuellen Probleme des Geschwulstleidens umrissen.

Die Lebenserwartung und die allgemeinen Krebstodesfälle sind in den einzelnen Ländern sehr verschieden. In Abb. 1 sind die Verhältnisse auf Grund der internationalen Lebensstatistik wiedergegeben. Die Schweiz und Großbritannien besitzen eine 3—400% größere Krebsmortalität als z. B. Portugal und Ägypten. Geographische Besonderheiten (Mineralgehalt der Nahrung, Wasser usw.) und Lebensgewohnheiten dürften hierfür verantwortlich sein. Erinnert sei auch an die bekannten großen Statistiken von DORMANNS über die relative Verteilung der Organkarzinome in den verschiedenen Lebensjahrzehnten.

Bekanntlich ist es sehr schwer, sich aus der Statistik der Todesursachen ein Bild über Krebstodesfälle zu machen. Mindestens 20% dieser Statistiken werden von Laien ausgefüllt. K. H. BAUER gibt den Anteil der Krebstodesfälle für das Jahr 1937 mit 13,4% an (s. Abb. 2).

2. Erfordernis der Frühdiagnostik

Die Forderung nach einer exakten Frühdiagnostik maligner Tumoren in der Inneren Medizin ist um so gerechtfertigter, weil nicht zuletzt durch die Fortschritte der Hygiene die Menschen heute viel älter werden als etwa vor 100 Jahren und dadurch in einem viel größeren Umfange als bisher in das sogenannte krebsgefährdete Alter hineinkommen. Jeder 6. Mensch stirbt heute an Krebs (BAUER)! Die Krebshäufigkeit nimmt mit zunehmendem Alter steil zu! In USA bestand im Jahre 1900

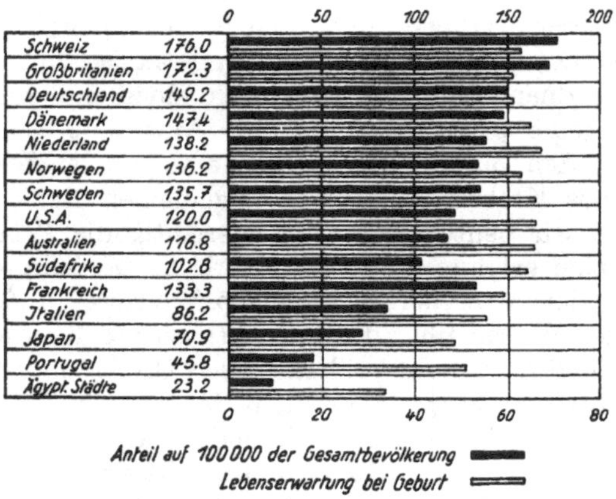

Abb. 1

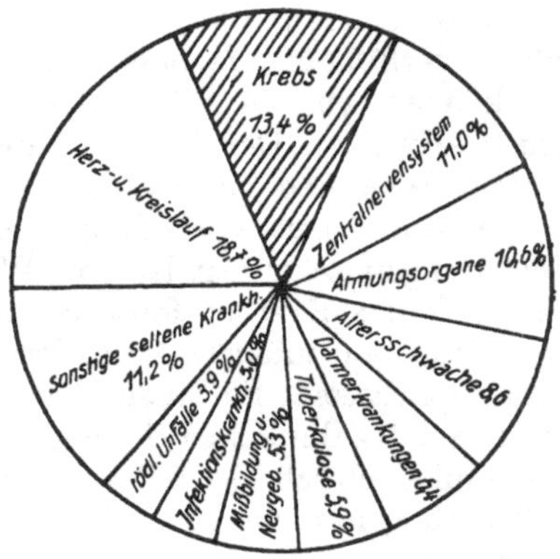

Abb. 2

Abb. 1. Lebenserwartung in verschiedenen Ländern und Todesfälle an Krebs (Internationale Lebensstatistik)

Abb. 2. Anteil der Krebstodesfälle an den Todesursachen des Jahres 1937 (n. K. H. Bauer)

eine prozentuale Krebssterblichkeit von 3,7%, heute dagegen ist dieser Prozentsatz auf 13,5 angestiegen. Nach K. H. BAUERS Angaben dürften in der Welt heute etwa 2,5—3 Millionen Menschen jährlich an Krebs sterben.

Nach dem Stand unseres heutigen Wissens wird als die erfolgreichste Waffe gegen den Krebs immer noch die rechtzeitige Radikaloperation und die rechtzeitige Röntgenbestrahlung angesehen. Nur in wenigen Fällen steht die junge Chemotherapie maligner Tumoren, besonders bei Erkrankungen des hämatopoetischen Systems, als Palliativmaßnahme zur Verfügung. Nach LITTLE sind bei folgenden Organkrebsen bei Frühdiagnose, d. h. also bei einem noch organlokalisierten Zustand, folgende Prozentsätze der Heilung zu erwarten:

Hautkarzinome	95%
Uteruskarzinome	80%
Mundkarzinome	80%
Brustkarzinome	75%
Rektumkarzinome	50%
Blasenkarzinome	50%

Die Forderung nach einer Krebsfrühdiagnostik darf daher keine leere Phrase sein, sondern unser ganzes ärztliches Pflichtgefühl muß sich mit diesem Postulat verbinden. Die ärztliche Kunst, das Wissen und das Verantwortungsgefühl besonders gerade beim Praktiker, entscheidet hier über das Wohl und Wehe der ihm anvertrauten Kranken. Nachlässigkeit und Unkenntnis des Arztes bei der Erfassung des meist unspezifischen Frühsymptoms eines Karzinoms nehmen dem Patienten die große Chance, durch eine rechtzeitige Radikaloperation von seinem beginnenden Krebsleiden befreit zu werden. Bei dieser Sachlage muß die Forderung nach einer gewissenhaften Frühdiagnostik ernst und nachhaltig ausgesprochen werden, zumal wir eine sehr sinnfällige Zunahme des Krebses in fast allen Ländern in den letzten 50 Jahren verzeichnen müssen.

OBERLING sagt in seinem Buche „The Riddle of Cancer: How much time may be lost by expectant waiting and useless treatment! The golden hour passes, and with it the last chance of the patient“.

3. Frühdiagnostik als ein relativer Begriff in der Inneren Medizin

Wir müssen ehrlich eingestehen, daß in der Inneren Medizin die Frühdiagnose eines Krebses allzu oft nur ein relativer Begriff ist. Zunächst müssen wir die Begriffe Frühdiagnose, d. h. die richtige Wertung der ersten Symptome, und die Früherfassung, z. B. bei Reihenuntersuchungen von scheinbar Gesunden, streng voneinander trennen. Wir wissen heute, daß die Ursachen und damit die ersten Anfangsstadien des Krebses u. U. schon seit Jahrzehnten bestehen und erst im höheren Alter zum Durchbruch kommen, wenn die antikarzinogenetischen Fähigkeiten des Organismus erlahmen. Bekanntlich sprechen wir heute besonders nach den Vorschlägen von K. H. BAUER in der Karzinogenetik von einer Synkarzinogenese, d. h. der Summe aller krebsfördernden Faktoren und von einer Antikarzinogenese, d. h. der Summe aller krebshemmenden Faktoren. Unser heutiges Denken und Handeln könnte man etwa folgendermaßen veranschaulichen:

Karzinogenetik
= Lehre der Krebsursachen

Synkarzinogenese	Antikarzinogenese
= Summe aller krebsbegünstigenden Faktoren (Prä-, Epi- u. Metakarzinogenese)	= Summe aller krebshemmenden Faktoren
+	−

Karzinom
↓
Therapie

1. Radikaloperation — 2. Röntgen- u. Radiumbestrahlung — 3. radiochemische Methoden — 4. Karzinokolytika

Es ist eine alte Erfahrungstatsache, daß mit zunehmendem Alter die synkarzinogenetischen Faktoren die Oberhand gewinnen. Hierbei werden sicher die hormonalen Faktoren neben den allgemeinen Involutionsmomenten eine wesentliche Rolle spielen. Wir müssen heute in vielen Fällen annehmen, daß sich das Frühstadium des Karzinoms über eine ganze Entwicklungsperiode, d. h. über einen langen Zeitraum erstrecken kann. Die besondere Schwierigkeit des Arztes liegt darin, die Krebskrankheit in einem Stadium zu erkennen bzw. einen begründeten Verdacht zu schöpfen, bevor sinnfällige Symptome vorhanden sind. Wenn erst der maligne Tumor manifeste Symptome hinterläßt, dann ist es in der Mehrzahl der Fälle für eine aktive und damit erfolgreiche Therapie zu spät.

Es ist daher eine hohe Forderung, die Krebskrankheit in ihrer stummen Anfangsphase zu erkennen, d. h. es ist ein Ziel, das oft menschenunmöglich ist. Daher müssen wir ehrlicherweise eingestehen, daß die Krebsfrühdiagnostik in vielen Fällen der Inneren Medizin trotz vieler methodischer Verbesserungen ein sehr relativer Begriff ist. Diese Erkenntnis und diese Tatsache sollen uns aber nicht davon abhalten, weiterhin die ersten unspezifischen Krebssymptome zu analysieren und sie im Gesamtbild des Kranken bzw. des noch nicht Kranken richtig zu bewerten, oder sei es nur den ersten Verdacht zu schöpfen. Dieser erste begründete Verdacht zwingt uns, den Patienten nicht mehr aus dem Auge zu verlieren und mit Zähigkeit und Unterstützung von Spezialkliniken die Krebsdiagnose zu erhärten oder den Verdacht begründet wieder zu verlieren. Der Dermatologe, der Gynäkologe und oft auch der Chirurg sind in der Lage, eine „Epignose" zu stellen, während der Internist sich um seine Diagnose wesentlich schwerer bemühen muß.

4. Schwierigkeiten bei der Frühdiagnostik in der Inneren Medizin

Wir wissen, daß unsere bisherigen Erfolge in der Frühdiagnostik und Frühbehandlung des Krebses in der Inneren Medizin keineswegs zufriedenstellend sind. Wir sind entweder an der Grenze unseres Könnens angelangt oder verfügen heute noch nicht über die geeigneten Untersuchungsmethoden mit krebsspezifischem Charakter. Für die prophylaktische Arbeit in der Zukunft müssen vor allem die Entstehungsursachen des Krebses systematisch bearbeitet werden, da ja die Krebszelle nur das Endprodukt der vorbereitenden Bedingungen ist. Bisher war der diagnostisch-morphologische Nachweis der Krebszelle das höchste Ziel. Für die Zukunft muß man jedoch mit Blumenthal eine Ausheilung des präkanzerösen Prozesses bzw. Terrains fordern. Wir sind in der Inneren Medizin geneigt, das Krebsleiden nicht als eine isolierte Organerkrankung, sondern vielmehr als eine allgemeine Stoffwechselerkrankung aufzufassen. Leider bekommt der Arzt den krebsgefährdeten Menschen zu wenig zu Gesicht. Hier liegen für den Betriebsarzt wichtige Zukunftsaufgaben. Die richtigen Methoden liegen hier sicher in der Früherfassung durch Reihenuntersuchungen verbunden mit einer taktvollen Aufklärungskampagne, die eine unbegründete Karzinophobie vermeidet. Es ist bereits betont, daß gerade für die Innere Medizin eine Früherfassung des Krebses ungleich schwerer ist als in den anderen Disziplinen. Hinzu kommt, daß der Arzt infolge der beruflichen Überlastung ein Opfer von Reflexdiagnose und Reflextherapie ist und auf diese Weise an den ersten sicheren Signalsymptomen eines beginnenden Krebsleidens vorbeigeht. Soll die Krebsfrühdiagnostik in der Inneren Medizin Sinn und Erfolg haben, so muß sie durch qualitative Arbeit erreicht werden und nicht quantitativ an der Zahl der durchlaufenden Patienten gemessen werden. Ganz gleich ob Praktiker oder Facharzt, in jedem Fall wird derjenige die beste Frühdiagnostik treiben, der neben dem erforderlichen Zeitaufwand auch zugleich das beste Wissen hat. Dies gilt besonders für die zahlreichen Alarm- und Signalsymptome der einzelnen Organe. Wir wollen hoffen, daß wir künftig mehr ärztlich denken und handeln können, als wir schreiben müssen. Unter dem Druck der im Wartezimmer stehenden Schlange von Patienten und der Jagd nach Kassenscheinen werden allzu oft das Frühsymptom Reizhusten beim Bronchialkarzinom mit Hustensaft, die Dyspepsie beim beginnenden Magenkarzinom mit Mixtura pepsinii und die Hämorrhoiden beim beginnenden Rektumkarzinom mit Zäpfchen behandelt. Hier muß unsere selbstkritische Katharsis über unser ärztliches Tun und Handeln einsetzen. „Nicht nur einem Zeichen traun! Nein — auf alles mußt du schaun!" (Hippokrates). In USA hat man sogenannte Krebsentdeckungszentren entwickelt, die sich aber nicht immer, zumindest für die Innere Medizin, bewährt haben. Einer der Hauptnachteile war, daß diese Krebssuchzentren im Unterhalt sehr teuer waren und doch nicht ganz den gewünschten Zweck erfüllten. Durch eigene Initiative haben große interne Krankenhausabteilungen in Deutschland eine ambulante Krebssprechstunde eingerichtet. Am Städtischen Krankenhaus Auguste-Viktoria in Berlin-Schöneberg besitzen wir eine derartige Krebssprechstunde, die durch Anregung des Landesgesundheitsamtes Berlin W geschaffen wurde. Man hat heute allerorts eingesehen, daß die wichtigste und beste „Krebserkennungszentrale" der praktische Arzt ist. Ihn auf die Frühsymptome in geeigneter Form zu sensibilisieren ist eine der Hauptaufgaben frühdiagnostischer Bemühungen.

Die eigentliche Frühdiagnose ist nach unserem heutigen Wissensstand meist eine begründete Verdachtsdiagnose. Der Begriff Frühdiagnose kann nur im Hinblick auf den Verlauf und den Ausgang der Krankheit gewertet werden. Zur Zeit der frühen Diagnose können wir aber über den Ausgang bzw. die später faßbaren Symptome noch nichts aussagen. Bonadies (2. Internationaler Gastroenterologen-Kongreß in Paris) versteht unter Frühdiagnostik den Augenblick, in dem der Tumor noch in einem bestimmten Ort lokalisiert ist, d. h. also ohne Ausbreitung auf Nebenorgane oder regionäre Lymphbahnen. Dies ist ein außerordentlich hohes Ziel. Man tut sicher besser daran, wenn man in dem Begriff Frühdiagnose gewissermaßen den Nachweis des makroskopischen Beginns bezeichnet.

5. Allgemeine Symptomatologie bei dem beginnenden Karzinomträger

Krebsspezifische Krankheitssymptome kennen wir nicht! „Eine Erkrankung an Krebs, welcher Art die Ursache auch immer sein mag, ist ohne Disposition des betreffenden Individuums nicht zu erklären" (J. Wolff). Wir messen heute hierbei der Disposition und der Exposition eine wesentlich größere Bedeutung bei als den Erbfaktoren. Gewiß sind immer wieder Familien bekannt, bei denen man sich des Eindruckes nicht erwehren kann, daß bei dem gehäuften Auftreten ein Erbfaktor eine Rolle spielt. Alle modernen Autoren sprechen sich aber hinsichtlich der Vererbbarkeit des Krebses negativ aus. Dagegen sind immer wieder karzinomatöse Konstitutionstypen herausgestellt worden. Benecke beschreibt z. B. die karzinomatöse Konstitution folgendermaßen: Kräftig entwickeltes Herz, ein weites oder sogar zu weites arterielles Gefäßsystem, eine im Verhältnis zur Weite der Aorta ascendens enge oder minder weite Pulmonalis, kleine oder absolut zu kleine Lunge, eine gut entwickelte Leber, ein kräftiges Muskel- und Knochensystem, ein mehr oder minder reichlich entwickeltes Fettgewebe. Historische Begriffe wie z. B. die Krebskrase oder die humorale Krebsdisposition (Theilhaber) finden heute keine Anwendung mehr. Jede Krebserkrankung hat ihren besonderen biologischen Charakter, so daß wir von keiner allgemein gültigen Krebssemiotik sprechen können.

Wie sieht der Mensch aus, der ein beginnendes Krebsleiden hat? GANTER beschrieb vor 20 Jahren den sogenannten Typus des beginnenden Karzinoms. Es handelt sich hier um einen Menschen, der ein verhältnismäßig jugendliches Aussehen mit Rötung des Gesichtes infolge guter Hautdurchblutung sowie eine Erhöhung des Gewebsturgors mit mangelnder Faltenbildung hat. Es besteht vielfach ein hyperthyreotischer Einschlag. Es fehlen im allgemeinen arteriosklerotische und arthropathische Veränderungen bei meist niedrigen Blutdruckwerten. Vielfach wurde gerade ein dunkles, nicht ergrautes Haar, besonders in der Schläfengegend mit dem Vorhandensein bzw. Wiederauftreten von schwarzen steifen Haaren, den sogenannten SCHRIDDEschen Haaren, hervorgehoben. Besonders ist dies der Fall, wenn der übrige Kopf ergraut ist. Diese SCHRIDDEschen Haare haben jedoch auf die Dauer keiner ernsthaften Kritik standhalten können. Nach den Erfahrungen mancher Autoren spricht ein dunkles, nicht ergrautes Kopfhaar eher für ein Karzinom. Auch v. STRÜMPELL und MORAWITZ weisen darauf hin, daß Krebskranke oft keine grauen Haare haben. Bei Männern finden sich auffallend oft Erfrierungsnarben. Wenig bekannt dagegen ist die Tatsache, daß vielfach Menschen in der präkanzerösen Phase sehr auffällig an Gewicht zunehmen, wahrscheinlich durch hypophysär-interrenale Korrelationen. Derartige Beispiele sind an der Leipziger Medizinischen Universitätsklinik gerade in letzter Zeit mehrfach beobachtet worden. LENZ vermutet die Geschwulstdisposition überhaupt in einer Störung des hormonalen Gleichgewichtes und der Steuerung der Zellreifung. Die Rolle der Hypophyse, besonders die hormonale Hyperproduktion wird als krebsbegünstigendes Moment angesehen (LACASSAGNE). Hautblutungen, besonders an den Unterschenkeln, können gelegentlich auch ein Hinweiszeichen für das Vorliegen eines Karzinoms sein. Derartige „Krebsanwärter" brauchen jedoch nicht immer einen Krebs zu bekommen. Die Erkennung der Krebsbereitschaft muß unser wichtigstes Ziel bleiben (KRETZ). Klinisch ist jedoch diese Forderung bisher kaum zu erfüllen gewesen, chemisch oder biochemisch erscheint sie uns noch als ein unerreichbares Ideal. Der erste Angriffspunkt scheint immer noch diejenige Stoffwechselstörung zu sein, die entweder Symptom oder Ursache der beginnenden Krebserkrankung ist.

Bei der allgemeinen Untersuchung erübrigt es sich darauf hinzuweisen, daß eine gründliche Anamnese wesentliche Voraussetzungen für den Krebsverdacht schafft. Neben einer allgemeinen Krebsdisposition müssen vor allem die exogenen und endogenen Faktoren sicher abgeschätzt werden und für eine Frühdiagnose zumindest als Verdacht bewertet werden. Die richtige Erforschung der Lebensbedingungen und Lebenseigenschaften sind daher für die Krebsfrühdiagnostik von wesentlicher Bedeutung.

6. Präkanzerosen

Wir kennen heute eine ganze Anzahl von präkanzerösen Zuständen mit einer potentiellen Neigung und Fähigkeit zur malignen Entartung wie z. B. die Naevi, das Xeroderma pigmentosum, Hydroa aestivale, Leukoplakien an Zunge und Ösophagus, Polyposis des Magendarmkanals, die mannigfachen Warzen usw. Faßt man den Begriff Präkanzerose weit, so entsteht die große Schwierigkeit, daß vieles als Karzinom bezeichnet wird, was zu Lebzeiten nie zu einem Krebs wird, da infolge der langen Latenz der Patient vorher an einer anderen Erkrankung stirbt. Es ist daher zweckmäßig, nach DEELMANN den Begriff Präkarzinom und präkarzinomatöser Zustand zu unterscheiden. Beim präkarzinomatösen

Zustand braucht nicht unbedingt der Krebs als Organkrankheit zu folgen. Das Präkarzinom ist zwar morphologisch noch kein Krebs, es muß sich aber in mehr oder weniger langer Zeit zu einem sicheren Karzinom entwickeln. Für diese Entwicklungszeit ist das Gleichgewicht zwischen Synkarzinogenese und Antikarzinogenese von ausschlaggebender Bedeutung. Hierbei spielt auch die Dauer der Exposition in einem krebsgefährdeten Milieu bzw. die Aufrechterhaltung eines krebserzeugenden Reizzustandes eine wesentliche Rolle. K. H. BAUER sagt mit Recht: Nicht jeder Präcancer wird ein Cancer, aber jeder Cancer hat seinen Präcancer. Analog den Präkanzerosen kennen wir die Präsarkomatosen wie z. B. die Ostitis deformans PAGET, Chondromatosen und seltener die multiplen Exostosen.

7. Berufskanzerosen

Ein sozialhygienisch und arbeitshygienisch besonders wichtiges Problem stellen die sogenannten Berufskanzerosen dar. Es handelt sich hierbei um Zivilisationsschäden am Menschen, die durch die Entwicklung der Technik und insbesondere auch durch den Ausbau der chemischen Industrie eintreten. So kennen wir z. B. seit langem den Blasenkrebs bei Anilinarbeitern (REHN 1895), ferner den Skrotalkrebs bei Schornsteinfegern sowie bei Teer- und Brikettarbeitern. Seit langem ist weiterhin der Schneeberger Lungenkrebs sowie die besonderen Spielformen bei chronischen Chrom-, Nickel-, Arsen-, Asbest-, Isopropylöl-, Teer-, Asphaltarbeitern bekannt (siehe K. H. BAUER, RODENACKER sowie ZEISS und PINTSCHOVIUS). In neuerer Zeit spielen vor allem das Uran und seine Zerfallsprodukte eine erhebliche Bedeutung als karzinogener Faktor. Der Röntgenkrebs besonders an den Händen ist bei den Pionieren der Röntgenologie eine sattsam bekannte und überaus traurige Erscheinung gewesen. In ihrer karzinogenen Wirkung unterscheiden sich die einzelnen beruflichen Belastungen sehr, daher könnte man auch von obligaten und fakultativen Berufskrebsen sprechen. Man denke ferner an die zahlreichen physikalisch bedingten Krebse an der Haut wie z. B. der sogenannte Lichtkrebs bei Bauern, Seeleuten, Hirten oder an die parasitären Noxen, wie z. B. den Bilharziakrebs. Die einzelnen Berufsgruppen sind verschieden stark beteiligt, so z. B. erkranken Gastwirte und Kellner an Zungen-, Ösophagus- und Magenkarzinomen um ein Vielfaches häufiger. Durch strenge staatliche Vorschriften, die der Betriebs- und Gewerbearzt durchzuführen hat, muß hier eine sinnvolle Prophylaxe getrieben werden, um die eventuelle Krebsgefahr für den arbeitenden Menschen auf ein Minimum zu reduzieren. Auch die systematischen Reihenuntersuchungen zur Früherfassung der Berufskanzerosen sind dringend zu fordern.

8. Allgemeine Symptomatologie des beginnenden Karzinoms

Es bereitet außerordentliche Schwierigkeiten in den bunten Kreis der Symptome einer beginnenden Krebskrankheit eine gewisse Ordnung oder Systematik hineinzubringen. Dennoch müssen wir in erster Linie für den praktischen Arzt konkrete Anleitungen schaffen, mit denen er den meist ahnungslosen Kranken auf ein eventuell beginnendes Krebsleiden aufmerksam machen kann. Derartige Symptome sollte man zweckmäßigerweise als unspezifische Signalsymptome bezeichnen. Derartige Signalsymptome werden naturgemäß nie zu einer sofortigen sicheren Diagnose führen, sondern nur zu einem beginnenden Verdacht oder im besten Falle zu einem begründeten Verdacht. Es wurde bereits hervorgehoben, daß wir zu Beginn eines Krebsleidens oft einen Menschen mit einer blühenden Gesundheit vor uns haben, bei dem sogar noch eine deutliche Gewichtssteigerung zu beobachten ist. Erst beim weiteren Verlauf und dem Manifestwerden des Karzinoms zeigt sich eine konstante Abnahme des Körpergewichtes, die von GERHARD als ein sicheres Zeichen für ein Karzinom gewertet werden muß. Wir wissen auch seit langem, daß die Anfangssymptome des Karzinoms fast stets schmerzfrei sind, und daß sich erst nach geraumer Zeit je nach dem Sitz und der Ausbreitungstendenz entsprechende Funktionsstörungen einstellen. Bekanntlich ist das erste Auftreten

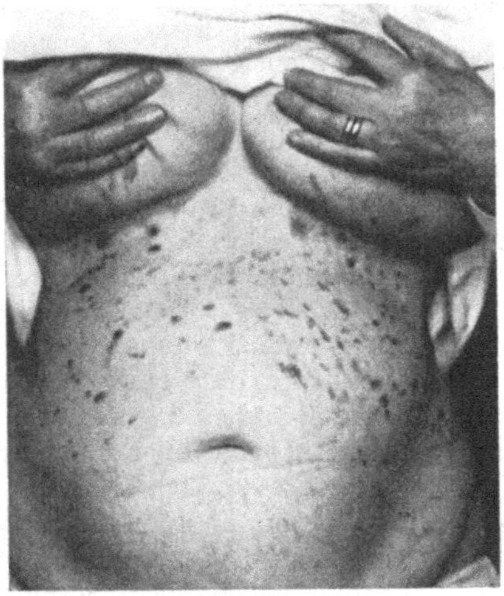

Abb. 3.
„Schmetterlingsfigur" seniler Warzen, in deren Segmentbereich sich oft beginnende Karzinome finden (histolog. reine Hyperkeratosen)

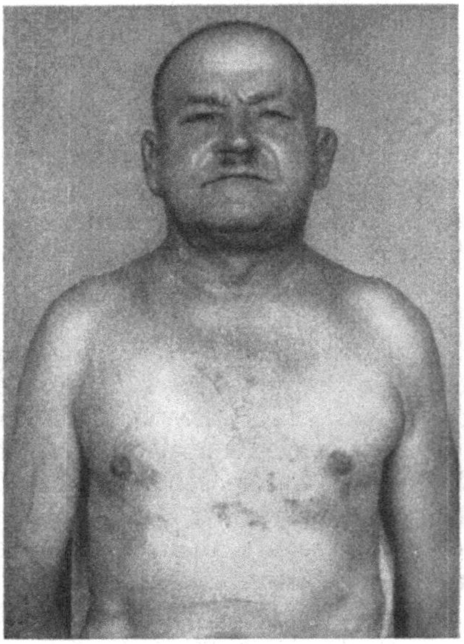

Abb. 4.
Kapillare Venektasien am Brustkorb bei Bronchialkarzinomen und beginnender STOKESscher Kragen

eines malignen Tumors meist solitär und nur selten multilokulär. Sekundär metastatische Krebse entwickeln sich demgegenüber meist multilokulär. Die einzelnen subjektiven und objektiven Kriterien werden bei den speziellen Organkrebsen besonders herausgestellt.

Bei der Inspektion des ganzen Menschen kennen wir eine Reihe von Zeichen, die lediglich einen Verdacht auf eine eventuelle Neubildung erregen. In diesem Rahmen nennen wir z. B. die sogenannte Schmetterlingsfigur seniler Warzen (Abb. 3).

Es handelt sich hier um eine symmetrische Anhäufung von kleinen und größeren Verrucae seniles, wie wir sie besonders bei Karzinomen der Leber- und Gallenwege finden können, aber auch im Genitalbereich bei Genitalkarzinomen. Sowohl MIESCHER als auch Nachuntersucher an unserer Klinik haben hierbei festgestellt, daß es sich histologisch bei diesen Warzenbildungen lediglich um einfache Hyperkeratosen handelt. Sie zeigen noch keinerlei maligne Degeneration. Diese Warzenschmetterlingsfigur ist nicht mit den bekannten Pigmentflecken zu verwechseln, die wir bei Erkrankungen des Leberparenchyms, speziell auf dem Handrücken und auf den Unterarmen finden.

Bei der Inspektion der Haut achten wir als Internisten vor allem auf Störungen im Kapillarkreislauf, wobei es sich meist um charakteristische kapillare Venektasien (siehe Abb. 4) handelt. Diese Veränderungen sind jedoch nicht mit den EPPINGERschen Sternchen bei der Leberzirrhose zu verwechseln. Wir finden diese Venektasien besonders bei Tumoren des Mediastinums oder der Atemorgane, wenn sie segmental angeordnet sind. Sie geben uns einen gewissen Hinweis auf mechanische Störungen in der Blutzirkulation. Sinnfälliger sind diese Gefäßektasien bei den größeren Venen. Bekannte Beispiele hierfür sind die Störungen im Pfortaderkreislauf in Form des Caput medusae oder die rein lokalisierten Zirkulationsstörungen wie etwa die Hämorrhoiden als Frühsymptom beim Rektumkarzinom und schließlich der sogenannte STOKESsche Kragen bei Einflußstauungen im oberen Mediastinum. In der Klinik hat sich für die Darstellung der oberflächlichen Venektasien besonders die Ultrarotphotographie bewährt. In Abb. 5—8 sind Beispiele lokalisierter Venektasien bei verschiedenen Karzi-

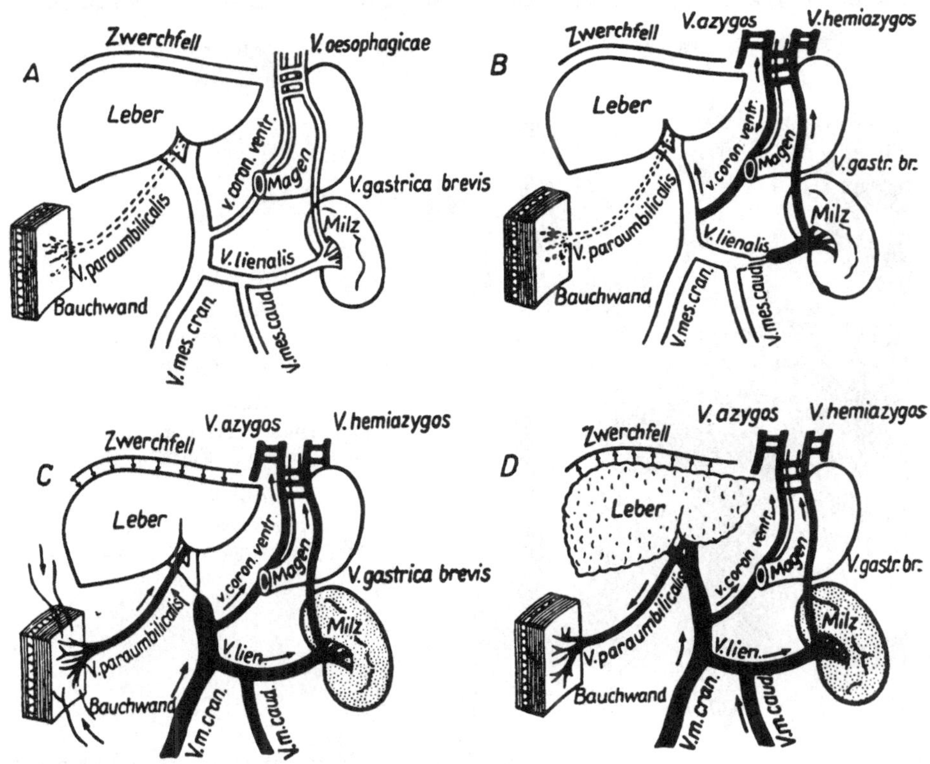

Abb. 5.

A Normaler Portalkreislauf. *B* Milzvenenstenose. *C* Extrahepatische Stenose der V. portae. *D* Intrahepatische Stenose der V. portae. (Nach LEARMOUTH und MACPHERSON)

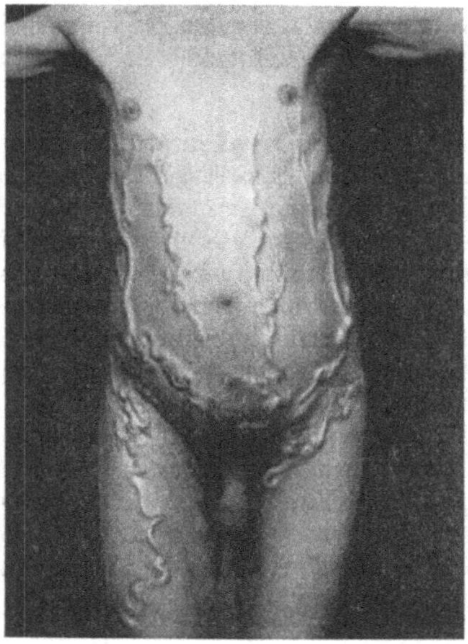

Abb. 6

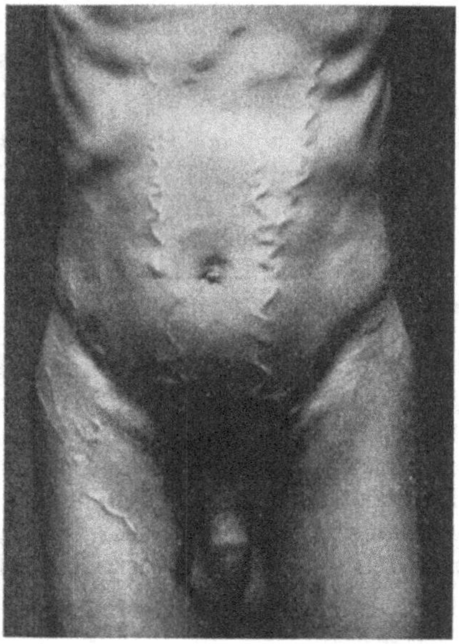

Abb. 7

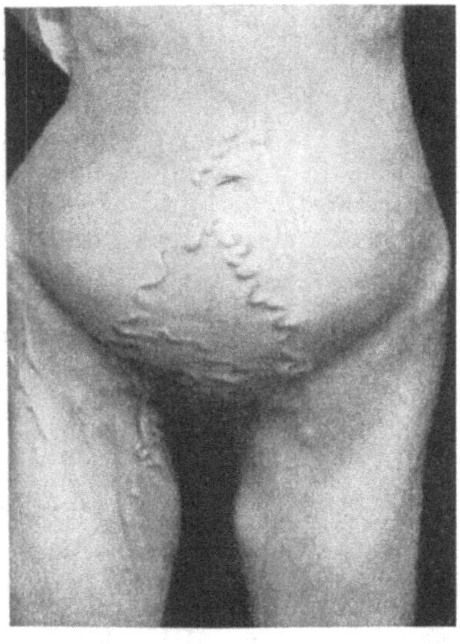

Abb. 8

Abb. 6.
Pfortaderstauung mit gleichzeitiger Beteiligung der Vena cava inferior

Abb. 7.
Beginnende Pfortaderstauung (inferiore Form)

Abb. 8.
Lokale Venenstauung bei gynäkologischem Tumor

nomen gegeben. Wir wissen heute auf Grund umfangreicher Untersuchungen an unserer Klinik (BÜRGER, WAGNER), daß differente Venendruckwerte in der Ellenbeuge nicht mehr zu den Frühsymptomen der Bronchial- und Medistinaltumoren gehören, sondern daß bereits Gefäßeinmauerungen mit Tumorkompressionen stattgefunden haben, und daß damit der Zeitpunkt für eine erfolgreiche Frühoperation bereits überschritten ist.

Bei der **Palpation der inneren Organe** ist mit großer Umsicht nach den üblichen Gesetzen und Kriterien zu verfahren. Aufmerksam ist die Haut nach

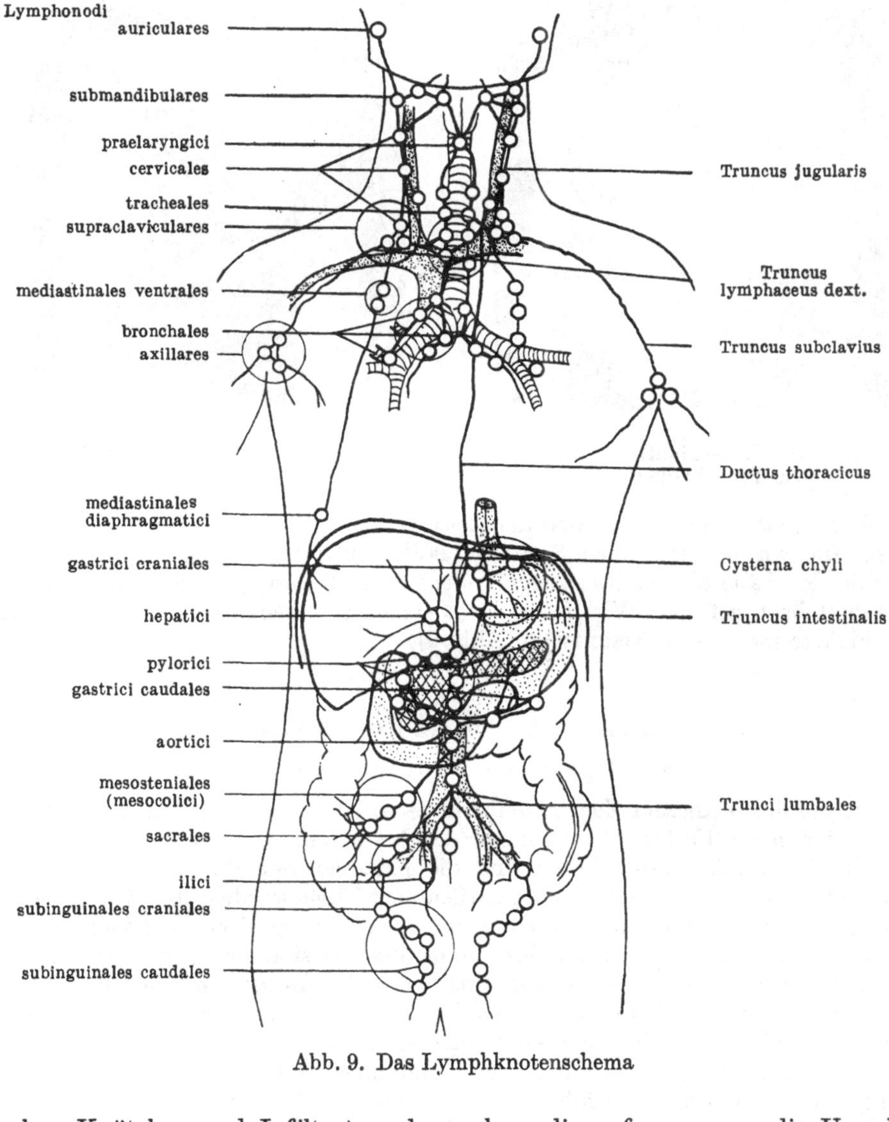

Abb. 9. Das Lymphknotenschema

flachen Knötchen und Infiltraten abzusuchen, die anfangs gegen die Umgebung auch noch gut verschieblich sind. So werden in Abb. 10 relativ früh auftretende Hautmetastasen bei einem Bronchialtumor gezeigt, die jede Untersuchung zur Frage der eventuellen Operabilität hinfällig machen. In Abb. 11 sind zur differentialdiagnostischen Abgrenzung multiple Lipome von rein benignem Charakter abgebildet. Mit besonderer Sorgfalt aber ist das ganze Lymphsystem abzutasten, vor allem im

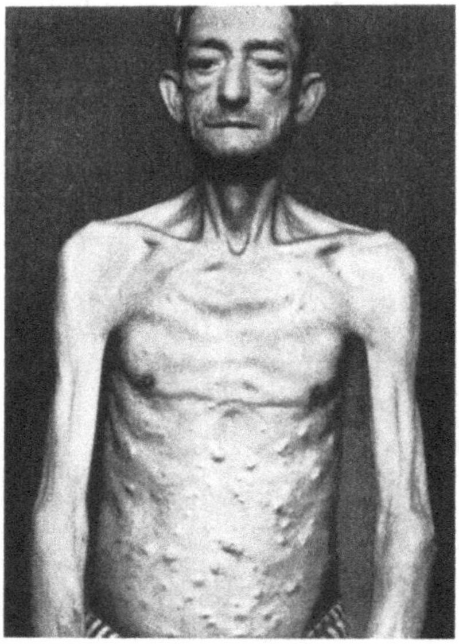

Abb. 10. Frühe Hautmetastasen beim Bronchialkarzinom

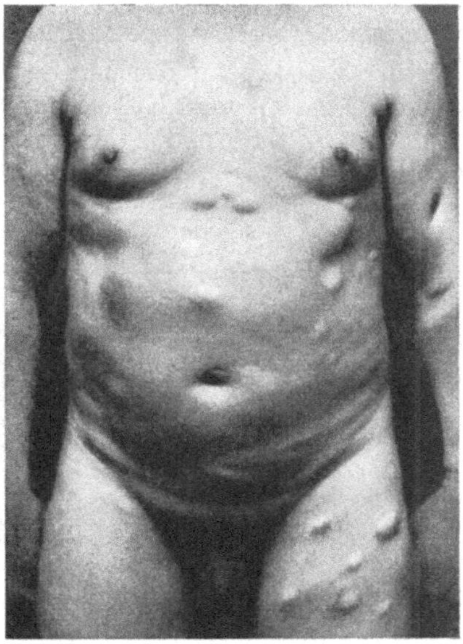

Abb. 11. Multiple Lipome der Haut

Bereich des Halses, der Axilla und der Leistenbeuge. Die sogenannte VIRCHOWsche Drüse, die wir in der linken Supraklavikulargrube tasten können, wird in der Mehrzahl der Fälle als bereits stattgefundene Metastasierung beim Magenkarzinom beobachtet bzw. gefühlt. Wir finden die sogenannte Virchowdrüse aber auch beim Bronchialkarzinom (s. a. FISCHER) (s. Abb. 9).

9. Technische Methoden der Krebsfrühdiagnostik

a) Allgemeine Röntgendiagnostik

Es ist müßig, in diesem Zusammenhang darauf hinzuweisen, daß der Schwerpunkt frühdiagnostischer Bemühungen des Karzinoms bei der Röntgenologie liegt. In den letzten Jahrzehnten sind die Kriterien der Röntgendiagnostik mit ihren zahlreichen Zusatzmethoden dermaßen entwickelt worden, daß diese Methode heute unentbehrlich, meist sogar die einzige für eine erfolgreiche Frühdiagnostik ist. Für die wichtige Frühdiagnostik des Lungenkrebses sind neben den Durchleuchtungen die Hart- und Weichstrahlaufnahmen, die Bronchographie und Tomographie heute eine Selbstverständlichkeit. Für die Frühdiagnostik des Magenkarzinoms sind die subtilen Schleimhautreliefdarstelungen bis zum letzten ausgebaut worden. Das gleiche gilt für die kombinierten Kontrastmittel- und Luftfüllungen im Dünn- und Dickdarmbereich. Für die Pankreasdiagnostik sind die tropischen Änderungen (duodenales C und die Wirbelsäulen-Pankreaslage), für die Gallendiagnostik die Kontrastmittelmethoden bestens ausgebaut. Für den Bereich der Nieren und abführenden Harnwege sind die Kontrastmittel-, z. T. auch Luftmethoden heute Allgemeingut. Ventrikulographien und arterielle Kontrastmethoden erleichtern die Hirntumordiagnostik, und schließlich ist durch die Entwicklung der Kineangiokardiographie die Diagnostik von Herzfehlern und Herztumoren gelungen. Unsere heutigen Lehrbücher der Röntgenologie, insbesondere von SCHINZ-BAENSCH-FRIEDL, von ASSMANN, sowie die ausgezeichneten differentialdiagnostischen Monographien von TESCHENDORF oder ZDANSKY sind heute weitgehend entwickelt und haben in einem ungeheuren Maße dazu beigetragen, die Frühdiagnostik des Krebses mit exakter Methode durchführen zu können. Ohne diese hochspezialisierte Entwicklung der Röntgenologie wäre das Ausmaß unserer heutigen Krebsfrühdiagnostik nicht möglich. Auch die sogenannten probatorischen Röntgenbestrahlungen, d. h. die Prüfung auf die eventuelle Strahlensensibilität sei in diesem Zusammenhang als frühdiagnostische Möglichkeit genannt. Je besser die Ausbildung des Röntgenarztes ist, um so mehr kann er sich erfolgreich in die Krebsfrühdiagnostik einschalten. Bei einer großen Zahl von Krebsfrühfällen ist der Röntgenbefund von entscheidender und ausschließlicher Bedeutung. Es ist allerdings die Beherrschung einer subtilen Technik und die Kenntnis der umfangreichen Symptomatologie für den röntgenologisch tätigen Arzt unbedingte Voraussetzung. Denn es darf keinesfalls die „Einbildung größer sein als die Ausbildung".

In jüngster Zeit haben sich für die Frühdiagnostik des Krebses noch die radiochemischen Methoden in besonderen Spezialinstituten eingeführt und zeigen auch beachtliche Anfangserfolge. Für unsere praktische Alltagsarbeit haben sie jedoch vorerst nur rein akademisches Interesse.

b) Endoskopische Methoden

Das Repertoir endoskopischer Methoden zur Untermauerung der Krebsfrühdiagnostik ist sowohl in seiner Bedeutung als auch im instrumentellen Anwendungsbereich wesentlich erweitert worden. Das gilt vor allem für die Bronchoskopie, Ösophagoskopie, Gastroskopie, Rektoskopie, Zystoskopie und neuerdings auch für die Laparoskopie. Durch die Kombination von röntgenologischen und endoskopischen Befunden, durch Aspiration von zytologischem Material, besonders aus den Bronchien und aus dem Magen, z. B. mit der HENNIGschen Zelltupfsonde, können weitere Vorteile herausgearbeitet werden. Wir müssen jedoch hervorheben, daß diese Methoden nur vom gut eingearbeiteten Fachmann vorteilhaft für die Frühdiagnostik verwendet werden können und in der Bewertung eine große Übung und jahrelange Erfahrung voraussetzen. Ein gewisser Nachteil besteht leider darin, daß ein Mangel an gut bebilderten endoskopischen Lehrbüchern besteht, der dem aktuellen klinischen Bedürfnis gerecht werden könnte.

c) Probeexzision

Die histologische Untersuchung nach Probeexzision einer verdächtigen Drüse oder dergleichen, sei es im üblichen gefärbten Präparat oder im Schnellschnitt, stellt die bisher bewährteste und sicherste Methode dar (siehe SCHMORL). Es kann hier der gesamte Gewebsverband übersehen und die mannigfachen Kriterien wie z. B. das infiltrierende Wachstum am besten beurteilt werden. Die Beurteilung derartiger Probeexzisionsschnitte muß aber tunlichst dem Fachpathologen mit längerer Ausbildung überlassen bleiben. Wir wissen auch, daß in zahlreichen Grenzfällen besondere Schwierigkeiten in der Beurteilung der Lymphdrüsenpathologie bestehen. Die Diagnose „Sinuskatarrh" oder „Desquamativkatarrh" zeigen hier das Ringen des Pathologen nach diagnostischer Klärung. Trotz allem ist aber der hervorragende Wert dieser histologischen Untersuchungsmethode, besonders auch für die Belange der Frühdiagnostik, unbestritten, und man sollte vielleicht noch mehr als bisher von ihr Gebrauch machen. Zu warnen ist, z. B. Melanome mit Probeexzisionen zu untersuchen, da sie erfahrungsgemäß dann meist überstürzt wachsen und metastasieren.

d) Zytodiagnostik

Anders liegen die Dinge bei der Zytodiagnostik, wo uns noch größere Schwierigkeiten begegnen, z. B. bei der Untersuchung von Sputum, Bronchialaspiraten, Magensaft oder Punktaten. Wir wissen längst, daß an der Einzelzelle nie eine sichere Krebsdiagnose, sondern höchstens eine Vermutungsdiagnose gestellt werden kann. Nimmt man die Quenselfärbung zuhilfe, so wäre immerhin eine Wahrscheinlichkeitsdiagnose in vielen Fällen möglich. Nur die Beurteilung im gesamten Zellverband gestattet eine definitive Diagnose eines malignen Tumors. Man hüte sich also, den Wert rein zytologischer Methoden zu überschätzen. Voraussetzung ist eine absolute Vertrautheit der Methode im Licht- oder Phasenkontrastbild, die nur nach mehrjährigem Studium erworben werden kann. Dennoch haben die zytologischen Methoden in die moderne Klinik in großem Umfange Eingang gefunden, vor allem durch den Impuls und die Hinzunahme der Papanicolaou-Färbung (s. a. SCHÜMMELFELDER, STOLL u. a.). Die größte praktische Bedeutung dürfte in der Inneren Medizin mit den zytologischen Methoden beim Bronchialkrebs im Sputum und Bronchialaspirat zu suchen sein, während sich die Kriterien der zytologischen Untersuchung im Magensaft oder im Harn zur Zeit noch in ihren Anfängen befinden. Durch Benutzung der zentrifugierten Gewebskeile nach SILVERSTOLPE bestehen für die Zukunft weitere methodische Möglichkeiten (siehe FRANKE-HILGETAG). Die Zytodiagnose aus Schleimhautabszessen besonders beim Magen- und Rektumkarzinom ist empfehlenswert (SANDKÜHLER und STREICHER). Der Wert zytologischer Methoden für die Frühdiagnose setzt absolute Vertrautheit mit der Methode, vor allem in der histologischen Diagnostik voraus, die nur im langjährigen Studium erworben werden kann. Unter diesen Gesichtspunkten gelingt es der zytologischen Diagnostik den histologischen Untersuchungsmethoden vielfach gleichzukommen. Man hüte sich aber vor schnellfertiger Beurteilung (siehe Abb. 12).

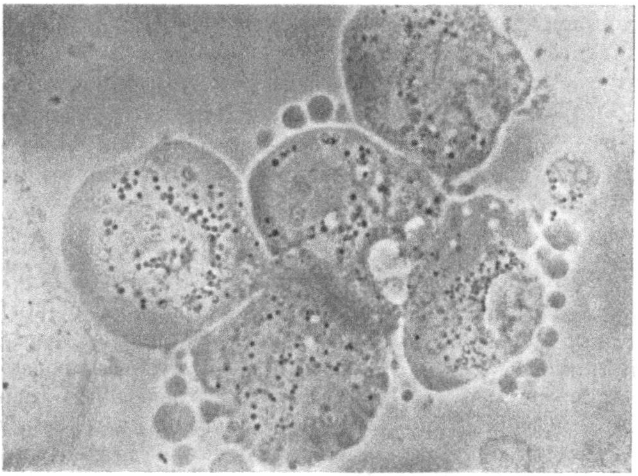

Abb. 12. Ovarial-Karzinom-Zellen im Ascites (Phasenkontrastaufnahme 1 : 900)

e) Drüsen- und Organpunktionen

Für die Frühdiagnostik des Karzinoms haben die Drüsen- und Organpunktionen ebenfalls eine vermehrte Bedeutung erlangt. Auch hier gelten die gleichen Voraussetzungen wie bei den zytologischen Methoden. Nach unseren Erfahrungen bringt uns hier die Phasenkontrastmikroskopie eine gewisse Erleichterung, da sie relativ schnell gestattet, in Drüsen- und Organpunktaten ganz allgemein Tumorzellen von normalen Zellelementen zu unterscheiden. Die Kriterien der Polymorphie, der nesterförmigen Anordnung, der Nukleolengröße u. a. bieten den besten Anhalt für die Vermutungsdiagnose einer malignen Infiltration. Das gleiche gilt für die Bedingungen der Milzpunktion, obwohl bekanntlich die Milz von Tumoren relativ selten befallen wird. Bei der Leberpunktion, die man in besonders gelagerten zweifel-

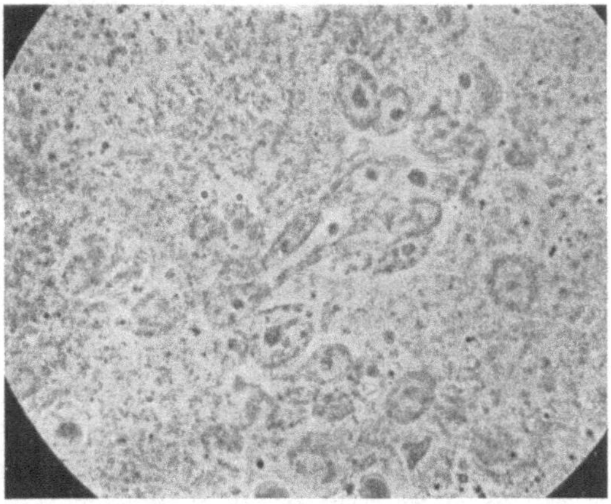

Abb. 13.
Drüsenpunktat mit polymorphen Tumorzellnestern beim Lymphosarkom

haften Grenzfällen zur Klärung der Diagnose benutzen kann, ist die Methode der blinden Leberpunktion durch die Methode der gezielten Leberpunktion nach Kalk unter Hinzunahme des Laparoskopes entwickelt worden. Im Auslande sind in letzter Zeit auch die Lungenpunktionen in den Vordergrund getreten, vor allem zur Klärung bei peripher sitzenden Lungenkarzinomen. Von chirurgischer Seite wird mit Recht auf die mögliche Verschleppung von Tumorzellen in die Pleura hingewiesen und daher diese Methode abgelehnt.

f) Sternalpunktion

Der internistische Kliniker interessiert sich weiterhin besonders für die Mikrometastasen z. B. im Sternalpunktat. Walther gibt z. B. an, daß bei 2196 Krebsfällen 12,5% Skelettmetastasen und hierbei wieder 18,9% Herde im Brustbein aufwiesen. Eine unterstützende Aufgabe hat die Sternalpunktion, wobei Brüggemann und Soestmeyer in 25% Tumorzellen nachgewiesen haben. Dies ist ein sehr hoher Prozentsatz! Der Befund von Mikrometastasen ist natürlich weitgehend von der Entwicklungszeit der Geschwulst abhängig. Auch hier kann man sagen, daß das Auffinden derartiger Mikrometastasen fast stets das Ende frühdiagnostischer Bemühungen darstellt. Andererseits muß festgestellt werden: Wenn keine Mikrometastasen im Sternalmark gefunden werden, dann spricht das nicht gegen bestehende Mikrometastasen, weil durch die Wahl der Punktionsstelle zu viel Täuschungsmöglichkeiten bestehen. Im morphologischen Bild imponieren uns die einzelnen Mikrometastasen meist durch ein nesterförmiges Auftreten und die sonst üblichen Tumorzellkriterien (s. S. 52), die hier im einzelnen nicht besprochen werden sollen. In Farbtafel I sind einzelne charakteristische Tumorzellnester wiedergegeben, bei denen man gelegentlich aus der morphologischen Struktur der Metastasen gewisse Anhaltspunkte für den Primärtumor gewinnen kann. Das gilt z. B. für Melanome, Plasmozytome usw.

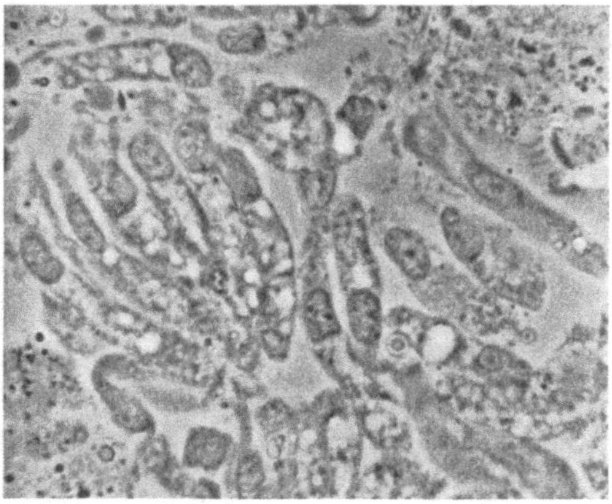

Abb. 14. Gewebetupfpräparat der Leber bei atypischer Lymphogranulomatose. Man sieht die retikulären Zellen palisadenartig ausgebreitet, die massenhaft Paraprotein enthalten. 86% eosinophile Zellen im peripheren Blut!

g) Urinuntersuchung

Die Urinuntersuchung hat heute auch ihre Berechtigung in der Frühdiagnostik. So ist die Mikrohämaturie für die Frühdiagnostik des Hypernephroms zu erwähnen. Auch Polypen der abführenden Harnwege können Hämaturie auslösen. Paraproteinurie z.B. beim Plasmozytom und Retikulom durch Prüfung auf den Bence-Jonesschen Eiweißkörper fallen in den Bereich der frühen Tumordiagnostik. Schließlich wird neuerdings auch die Tumorzytologie im Urinsediment ausgebaut. Aus diesen Beispielen geht deutlich hervor, daß auch aus einer Urinuntersuchung wichtige diagnostische Hinweise für die Krebsfrühdiagnostik gewonnen werden können.

h) Blutchemie

Es war naheliegend, beim beginnenden Krebs der inneren Organe nach chemischen Veränderungen im Eiweißspektrum des Blutes zu suchen und diese mutmaßlichen Veränderungen mit allen uns zur Verfügung stehenden chemischen und physikochemischen Methoden anzugehen. Von den quantitativ faßbaren Veränderungen finden wir in Frühstadien des Krebses neben einer gelegentlichen Albumin-Globulin-Verschiebung sehr oft eine Hyperfibrinogenämie, die wir für die Frühdiagnostik des Lungen- und Bronchialkrebses nach den Untersuchungen von Schulz) diagnostisch mit verwerten. Ferner können wir bei einer Anzahl von Plasmozytomen auch als Frühsymptom eine Hyperproteinämie beobachten. Es bestehen also fraglos variable Änderungen im Eiweißspektrum, die aber alle keine spezifische Bedeutung haben. Vielleicht bringt uns hier eine spezielle elektrophoretische Differenzierung der Eiweißkörper weiter. Die große Zahl der in der Klinik eingeführten unspezifischen und rein qualitativen Eiweißlabilitäts- und Flockungsreaktionen besitzen gleichfalls keinerlei Spezifität für die Früh-

Sternalmark-Befunde

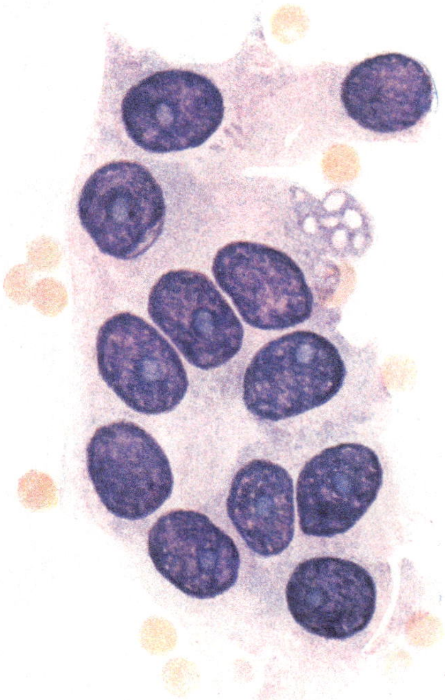

Großer Osteoklast

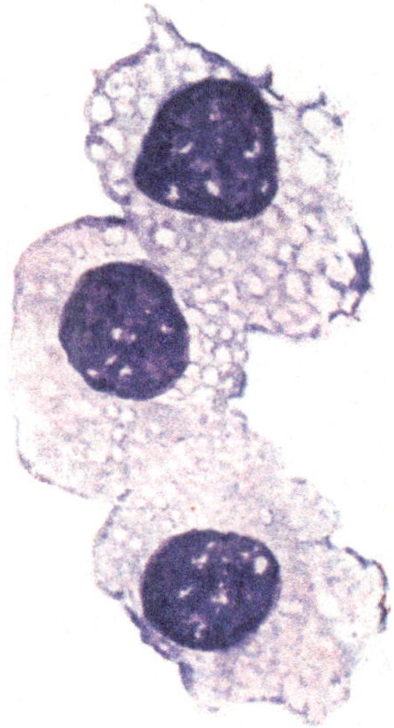

Tumorzellen bei Melanosarkom

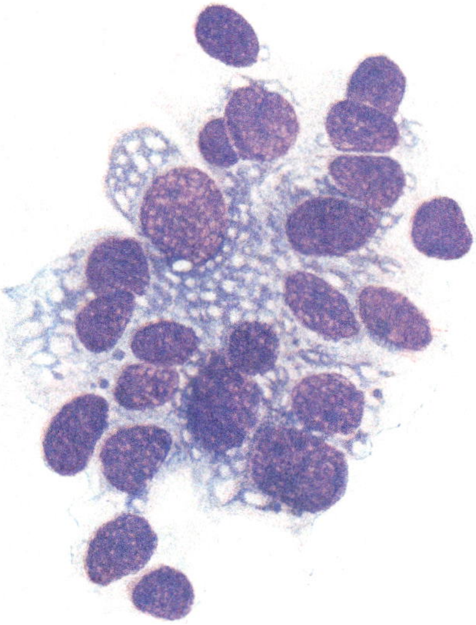

Typisches Tumorzellnest

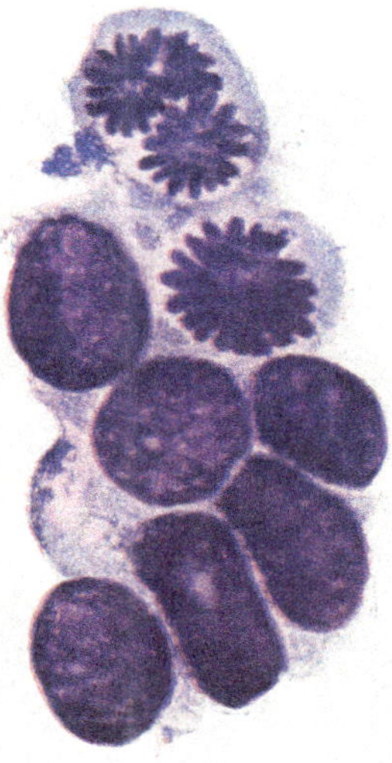

Tumorzellgruppe mit Mitosen bei Bronchialkarzinom

Walter de Gruyter & Co., Berlin

diagnostik. Dies gilt auch insbesondere für die Blutsenkungsreaktion. Finden wir abartige Reaktionsausfälle, so sollen sie lediglich ein Monitum darstellen und uns zu weiterer Untersuchung verpflichten.

i) Krebsfrühdiagnostik mit radioaktiven Isotopen

Wir wissen seit langem, daß sich zahlreiche Stoffe elektiv im Tumorgebiet konzentrieren können. Durch diese Eigenschaften ist der Ausgangspunkt für neue Methoden der Tumorlokalisation gegeben, wobei z. B. CRAMER und PABST auch zugleich die Anwendungsmöglichkeiten und Grenzen der Methode untersucht haben. Im Prinzip wird die γ-Strahlung der einverleibten Isotopen mit dem Geigerzähler oder mit einem Scintilationszähler nach TER-POGOSSIAN und Mitarbeiter gemessen und somit ein Maß für die lokale Konzentration erhalten. So eignet sich z. B. der radioaktive Phosphor P 32, wenn die Tumoren oberflächlich liegen, normale Vergleichsstellen und keine nässenden Dermatosen vorhanden sind, zur Früherkennung. Das radioaktive Jod eignet sich besonders für das Schilddrüsenkarzinom und die eventuell vorhandenen Metastasen, in denen sich gleichfalls das Jod elektiv stapelt. MOORE und Mitarbeiter benutzten auch ein radioiodiertes Fluorescin für die Hirntumordiagnostik. Wir stehen heute erst am Anfang dieser methodischen Entwicklung, sind aber überzeugt, daß die Benutzung der radioaktiven Isotopen die frühe Tumordiagnostik noch wird weiter fördern können. Über die weitere Verwendung von Radioisotopen in der Medizin sei auf die Monographie „Künstliche radioaktive Isotope in Physiologie, Diagnostik und Therapie“ (Springer 1953) hingewiesen.

k) Krebsreaktionen

Im Laufe der Zeit sind eine Unzahl von sogenannten Krebsreaktionen angegeben worden, die alle einer kritischen Nachprüfung nicht standgehalten haben. Wir müssen also eingestehen, daß wir heute noch über keine speziellen oder spezifischen Krebsnachweise verfügen. Alle bisherigen Prinzipien haben mehr oder weniger versagt, was bei der großen Organ- und Lokalisationsbreite des Krebses nicht verwunderlich ist. Insbesondere ist der hier und da teilweise zuzugebende Wert derartiger Krebsreaktionen für die uns interessierende Frühdiagnostik auch nicht gegeben, da die Mehrzahl derartiger Reaktionen erst in fortgeschrittenen Stadien und bei sich anhäufenden Zerfallsprodukten positiv ausfallen. Es sind zu Beginn des Krebses eben zu wenig Zellen, die die ordnenden Prinzipien der Körpergewebe durchbrechen, als daß dadurch bereits meßbare Stoffwechselstörungen entstehen, die durch eine „Krebsreaktion“ abgelesen werden können.

Die bekanntesten Karzinomreaktionen waren z. B. die ABDERHALDENsche Abwehrfermentreaktion, eine praktisch schwierig durchführbare Methode mit umständlicher Substratbereitung und mit nicht verläßlichem Ausfall, ferner die Karzinomreaktion nach FUCHS. Letztere ist auf dem Prinzip aufgebaut, daß nicht artgleiches homologes Fibrin, dagegen aber artgleiches heterologes Fibrin im Serum von Tumorkranken gespalten wird. Polarographische Serumuntersuchungen, besonders in Form der BRDICKA-Reaktion können Veränderungen am Eiweißmolekül ergeben, zumal Änderungen im organischen Schwefelstoffwechsel angenommen werden müssen. Die KLEINsche Reaktion ist auf dem FREUND-KAMINERschen Prinzip der Lösung von Krebszellen durch das Serum von krebsfreien Personen aufgebaut. Wir kennen des weiteren eine große Zahl von Krebsreaktionen wie die KÜRTENsche Kochprobe u. a., die aber alle einer kritischen Nachprüfung nicht standgehalten haben. Wir finden auch Veränderungen in der

Serumlipase, in der sauren Serumphosphatase besonders beim Prostatakrebs, sowie bei der Hämoglykolyse. In Einzelfällen können diese Fermentverschiebungen diagnostisch verwertet werden, ohne aber eine sichere frühdiagnostische Bedeutung zu haben. Ähnlich ist es jedoch mit dem Vorkommen von d-Aminosäuren und den verschiedenen tumorerzeugenden Virusstoffen. Die beobachteten Stoffwechselstörungen an der Krebszelle sind in der Mehrzahl Folge und nicht Ursache der krebsigen Entartung. Auch Versuche einer kristallographischen Karzinomdiagnose mit Kupferchloridlösung können keiner Nachprüfung standhalten. Die Suche nach bestimmten Krebsreaktionen für die Diagnostik ist menschlich verständlich, wir werden aber mit unseren heutigen Methoden auf eine derartige „Wunderreaktion" noch sehr lange warten müssen. Für unsere praktische Frühdiagnostik spielen jedenfalls sogenannte Krebsreaktionen keine bemerkenswerte Rolle. Jede neue Reaktion soll erst am Gesunden hinreichend geprüft werden, bevor sie auf den Krebskranken übertragen wird.

In letzter Zeit hat auch der sogenannte Bolen-Test von sich reden gemacht. Normalerweise bilden sich Retraktionsmuster mit zusammenhängendem Untergrund und regelmäßigem Fibrinnetzwerk bei nur wenig Vakuolen. Beim Karzinomblut zeigen sich demgegenüber typische Störungen der Gerinnungsmuster mit zerbrochenem Fibrinnetzwerk und großen „Lakes", wobei die Erythrozyten zusammenkleben. Man kann mit dem Bolen-Test nicht ermitteln wo der Tumor sitzt, sondern nur entnehmen, daß wahrscheinlich ein Tumor vorhanden ist. Man muß allerdings wissen, daß Leukämien, Schwangerschaft, Tuberkulose und ulzerative Kolitis die Reaktion durch gleichartige Bilder stören. Der Reaktionsausfall ist sicher Ausdruck einer Dysproteinämie, etwa analog den Wirbelfahnen bei Blutausstrichen bei vielerlei entzündlichen Erkrankungen. Der Wert für die Frühdiagnostik des Karzinoms erscheint uns daher zweifelhaft. Da der Bolen-Test im deutschsprachigen Schrifttum wenig bekannt ist, sei die Technik kurz wiedergegeben (s. a. Nickel, Berger und Brickley):

Die Fingerbeere oder das Ohrläppchen wird mit Alkohol gut gereinigt und trocknen gelassen. Nach Schnepperstich werden die Blutstropfen mit einem reinen Objektträger abgenommen und abgewartet, bis sie lufttrocken sind. Sodann werden sie mit dem Mikroskop mit kleiner Vergrößerung (u. U. auch mit Lupe) betrachtet, am besten nach 5—10 Minuten. Andere Autoren lassen die Präparate über Nacht lagern. Die Blutstropfen sollen nicht zu dick und nicht zu dünn sein und es soll auch kein Serum mit ausgepreßt werden. Die Erfahrung bekommt man erst durch Routinestudien gleichzeitig an Gesunden und Kranken.

l) Stoffwechsel der Karzinomzelle

Bei Betrachtung des Stoffwechsels in einem krebskranken Organismus muß man von vornherein streng den Stoffwechsel in dem lokal begrenzten Tumorgebiet und die Stoffregulationen im Gesamtorganismus voneinander trennen. Hinsichtlich der lokalen Stoffwechselstörungen verweisen wir auf zahlreiche Monographien z. B. von Willheim und Stern, v. Euler und Skarzinski sowie K. H. Bauer. Den Kliniker interessiert mehr die Auswirkung des pathologischen Karzinomstoffwechsels auf den Gesamtorganismus, weil hier der alte Wunschtraum besteht, an derartigen Änderungen eine Frühdiagnostik zu entwickeln. Auch der Einfluß der Hormone auf das Krebswachstum ist viel diskutiert. Die Frage der rein hormonalen Krebsentstehung ist jedoch bis heute noch nicht eindeutig entschieden. Lediglich bei den sogenannten hormonell direkt abhängigen Organen wie z. B. beim Mammakarzinom scheint klinisch ein hormonell-genetischer Faktor erwiesen, wie dies besonders bei übertriebener und unzeitgemäßer Follikulinverabreichung und beim Mann nach großen Oestrongaben bei Prostatabekämpfung der Fall ist. Letzten Endes sind alle diese Einwirkungen über den Fermentstoffwechsel zu vermuten. Zahlreiche Stoffwechselstörungen der Krebszelle sind uns heute bekannt. Man denke hier an Störungen des Eiweißstoffwechsels durch atypischen Aufbau des Zelleiweißes. Vom Fettstoffwechsel wissen wir noch relativ wenig. Beim Kohlehydratstoffwechsel sind unsere Kenntnisse, besonders bei der Krebszelle selbst, durch die Arbeiten von WARBURG und v. EULER gefördert. So findet man eine erhöhte Glykolyse nicht nur im Krebsgewebe, sondern auch in den krebsfreien Organen krebskranker Menschen, d. h. es liegt hier eine besondere Stoffwechseleigenart vor (REDING). Durch Calcium und Carotin wird die Glykolyse gehemmt.

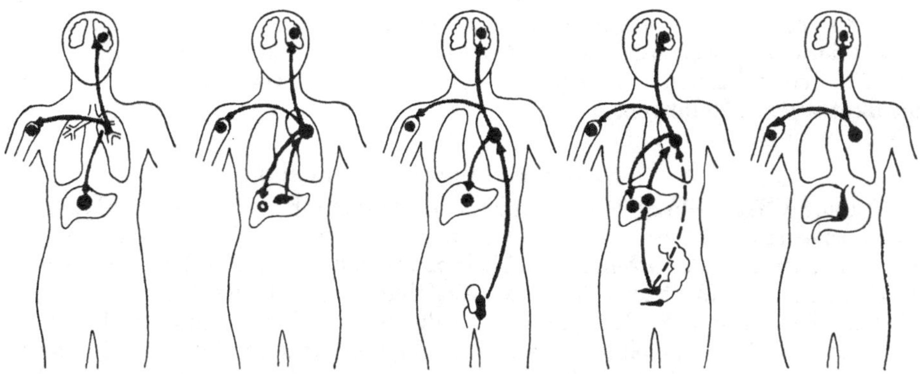

Abb. 15. Metastasierungstypen I bis IVb
(n. Walther)

So wundert es uns nicht, wenn wir auch entsprechende Veränderungen des Fermenthaushaltes feststellen, d. h. es gibt keine Störungen des Stoffwechsels ohne gleichzeitige Störungen der Fermente. Das gleiche gilt naturgemäß für den Vitaminhaushalt. Was besonders für die Vitamine A, D, E, F und C gilt, gilt auch im besonderen Maße für den Hormonhaushalt. Die kanzerogenen Stoffe werden in ihrer Entstehung vorzugsweise in der Haut bzw. im Darm vermutet. Viele alimentäre Einflüsse sind uns heute bekannt. Alle diese mannigfachen Stoffwechselgeschehnisse sind leider für die praktisch klinische Diagnostik kaum verwertbar. Diese Tatsache gilt für die besonderen Belange der erstrebten Frühdiagnostik in gleicher Weise.

m) Frühdiagnostik des Karzinoms und Metastasierung

Bei unserem Bestreben nach Krebsfrühdiagnostik müssen wir den Problemen der Metastasierung besondere Bedeutung schenken. Denn mit dem Beginn der ersten Tumormetastasen ist zugleich auch das Ende der frühdiagnostischen Bemühungen erreicht. Es ist daher unerläßlich, daß wir unseren Blick auf die Metastasendiagnostik lenken. Der Sinn der Frühdiagnostik ist ja gerade, im metastasenfreien Stadium aktiv zu handeln.

Die Lokalisation der Geschwulstmetastasen gehorcht den Gesetzen der Kreislaufanatomie (v. MEYENBURG). WALTHER hat in seiner ausgezeichneten Monographie eine vollständige Übersicht über diese klinisch so wichtige Frage der Tumormetastasen gegeben. Schrankenloses Hineinwachsen in die Umgebung auf der einen Seite und Bildung von entfernten Streuherden auf der anderen Seite machen ja gerade das Wesen der bösartigen Geschwulst aus. Metastasen stehen nicht im direkten Zusammenhang mit dem Primärtumor. Sitz und Bauart deuten aber darauf hin, daß sie als Ableger einer Primärgeschwulst zu betrachten sind.

Die „prämetastatische Phase" (BORST), d. h. die Zeitspanne, in der zwar bereits Zellen ausgeschwemmt werden, aber am Ansiedlungsort durch körpereigene Kräfte vernichtet werden, stellt einen Zeitpunkt dar, der zugleich die letzte Möglichkeit für eine sinnvolle Frühdiagnostik und Frühtherapie gestattet. Die beiden großen Ausbreitungsmöglichkeiten für die Metastasen sind die lymphogene und hämatogene Streuung. In Abb. 15 sind die wichtigsten Typen der Metastasierung, die wir für unser klinisches und auch röntgenologisches Denken kennen müssen, wiedergegeben (s. a. WALTHER und W. FISCHER). Auch die sogenannte akute Metastasierung, z. B. als akute miliare Lungenkarzinome, oder die akute Lebermetastasierung müssen wir kennen. Die klinischen Zeichen verlaufen vielfach unter dem Bilde einer Embolie, eines perforierten Magengeschwürs oder unter dem Bilde von akuten Entzündungen.

n) Frühe Krebsfehldiagnosen

M. BÜRGER hat soeben eine umfangreiche Monographie über die klinische Fehldiagnose beendet und den gesamten Komplex umfassend und eingehend analysiert. Er hat hierbei die zahlreichen Möglichkeiten von diagnostischen Irrungen behandelt und sie mit einer Fülle von klinischen Beispielen belegt. Es ist nur natürlich, wenn auf dem Gebiete der Fehldiagnose im Rahmen der Frühdiagnostik des Krebses ganz besonders leicht gefehlt werden kann, denn es handelt sich ja noch nicht um einen manifest entwickelten Tumor, sondern es handelt sich um die richtige Bewertung des Tumors im stillen Latenzstadium oder um einen präkanzerösen Zustand. Ohne Zweifel ist bei diesem diagnostischen Gebäude ärztlicher Empirie ein sogenannter guter klinischer Blick und auch ein gutes Maß von Spekulation erforderlich. Frühdiagnosen wollen erarbeitet sein, daher ist jede Analyse einer klinischen Fehldiagnose außerordentlich fruchtbar, um unsere diagnostischen Denkfehler besser erkennen zu können.

Aber worin besteht die Fehldiagnose im Rahmen der Krebsfrühdiagnostik? Einerseits wird der Arzt durch Infekte, Traumen usw. in der Anamnese fehlgeleitet und übersieht so das maligne Initialstadium bzw. denkt überhaupt nicht daran. Es kann auch zuerst eine Metastase entdeckt und bagatellisiert werden, während der Primärtumor okkult bleibt. Andererseits wird dadurch gefehlt, daß man einfach die Entwicklung eines malignen Leidens annimmt und dann doch im Laufe der Zeit angenehm enttäuscht wird, daß die böse Vermutung nicht eingetroffen ist. Dies bedeutet für den Patienten nur ein freudiges Moment. Anders ist es jedoch, wenn man auf Grund einer nicht genügenden Untersuchung und Spekulation einen Frühverdacht aufbaut und daraufhin dem Patienten einen schweren operativen Eingriff zumutet, der sich dann u. U. als überflüssig erweist. Handelt es sich um ein fakultativ präkanzeröses Terrain wie etwa eine Polyposis u. dgl., so ist der operative Eingriff eine wirkliche prophylaktische Frühoperation. V. E. MERTENS hat sich mit der Vermeidung von Irrtümern bei der Krebserkrankung beschäftigt und eine große Kasuistik mitgeteilt.

II. Spezielle Frühdiagnostik des Krebses an den inneren Organen

A. Frühdiagnostik im Bereiche der Atemwege

1. Lungen- und Bronchialkarzinom

Allgemeines

Das Bemühen um eine Frühdiagnostik des Lungen- und Bronchialkarzinoms ist heute von besonderer Wichtigkeit. Dies hat seinen Grund vor allem in der erschreckenden Zunahme des Lungen- und Bronchialkarzinoms, die heute fast in der ganzen Welt auf Grund zahlreicher Statistiken

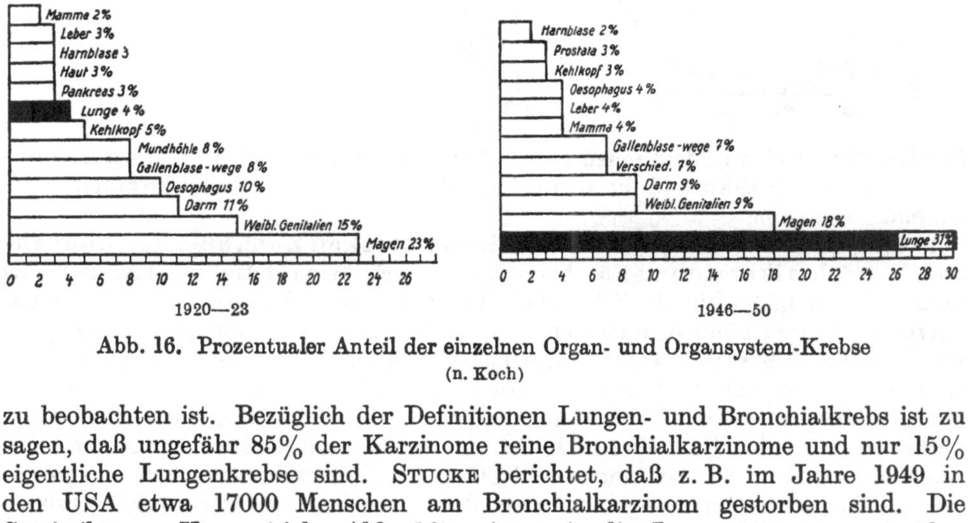

Abb. 16. Prozentualer Anteil der einzelnen Organ- und Organsystem-Krebse (n. Koch)

zu beobachten ist. Bezüglich der Definitionen Lungen- und Bronchialkrebs ist zu sagen, daß ungefähr 85% der Karzinome reine Bronchialkarzinome und nur 15% eigentliche Lungenkrebse sind. Stucke berichtet, daß z. B. im Jahre 1949 in den USA etwa 17000 Menschen am Bronchialkarzinom gestorben sind. Die Statistik von Koch (siehe Abb. 16) zeigt, wie die Lungentumoren gegenüber den Jahren 1920—23, wo sie nur 4% ausmachten, in den Jahren 1946—50 auf 31% der Gesamtkarzinome angestiegen sind und somit bei weitem das Magenkarzinom und das Karzinom der weiblichen Genitalien zahlenmäßig übertreffen. Am amerikanischen Beobachtungsgut zeigt Fried gleichfalls die sehr deutliche Zunahme. W. H. Becker berichtet über 145 Fälle des Gießener Sektionsgutes an Bronchialkarzinom. Nach den Angaben von Fischer am Pathologischen Institut Jena wurde ein Drittel der Fälle klinisch überhaupt nicht vermutet. Die Mayo-Klinik hat 1926—37 60% der Bronchialkrebse röntgenologisch richtig diagnostiziert. Es ist daher verständlich, daß wir heute unser Hauptaugenmerk auf die Frühdiagnose richten aus der sicheren Erkenntnis, daß das Bronchialkarzinom nur bei früher Erkennung mit einer radikalen chirurgischen Therapie gerettet werden kann. Unsere derzeitige Diagnostik war absolut unzureichend, da nach Gohrbandt von 100 diagnostizierten Lungenkarzinomen bereits 50% in dem Augenblick, in dem das

Karzinom diagnostiziert wird, inoperabel sind. Hinzu kommt, daß von den 50 operablen Fällen infolge scheinbarer Geringfügigkeit ihrer subjektiven Beschwerden 20 die Operation einfach ablehnen. Von dem Rest sind schließlich noch etwa die Hälfte wiederum unsicher im Operationserfolg, weil bereits kleine Fernmetastasen bestehen. Die Technik der chirurgischen Operation ist in den letzten Jahren auch in Deutschland sehr stark entwickelt und gefördert worden, wie auch aus den Statistiken von Frey, Lezius u. a. erwiesen ist, nicht zuletzt durch die Intratrachealnarkose. Der Hauptzweck unserer diagnostischen Bemühungen in der Inneren

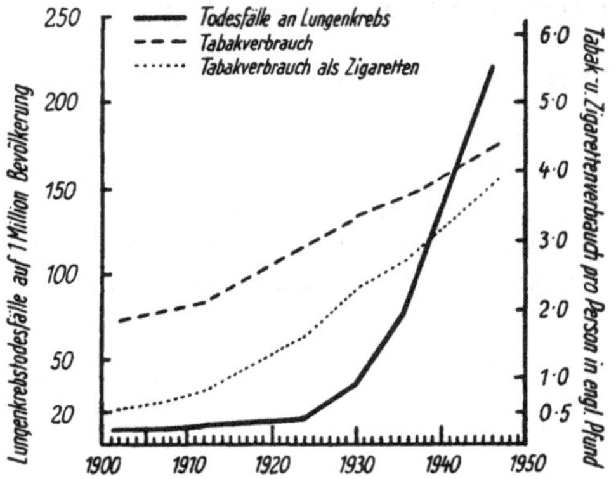

Abb. 17. Beziehungen zwischen Tabakverbrauch und Lungenkrebs in England und Wales (n. Doll u. Hill)

Medizin gipfelt also in dem einen hohen Ziel, den *Tumor* noch in den *operablen Stadien zu erfassen* und ihn *ohne Verschleppungszeit* dem Chirurgen zuzuführen.

Fragen wir uns nach den *Ursachen dieser starken Zunahme des Lungen- und Bronchialkarzinoms*, so besteht hier noch keine definitive Klarheit. Es muß unsere Aufgabe sein, die Schädlichkeiten, die zu einer Entstehung eines Lungenkarzinoms führen können, auszuschalten, soweit dies überhaupt menschenmöglich ist. Unwillkürlich ist man geneigt, dem *Tabak-* und insbesondere dem *Zigarettenkonsum* eine besondere Bedeutung beizumessen. Wir wissen z. B. aus den Angaben von A. Brunner (Zürich), daß der Tabakkonsum und vor allem der Zigarettenverbrauch nach den Statistiken der Schweiz in direktem Zusammenhang mit der Zunahme des Bronchialkarzinoms steht. Gsell und Wynder sprechen sich gleichfalls für eindeutige Beziehungen zwischen Tabakrauchen, und zwar speziell zwischen Intensität und Dauer des Zigarettenrauchens aus. Von 605 gesicherten Bronchialkarzinomen bei Männern (ohne Adenokarzinom) und 780 Männern mit anderen Krankheiten, wobei nur 2,3% zwischen 30—39 Jahre alt sind und 79,3% über 50 Jahre alt waren, berichtet folgende Übersicht:

	Nichtraucher	Schwere Raucher (mehr als 16 Zigaretten tägl.) über 20 Jahre	Schwerste Raucher (mehr als 21 Zigaretten täglich)
Bronchialkarzinom (605 Männer) . . .	1,3%	86,4%	51,2%
Kontrollpersonen (780 Männer)	14,6%	54,7%	19,1%

Schairer und Schöninger geben an, daß Nichtraucher selten, starke Raucher häufiger als der Durchschnitt Lungenkrebs bekommen. Umgekehrt fanden sich wenig starke und viele Nichtraucher bei den Magenkrebskranken. Aber auch in anderen Ländern liegen die Verhältnisse ähnlich. So berichtet soeben WYNDER (USA), daß der wichtigste Faktor für die außerordentliche Zunahme des Bronchialkarzinoms das Zigarettenrauchen ist. Er betont jedoch mit Recht, und wir sind in dieser Frage der gleichen Meinung, daß der Tabakgenuß nur ein Faktor der Krebserzeugung ist, und daß genau so die Krebsbereitschaft von wesentlicher Bedeutung ist. Wir sind der Auffassung, daß auf der „Raucherstraße“ eine chronische Bronchitis, die sogenannte Raucherbronchitis, unterhalten wird, die aus ihrem chronisch-entzündlichen Stadium mit zunehmendem Alter zu hyperplastischen Proliferationen und schließlich zu malignen Degenerationen führen kann. Es sind offenbar die Tabakteere von entscheidender Bedeutung, die beim Zigarettenrauchen sicher in die tieferen Bronchien inhaliert werden. Bekanntlich ist der Zigarettenrauch sauer, während der Zigarrenrauch wegen seiner alkalischen Reaktion nicht inhaliert werden kann und daher die meisten Zigarrenraucher sogenannte „Mundpaffer“ sind. Auch in England und in Wales fanden DOLL und HILL in den Jahren 1922—47 eine 15fache Steigerung des Lungenkarzinoms gegenüber der Vorzeit, wobei aber diese Steigerung wesentlich größer ist als die prozentuale Zunahme des Tabakkonsums in den letzten 25 Jahren (siehe Abb. 17).

Man darf also berechtigterweise sagen, daß der Tabak ein sicher wesentlicher und die Krebsentstehung außerordentlich begünstigender Faktor ist, aber fraglos nicht der einzige Faktor sein kann. Unsere Väter haben auch stark geraucht! Dennoch wird der Arzt gut daran tun, den chronischen Raucher auf die Gefahren aufmerksam zu machen, die aus der Raucherbronchitis entstehen können. Ärztliche prophylaktische Ermahnungen und auch staatliche Maßnahmen sind hier am Platze. Über die Beziehungen von Bronchialkrebs und Rauchen berichten auch LEVIN, MERTEN, GOLDSTEIN und GERHARDT. Es ist auch allzu menschlich verständlich, daß der selbstrauchende Arzt in dieser Frage eine andere Einstellung besitzt als der nicht rauchende Arzt. Wir wissen aus klinischer Erfahrung, daß der Nichtraucher, wenn auch wesentlich seltener, auch ein Bronchialkarzinom bekommen kann. Schließlich sei bemerkt, daß auch einige Tierärzte glaubten, speziell bei Hunden und Pferden ein vermehrtes Auftreten von Bronchial- und Lungenkrebsen gesehen zu haben. Es wurde auch die Frage diskutiert, inwieweit beim Bronchialkarzinom auch die Grippe, besonders in Form der chronischen Grippebronchitis, für die Entstehung des Bronchialkarzinoms verantwortlich gemacht werden kann, bisher jedoch ohne sicheren Entscheid in dieser Frage.

In unserer modernen Zeit müssen aber auch noch andere Momente für die ungeheure Zunahme des Bronchialkarzinoms diskutiert werden wie z. B. klimatische, kosmische und damit luftelektrische Veränderungen. TAYLOR und WATERHOUSE fanden bemerkenswerte regionäre Unterschiede hinsichtlich der Häufigkeit des Bronchialkarzinoms und dem Einfluß der Sonnenstrahlung, sowie Differenzen zwischen Stadt- und Landbevölkerung und schließlich zwischen See- und Landklima. SCHORER hat in letzter Zeit die biologischen Wirkungen ionisierter Luft analysiert, wobei der Autor feststellt, daß negativ ionisierte Luft subjektiv als unangenehm, positiv ionisierte Luft aber als angenehm und wohltuend empfunden wird. Die Luft, in der wir leben und die wir einatmen, ist ein außerordentlich komplexes und veränderliches Gebilde, was man an zahlreichen wetterempfindlichen Menschen jederzeit beobachten kann. Es bedarf noch erheblicher Arbeit in der Bioklimatologie, um diese Luftionenwirkungen auf den Menschen besser präzisieren zu können, um seine eventuelle pathogene Bedeutung voll zu würdigen. Es sei nur

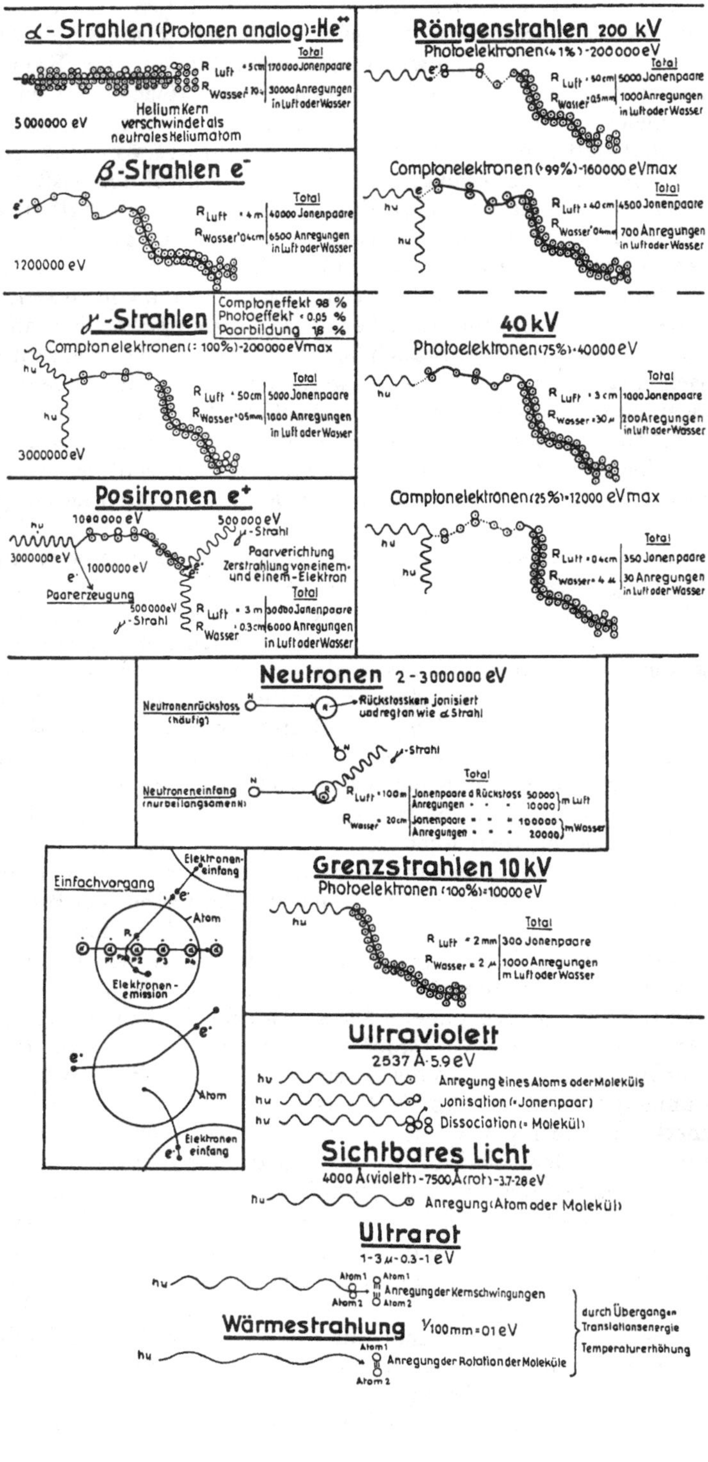

Energiebedarf:

zur Dissoziation eines Moleküls in Luft oder Wasser	etwa	1—3 eV
zur Anregung eines Elektronensprunges	etwa	5—10 eV
zur Erzeugung eines Ionenpaares	etwa	30—35 eV
zur Temperatur-Translationsbewegung	etwa	$^1/_{30}$ eV
zur Rotationsanregung eines Moleküls	etwa	$^1/_{50}$—$^1/_{10}$ eV
zur Anregung von Kernschwingungen	etwa	$^1/_2$—1 eV

Abb. 18. Strahlungen (schematisch n. Schinz)

daran erinnert, daß, wie aus einer Zusammenstellung der elektromagnetischen Strahlungen nach SCHINZ (siehe Abb. 18) hervorgeht, die physikalisch erregten Karzinome durch einen Elektronenüberschuß entstehen und dadurch kurz als Elektronenkrebse von SCHINZ bezeichnet wurden. Wir können also hier einen gemeinsamen Wirkungsmechanismus für die Karzinogenese bei allen physikalisch erzeugten Krebsen bis zur Inhalation elektronenhaltiger Luft annehmen, wie das bereits im Beispiel des Schneeberger Lungenkrebses seit langem bekannt ist. In sehr naher Beziehung zu dem Elektronenkrebs steht auch der Photonenkrebs durch Ultraviolettstrahlung. Eine Synthese mit der Bioklimatologie dürfte hier in Zukunft diese Fragen nur fruchtbar beeinflussen. Erst in den

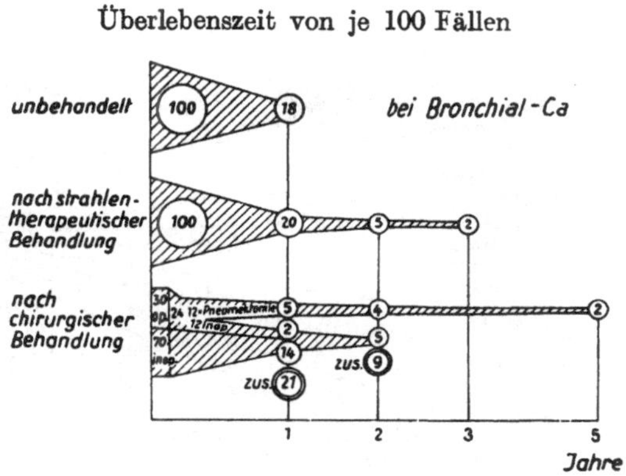

Abb. 19.
Schicksal von je 100 unbehandelten, bestrahlten und operierten Bronchialkarzinomkranken
(n. Oeser)

letzten Wochen hat man nach Explosion von mehreren Atomversuchsbomben in Neumexiko in der Luft über New York (d. h. in einer Entfernung von etwa 3000 km) eine etwa 100fache Steigerung des radioaktiven Staubes in der Luft festgestellt. Auch die Veränderungen der Luftionisation durch kosmische Strahlen müssen ernsthaft diskutiert und bearbeitet werden. Schließlich muß auch an die immer zahlreicher, immer lauter und damit immer stärker werdenden Rundfunksender mit ihrer starken luftionisierenden Wirkung gedacht werden. Es muß mit der Möglichkeit gerechnet werden, daß die Errungenschaften der Technik uns direkt zum fast unabwendbaren Zivilisationsschaden führen. Auch hier liegt für die biophysikalische Forschung noch ein weites Arbeitsfeld vor uns, das dereinst vielleicht Aufklärung über diese so sinnfällige Zunahme des Bronchialkarzinoms geben kann.

Bevor wir die klinische Semiotik des Lungen- und Bronchialkarzinoms analysieren, müssen wir von vornherein eingestehen, daß bisher alle konservativen Maßnahmen einschließlich der Strahlentherapie keine sinnfälligen Erfolge erzielt haben. Wir können mit der Stickstofflast-Therapie zwar gelegentlich leidliche Remissionen besonders bei den kleinzelligen Formen des Karzinoms erzielen, aber nie eine Dauerheilung erreichen. Auch die Strahlentherapie, gemessen an großen Statistiken, zeigt uns ein außerordentlich betrübliches Bild. Oft wird sie nur aus psychotherapeutischen Gründen durchgeführt. Wie bereits betont, ist die einzige Chance, die für den Patienten besteht, in der Früherfassung und Frühdiagnostik zu suchen, um den Patienten dem Chirurgen im operablen Stadium zu übergeben. Alle frühdiagnostischen Bemühungen müssen auf dieses Ziel ausgerichtet sein! Hierzu gehört in jedem Falle eine gewissenhafte internistische Durchuntersuchung und auch eine Differenzierung, um die geeigneten Fälle für die Operation klar abzutrennen bzw. sinnfällige Kontraindikationen einer operativen Therapie auszuschließen. Eine Statistik von Oeser (siehe Abb. 19) zeigt die Überlebenszeit nach Strahlentherapie und nach chirurgischer Therapie. Man kann aber heute infolge der verbesserten Operationstechnik bereits weitere Verbesserungen zugunsten der Chirurgie feststellen. Haehner, Müller und Schmutte geben an, daß die Mortalität bereits auf 10% gesunken ist.

Eine außerordentlich traurige Feststellung muß mit der Erkenntnis der langen Verschleppungszeiten gemacht werden. Burdzik gab an, daß die Zeit von der ersten ärztlichen Untersuchung bis zur Operation etwa 10 Monate beträgt. Salzer und Mitarbeiter haben am Material der Wiener Chirurgischen

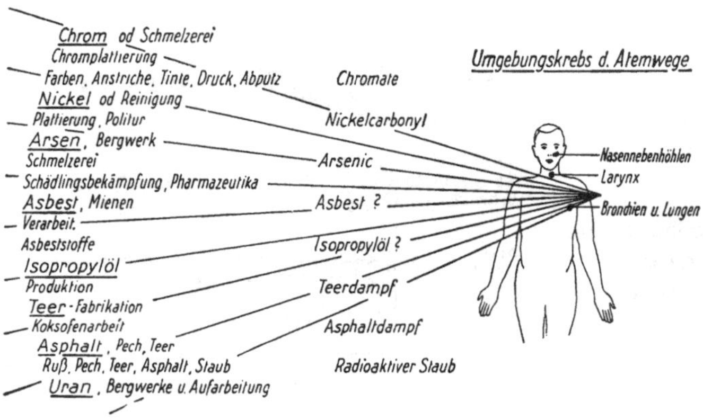

Abb. 20
Übersicht von Berufskrebsen an den Atemwegen
(n. Hueper)
USA-Institut f. Krebsforschung
Bethesda/Maryland

Klinik festgestellt, daß von der ersten Konsultation bis zur Einweisung in die Klinik durchschnittlich 6 Monate verstrichen waren, und kommen zu dem bedauerlichen Schluß, daß für diese Verschleppungszeit in einem Drittel der Fälle der Patient selbst durch seine Indolenz, in zwei Drittel der Fälle aber der Arzt verantwortlich zu machen ist. Der Hauptgrund für diese langen Verschleppungszeiten ist der, daß der erstuntersuchende Arzt nicht wirksam genug auf die ersten Signalsymptome achtet und geneigt ist, sie zu bagatellisieren.

a) Klinik und Pathologie des Lungen- und Bronchialkarzinoms

Wie bei jeder Erkrankung so ist auch bei der Diagnose des Lungen- und Bronchialkarzinoms besonderer Wert auf die Anamnese zu legen. Hierbei ist vor allem auf eine langdauernde Exposition in gewerblichen Betrieben, z. B. mit schädlichen Gasen und auf die ganze Gruppe der Berufskrebse zu achten. Denn wir wissen heute, daß das Bronchialkarzinom ein gewerbemedizinisches Problem erster Ordnung ist, was Baader erst in dem letzten Wiesbadener Referat gebührend hervorhob. Hueper hat in dem USA-Institut für Krebsforschung den Umgebungskrebs der Atemwege genauer analysiert und synoptisch zusammengestellt (siehe Abb. 20).

Die wichtigsten karzinogenen Metalle und chemischen Produkte sind folgende: Chrom, Nickel, Arsen, Asbest, Isopropylöl, Teer, Asphalt und Uran. In den jeweiligen Schmelzereien, Plattierungen und Bergwerksbetrieben, Produktions- und Fabrikationsbetrieben mit ihren mannigfachen Aufarbeitungsvorgängen besteht die Hauptgefahr. Der Lungenkrebs bei Asbestose hat in letzter

Zeit im internationalen Schrifttum vermehrtes Interesse gefunden (Wedler). Die Urangewinnung und -aufarbeitung, die heute in der ganzen Welt betrieben wird, setzt eine besondere Prophylaxe zum Schutze der gefährdeten Arbeiter voraus (Bleischutzkleidung, Taschenelektrometer usw.). Hier sind uns ja zur Genüge die Erfahrungen mit dem Schneeberger Lungenkrebs bekannt. Zur Frage der Entstehung von Röntgenkrebsen an den inneren Organen ist zu sagen, daß Röntgenstrahlen für den Organismus physikalische Noxen darstellen, denen in Abhängigkeit von der Dosis ohne Zweifel eine krebserzeugende Wirkung zugesprochen werden muß (Kindler). Die Erfahrungen der Röntgenpioniere sprechen ja hierfür, zumindest an der Haut, eine beredte Sprache.

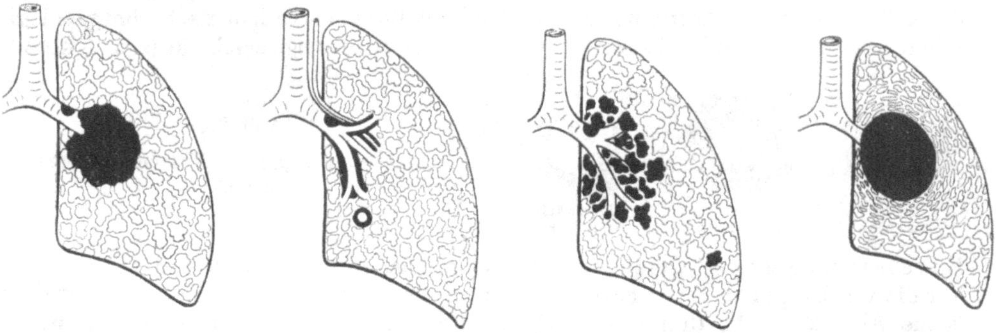

1. Destruierend wachsender zentraler hilärer Lungenkrebs Typ. Bronchial-Ca.
2. Infiltrativ-lymphangiotische Ausbreitung
3. Infiltrativ-intraalveolär-pneumonische Ausbreitung
4. Vorwiegend expansiv wachsender Lungenkrebs

Abb. 21. Formen des Lungenkrebses
(schem. n. Koch)

Der zweite wesentliche Faktor ist der Tabakkonsum vor allem in Form eines jahrzehntelangen starken Zigarettenrauchens. Offenbar treten Zigarren und Pfeifentabak in den Hintergrund. Hierzu kommt eine familiäre Disposition besonders in Form der chronischen Reizbronchitis in der „Tabakstraße". Wie bereits betont, kann die chronische Reizbronchitis ein Wegbereiter für die maligne Umwandlung sein, wie wir dies so oft beobachten konnten. Es sei an dieser Stelle auch betont, daß eine vorhandene Tuberkulose ein Karzinom nicht ausschließt, denn wir kennen zahlreiche Kavernenkarzinome, die sich unter der Maske einer Tuberkulose recht lange verbergen. Wir wissen heute, daß die Kombination von Bronchialkarzinom und Lungentuberkulose nicht so selten ist.

Die eigentlichen klinischen Erscheinungen des beginnenden Bronchialkarzinoms können sehr uncharakteristisch sein und sich hinter zahlreichen Masken verbergen. Die bekanntesten allgemeinen Anfangssymptome sind eine gewisse Müdigkeit, Brustschmerzen, Beschwerden bei der Atmung sowie ein trockener und wenig schleimproduzierender Auswurf. Entscheidend für die subjektiven Beschwerden ist im allgemeinen der Entwicklungstyp und die Wachstumsrichtung des Tumors. Zum besseren Verständnis der klinischen Semiotik seien daher einige pathologisch-anatomische Bemerkungen vorausgeschickt. Es sei aber betont, daß das Lungenkarzinom trotz allem eine ausgesprochene Individualität und Atypietendenz besitzt, Eigenschaften, die bisher einer nosologischen Differenzierung sehr stark im Wege standen. Es erscheint daher von vornherein gezwungen, wenn man ein zu weitgehendes Schema konstruiert. Das Leben läßt sich nicht in feste Normen pressen, der Einteilungsversuch ist aber aus didaktischen Gründen zweckmäßig.

KOCH hat an seinem großen pathologisch-anatomischen Material im wesentlichen 4 Formen des Lungenkrebses herausgestellt, die in Abb. 21 schematisch skizziert sind. Diese 4 Formen sind:

1. Destruierend wachsender zentral-hilärer Lungenkrebs. Typ. Bronchialkarzinom.
2. Infiltrativ-lymphangiotische Ausbreitung.
3. Infiltrativ-intraalveoläre pneumonische Ausbreitung.
4. Vorwiegend expansiv wachsender Lungenkrebs.

Diese KOCHsche Einteilung berücksichtigt noch nicht den sogenannten Pankoasttumor, der eine seltene Ausbreitungsform (etwa 2—4% aller Lungenkarzinome) darstellt, und deren Abtrennung und Sonderstellung vor allem nach röntgenologischen, aber auch nach klinischen Gesichtspunkten berechtigt erscheint (s. a. KNORR).

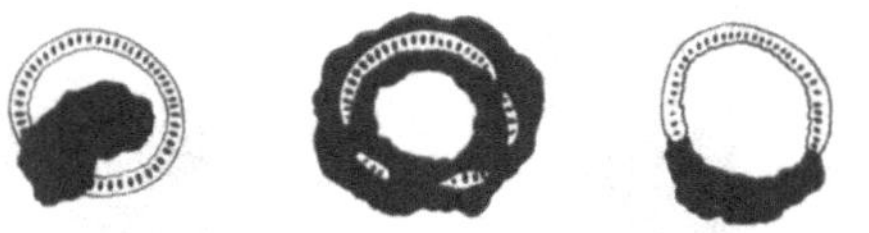

Polypös-obturierend — intramural-infiltrierend — destruktiv-ulzerierend

Abb. 22.
Ausbreitungstypen des Bronchialkrebses
(n. Koch)

Einzelheiten dieser peripheren Ausbrecherform siehe unten. KOCH hat auch weiterhin die wichtigsten Ausbreitungstypen des Bronchialkarzinoms schematisiert (siehe Abb. 22). Die drei wesentlichsten Formen sind 1. der polypösobturierende Typ, 2. der intramural-infiltrierende Typ, 3. der destruktiv-ulzerierende Typ. In der Tat stellen diese Ausbreitungsformen die typischen Vertreter dar und gewähren einen Einblick in den Entwicklungsgang des Bronchialkarzinoms. Der Sitz und die Wachstumsrichtung des Bronchialkarzinoms lassen sich etwa folgendermaßen wiedergeben:

b) Sitz und Wachstumsrichtung des Bronchialkarzinoms

zentral — peripher

endobronchial — peribronchial

polypös in den Bronchialbaum — ringförmig infiltrierend — peribronchiale Ausbreitung in Blut- und Lymphgefäße

Für die klinische Beurteilung und insbesondere für die Prognose hat v. ALBERTINI versucht, gewisse Malignitätsstufen der Bronchialgeschwülste herauszustellen, die im nachfolgenden wiedergegeben sind:

Malignitätsstufen der Bronchialgeschwülste (nach v. ALBERTINI)

0	typisches endobronchiales polypöses Adenom (Karzinoidtyp)
leicht	endo- und extrabronchiales Adenom (infiltrativ)
schwerer	extrabronchiales Adenom mit lymphogener Ausbreitung, atypisches, metastasierendes Adenom
mittel bis schwer	Pflasterzellkarzinom mit epidermoider Differenzierung
mittel	Pflasterzellkarzinom mit epidermoider Differenzierung
schwer	Anepidermoides Pflasterzellkarzinom bis zum Typus der undifferenzierten Karzinome mit mittelgroßen oder großen Pflasterzellen
schwer	alle Formen der Adenokarzinome
sehr schwer	völlig entdifferenziertes Oat-zell-Karzinom.

Die histologische Diagnostik und Systematik sowie die prospektive empirische Malignitätsbewertung der einzelnen Bronchialgeschwülste ist für den Internisten wie Chirurgen in gleicher Weise von besonderem Interesse für die Prognose.

Entsprechend den anatomischen Verhältnissen und Entwicklungstypen entwickeln sich die mehr oder weniger frühen Metastasierungen, die naturgemäß einer aktiven Therapie einen Halt gebieten. Für die Art der Metastasierung ist der Lymph-

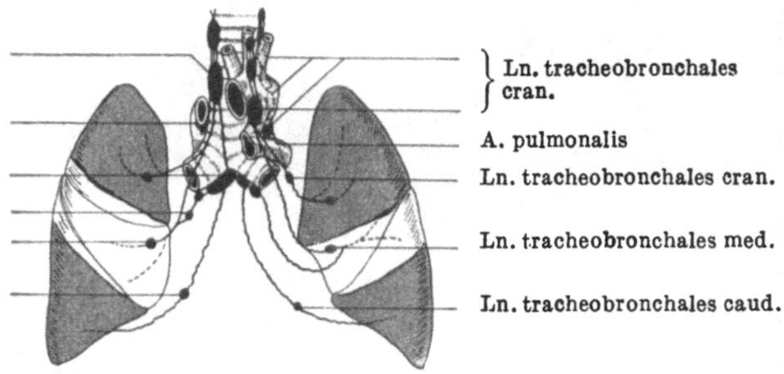

Abb. 23. Schema des Lymphabflusses der Lungen
(n. Rouvière)

abfluß von entscheidender Bedeutung. Eine Skizze nach Rouvièr (siehe Abb. 23) veranschaulicht diese Verhältnisse. Im allgemeinen müssen wir feststellen, daß Lungen- und Bronchialkarzinome sich auch hämatogen in Form des Pulmonaltyps ausbreiten und damit eine schnelle Metastasierung in alle Organe sich einstellen

Abb. 24.
Standardreihenfolge der Metastasen beim kleinzelligen Bronchuskarzinom.
Kurve der Mittelwerte von 286 Autopsien
(n. H. E. Walther)

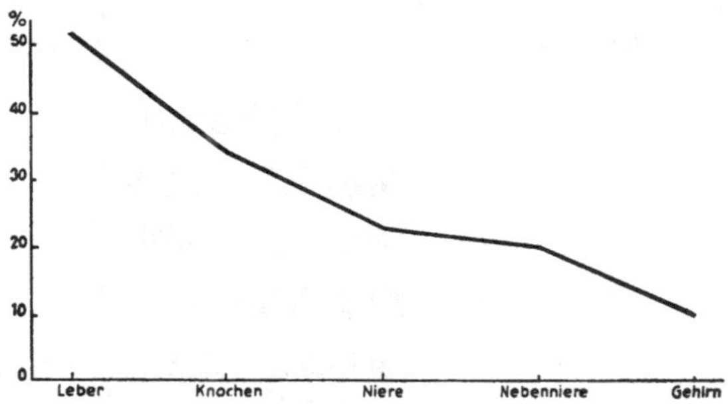

kann. In Abb. 24 hat Walther eine derartige Standardreihe bei 286 autoptisch gesicherten kleinzelligen Bronchuskarzinomen wiedergegeben. Der gleiche Autor zeigt auch in Abb. 25 den Einfluß des Lebensalters auf die Metastasenbildung bei 225 Bronchialkarzinomen. Hieraus ergibt sich die interessante Tatsache, daß mit zunehmendem Alter die hämatogenen Metastasen abnehmen und dafür die lymphogenen Metastasierungsprozesse deutlich zunehmen.

Rein klinisch empfiehlt es sich, beim Bronchialkarzinom einmal eine sogenannte stumme Phase, die symptomarm mit allgemeinem Krankheitsgefühl und unkompliziert verläuft, von einer klinisch sinnfälligen Phase zu unterscheiden, die bereits im wesentlichen von den Komplikationen beherrscht wird. Die Frühdiagnose ist demnach wegen der Vielfalt der Erscheinungsformen, die häufig sehr unspezifisch sind, oft unmöglich.

Hinter den larvierten Initialsymptomen finden wir immer wieder eine allgemeine Müdigkeit und einen fakultativen Brustschmerz z. T. auch in Schulter und Rücken, vor allem beim Husten, der trocken und wenig schleimenthaltendes Sputum zutage fördert. Der hartnäckige Reizhusten findet sich besonders bei hilusnahen Karzinomen Schließlich beobachten wir einen Gewichtsverlust und Fieberreaktion. Derartige Fieberreaktionen sind allerdings meist schon Ausdruck von beginnenden Kom-

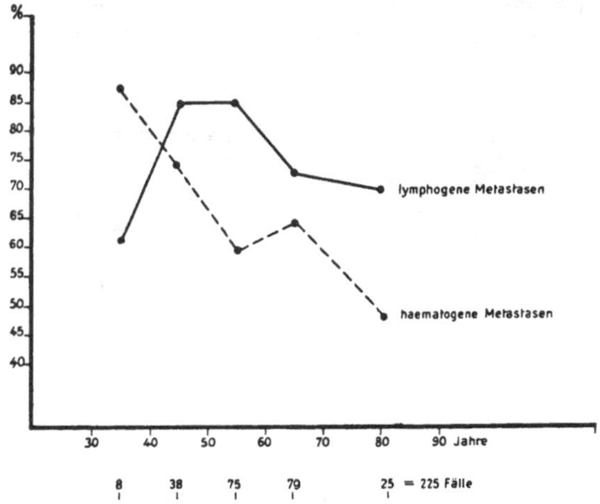

Abb. 25.
Einfluß des Lebensalters auf die Metastasenbildung bei 225 Fällen von Bronchuskarzinom
(n. H. E. Walther)

plikationen. GERLACH hat an dem Material der Leipziger Klinik angegeben, daß 66% aller malignen Lungentumoren febril verlaufen. Entsprechend der großen Variationsbreite sind diese Frühsymptome sehr wechselnd und unterschiedlich ausgeprägt. A. BRUNNER gibt aus seinem Material relativ hohe Prozentsätze an (siehe Abb. 26—29), die sich von den Angaben von ANACKER aus dem Material der

Abb. 26

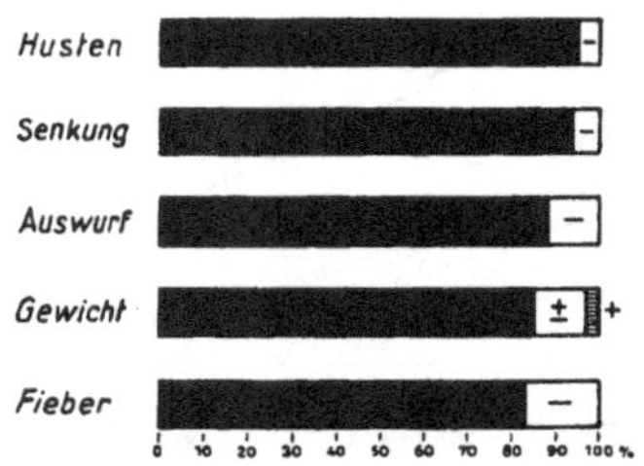

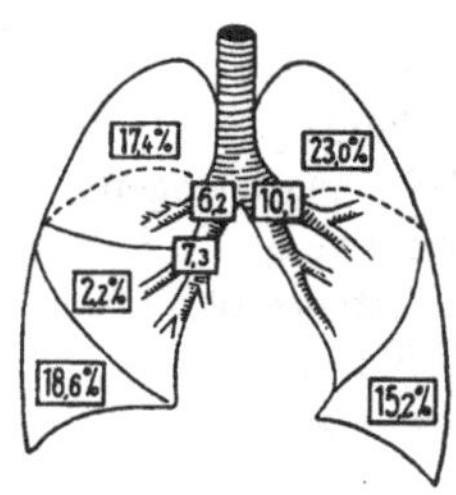

Abb. 27

Abb. 26. Frühsymptome des Bronchialkrebses
(n. A. Brunner)

Abb. 27. Verteilung der Bronchialtumoren in den einzelnen Lungenlappen
(n. A. Brunner)

Münchener Chirurgischen Klinik unterscheiden. Eine klinische Übersicht über das Bronchialkarzinom an der Londoner Krebsklinik haben BROOKS und Mitarbeiter soeben an Hand von 502 Fällen gegeben (9000 sterben jährlich in London an Bronchialkarzinom!; s. a. A. MOLL und M. WENZL). Auf Grund unserer Erfahrungen möchten wir dem Husten, der Gewichtsabnahme und der allgemeinen Müdigkeit den Vorrang geben gegenüber der Hämoptoe, Schmerzen, Fieber, leichten Atembeschwerden und Arbeitsdyspnoe. Gerade die letzteren Symptome deuten schon auf ein späteres Entwicklungsstadium hin. Der Tumor ist dann bereits aus der stummen Phase in den Bereich der Komplikationen gekommen. Unsere Aufgabe aber muß es sein, die larvierten und maskierten Anfangssymptome nicht zu bagatellisieren, sondern sie zu einem begründeten Verdacht zusammenzufassen. Hinsichtlich der Verteilung der Lokalisation des Bronchialkarzinoms innerhalb der Lungen berichtet Brunner aus dem Züricher Material (siehe Abb. 27), Angaben, die sich mit unseren Erfahrungen und der übrigen Literatur im wesentlichen decken. Beim Bronchialkarzinom besteht auch eine sinnfällige Altersabhängigkeit (siehe Abb. 28), wobei das Maximum zwischen dem 4. und 6. Lebensjahrzehnt liegt. Das Verhältnis der Geschlechter bei den Bronchialkarzinomen zwischen Mann und Frau beträgt durchschnittlich etwa 5 : 1.

Abb. 28

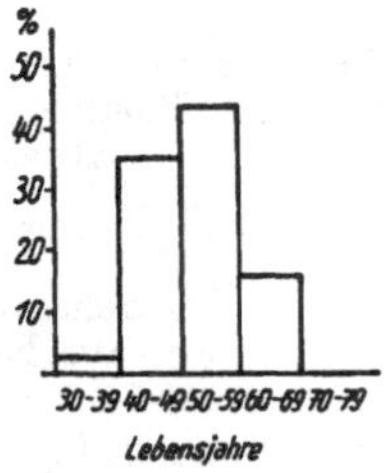

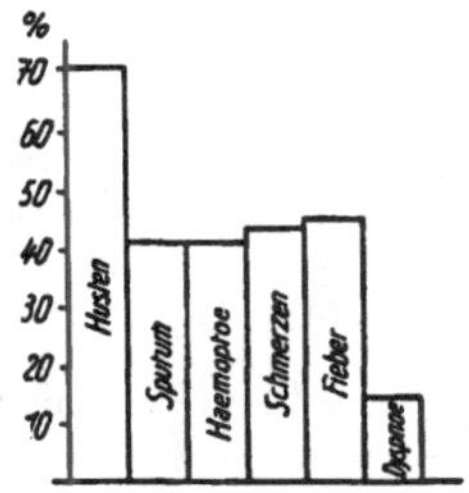

Abb. 29

Abb. 28. Altersverteilung des Bronchialkarzinoms
(n. Anacker)

Abb. 29. Verteilung der Symptome des Bronchialkarzinoms in Prozent
(n. Anacker)

Zu den einzelnen Frühsymptomen sei noch bemerkt, daß die allgemeine Müdigkeit und die Gewichtsabnahme in ihrem Charakter sehr vieldeutig sind, aber schon für den Arzt die ernste Verpflichtung in sich bergen, diesen Erscheinungen bis zur definitiven Klärung mit allen Mitteln nachzugehen.

Der initiale Husten hat meist den Charakter eines hartnäckigen Reizhustens, der trocken ist und wenig Schleim produziert und charakteristischerweise jeder Therapie trotzt. Der Husten beim Bronchialkarzinom ist in keiner Weise typisch und kommt nach Churchills Angaben in etwa 50% der Fälle vor, während Hämoptysen nur in 5% als Erstsymptom auftreten. Bei dem meist spärlichen Sputum achte man besonders auf die eventuelle Beimischung von kleinen Blutfäden. Nach unseren Beobachtungen sei betont, daß das sogenannte Himbeergeleesputum als typisches Lehrbuchsymptom nur in etwa 10% aller Fälle vorkommt. Die Hämoptoe beobachten wir höchstens in einem Drittel der Fälle, und sie verläuft so dramatisch wie etwa bei einer schweren Lungentuberkulose. Zur besseren Unterscheidung von Hämoptoe und Hämatemesis, z. B. beim Magenkarzinom, sei nachfolgende Übersicht gegeben:

	Hämatemesis	Hämoptoe
Art der Entleerung	durch Erbrechen Beginn mit Übelkeit	durch Husten mit Brustbeklemmung
Farbe	dunkelrot bis braunschwarz (Kaffeesatz)	meist hellrot
Beschaffenheit	klumpig, geronnen, schaumlos	schaumig, nicht koaguliert

	Hämatemesis	Hämoptoe
Reaktion	meist sauer	nicht sauer
Speiserest	vorhanden	fehlen
Sputum nach der Blutung	bald rein	noch einige Tage blutig (rosafarben)
Stuhl	schwarz, teerartig	nie schwarz
Fieber	sehr selten	meist vorhanden
Anamnese	Magen- oder Leberkrankheit (Ulkus, Ca., Zirrhose)	Lungenkrankheiten (Tbc., Pneumonie, Gangrän, Ca., Aneurysma)
	Hämorrhagische Diathesen	Hämorrhagische Diathesen
Diff.	Pseudohämatemesis Blut aus Pulmo	Pseudohämoptoe Blut aus Nase, Zahnfleisch

Auf die klinisch-diagnostische Bewertung der Sputumzytologie, die in letzter Zeit besonderes Interesse gefunden hat, kommen wir später noch zurück. Schmerzen als erstes Symptom wurden von SALZER und Mitarbeiter in 38,8% gefunden, während der gleiche Autor am Material der Wiener Klinik nur in 26,1% Temperatursteigerungen und in 20,8% Dyspnoe beobachtet hatte. Osteoarthropathie hypertrophiante pneumique Pierre-Marie und Trommelschlegelfinger können auch frühzeitig zur Beobachtung gelangen (siehe Abb. 30, 31). PATTISON und Mitarbeiter beschrieben bei 8 Fällen ein PIERRE-MARIEsches Syndrom beim Lungenkrebs. Es werden Störungen in der örtlichen Sauerstoffversorgung und qualitative Blutveränderungen neben peripheren Strombahnerweiterungen für die Pathogenese verantwortlich gemacht. Auch uhrglasähnliche Formen der Nägel kommen beim Lungenkrebs zur Beobachtung, die durch Stauungsvorgänge oder durch Änderungen im Eiweißstoffwechsel (Paraproteinose) bedingt sein mögen. FROBOESE beschrieb sogenannte Vexiermetastasen in der Endphalange des rechten Mittelfingers bei einem Miniaturkarzinom des rechten Lungenhilus. Weiterhin wird das HORNERsche Syndrom sowie u. U. halbseitiges Schwitzen beim mediastinalen Bronchuskarzinom als Frühsymptom gesehen. Alle diese klinischen Zeichen gehören mit zu den frühdiagnostischen Bemühungen um das Bronchialkarzinom. ZADEK sagt mit Recht, der Beginn des Lungenkrebses kann nicht gehört, aber gesehen werden! Weitere fakultative Initialsymptome gewinnen wir aus den Laboratoriumsuntersuchungen (siehe weiter unten). Man achte auch auf tastbare Lymphdrüsen in der Supraklavikulargrube, die meist schon Ausdruck einer Metastasierung sind.

Bei den unklaren Anfangszuständen ist auch klinisch charakteristisch, daß bei den Patienten niemals eine vollkommene Beschwerdefreiheit zu erreichen ist. Die Hauptaufgabe des erstuntersuchenden Arztes besteht also darin, den begründeten Verdacht in der stummen Periode des Bronchialkarzinoms zu fassen, auch wenn der klinische Untersuchungsbefund noch völlig negativ sein mag. In den Initialstadien lassen die perkutorischen und auskultatorischen Untersuchungen meistens im Stich. Je nach Sitz, Größe, Wachstumsrichtung und Entwicklungsstadium wechseln die Befunde. Erst bei großer Ausdehnung von expansiv wachsenden Tumoren lassen sich typisches Kompressionsatmen, d. h. entfernt klingendes Bronchialatmen, oder reines Bronchialatmen sowie Dämpfungszonen ermitteln. Im allgemeinen ist die physikalische Diagnostik wenig verläßlich und versagt auch völlig in der stummen Anfangsphase. Zentrale Formen sind dann leicht zu diagnostizieren, wenn das Atelektasesyndrom vorherrscht. Die peripheren Bronchuskarzinome sind schwer zu diagnostizieren, da Frühsymptome und Atelektase oft fehlen.

Wenn es sich um ein endobronchial wachsendes Karzinom handelt, so resultiert hierbei das klinische Bild der Bronchostenose, bei der wir meist abgeschwächtes Atmen hören. Von der Bronchostenose beobachten wir dann fließende Übergänge zur Atelektase, bei der wir perkutorisch Dämpfung und auskultatorisch Bronchial-

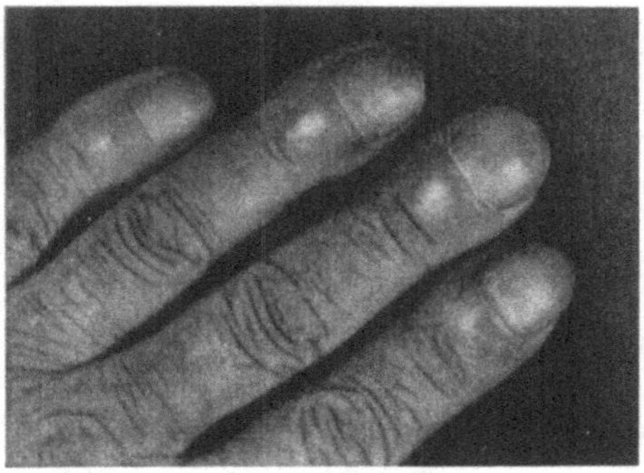

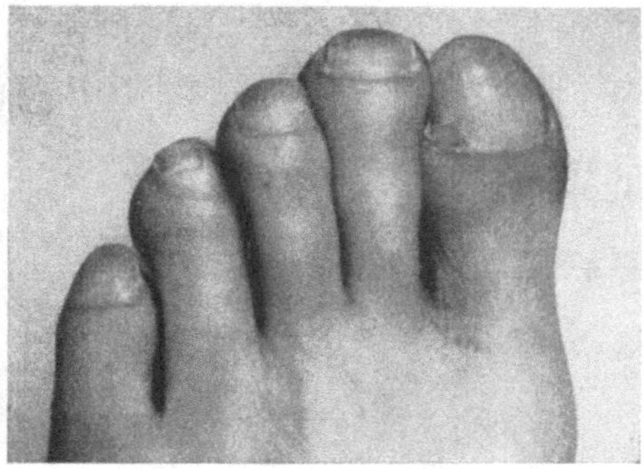

Abb. 30 Abb. 31

Trommelschlegelfinger und Trommelschlegelzehen bei beginnendem Bronchialkarzinom

atmen, aber kein Atemgeräusch hören. Die beginnende Bronchostenose hinterläßt bekanntlich klinisch keine alarmierenden Zeichen, insbesondere auch keine Atemnot. Ein inspiratorischer Stridor und Dyspnoe fehlen bei Stenosen unterhalb der Bifurkation (s. a. SCHOEN). Der hinter der Stenose liegende Lungenabschnitt wird weniger ventiliert und erst bei völligem Verschluß atelektatisch. Eine Verminderung der Ventilation bedeutet also eine Abschwächung des Atemgeräusches, noch bevor eine Dämpfung besteht. Mäßiger Husten kann hierbei bestehen, Atemnot, Zyanose und Sputum fehlen dagegen meist. Denn nur ein akuter massiver Lungenkollaps durch Verlegung eines Hauptbronchus führt zu Atemnot, Zyanose und Kollapsbereitschaft. Objektiv läßt sich bei der Inspektion, besonders bei Jugendlichen, ein Nachschleppen der betroffenen Seite feststellen. Gelegentlich kann Heiserkeit und linksseitige Rekurrenzlähmung zu den Frühsymptomen gehören. DI RIENZO berichtet mit ausgezeichnetem Bildmaterial über funktionelle Stenosen der Bronchien, die er in dynamische und statische Unterformen einteilt. Die dynamischen Bronchialstenosen treten beim Atmen, beim Weinen und beim Husten auf. Die statischen Stenosen können vorübergehende oder dauerhafte sein. Die fundamentale dynamische Ursache der Bronchostenose ist der Hustenstoß, denn der Husten ist eine Bronchialfunktion und nicht eine Thoraxfunktion.

Unter Atelektase verstehen wir einen Verlust des Luftgehaltes der Lunge bei Erhaltenbleiben der Blutzirkulation und unterscheiden folgende Unterformen:

1. Kompressionsatelektase z. B. bei Pleuraüberdruck, bei Pneumothorax u. a.,

2. sogenannte Resorptions- bzw. Obstruktionsatelektase, wie sie beim mechanischen Verschluß, z. B. auch beim Tumor vorkommen kann.

Wir finden bei der Atelektase Schrumpfungserscheinungen sowie bei großen Atelektasen Zwerchfellhochstand. Daneben kennen wir noch die Begriffe der Partialatelektase, und zwar in Form der sogenannten Balken- oder Plateauatelektasen besonders in den Unterfeldern, die allein der Röntgendiagnostik vorbehalten bleiben. Alle Atelektasen können bekanntlich einen sehr flüchtigen Charakter haben.

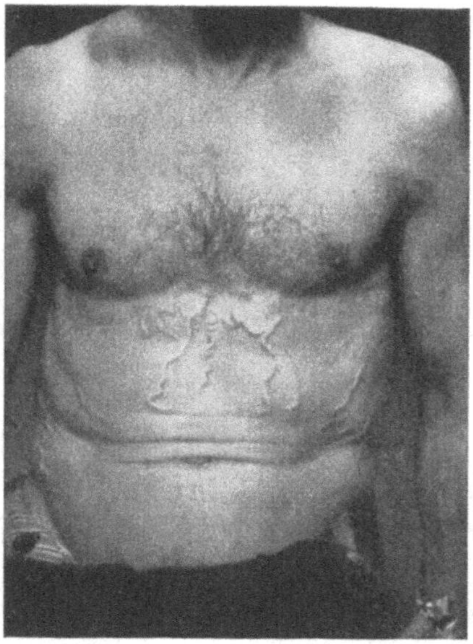

Abb. 32.
Vena cava inferior-Stauung beim Bronchialkarzinom mit starken Venektasien der Haut

Weiter widmen wir besondere Aufmerksamkeit den Zirkulationsstörungen an der Haut des Brustkorbes. Wir können sehr frühzeitig typische kapillare Teleangiektasien in der Haut beobachten, hauptsächlich an den Vorder- und Seitenpartien des Brustkorbes. Diese Zeichen sind sehr charakteristisch (siehe Abb. 4), natürlich aber keineswegs spezifisch für ein Bronchialkarzinom zu deuten. Auch bei beginnenden Einflußstauungen im Bereich der oberen Hohlvene ist der STOKESsche Kragen typisch und besonders bei zentral gelegenen Tumoren zu beobachten. Einflußstauungen im Bereich der unteren Hohlvene können wir am Leib unter dem Bilde des Caput medusae sehen, so wie wir sie von der Leberzirrhose kennen (siehe Abb. 32 sowie 5—8).

Bei der Inspektion der Haut vergesse man auch nie, sorgfältig nach Hautmetastasen (siehe Abb. 10) sowie Drüsenmetastasen zu suchen. Leider sind die tastbaren Haut- oder Drüsenmetastasen ja bereits Ausdruck einer stärkeren Metastasierung und machen eine weitere chirurgische Therapie zwecklos.

Der Schulter-, Brust- oder Rückenschmerz kann bei zahlreichen Bronchialkarzinomen recht typisch sein, besonders bei der Atmung und bei Thoraxbewegungen. An der BÜRGERschen Klinik wird seit langem der sogenannte Thoraxkompressionsschmerz geprüft, und zwar in der Weise, daß man mit beiden Händen einmal den Druck von beiden Seiten des Brustkorbes sowie von Vorder-

und Rückseite des Brustkorbes ausübt (siehe Abb. 33). RIEDEL fand an der Leipziger Klinik, daß der Kompressionsschmerz bis zu 70% der Fälle beobachtet wird, und zwar meist auch auf der gesunden Seite. Auch beim Beklopfen des Brustkorbes gibt der Patient lebhafte Schmerzäußerung an. Während man früher hoffte, mit diesem Phänomen ein gewisses klinisches Frühsymptom in der Hand zu haben, so nehmen wir heute an, daß dieser Thoraxkompressionsschmerz bereits Ausdruck einer beginnenden Metastasierung ist, und zwar in Form von zahlreichen kleinen subperiostal gelegenen Mikrometastasen. Wir müssen aus dieser Erkenntnis schließen, daß ein deutlich positiver Thoraxkompressionsschmerz bereits zu den Kontraindikationen für eine Operation gehört.

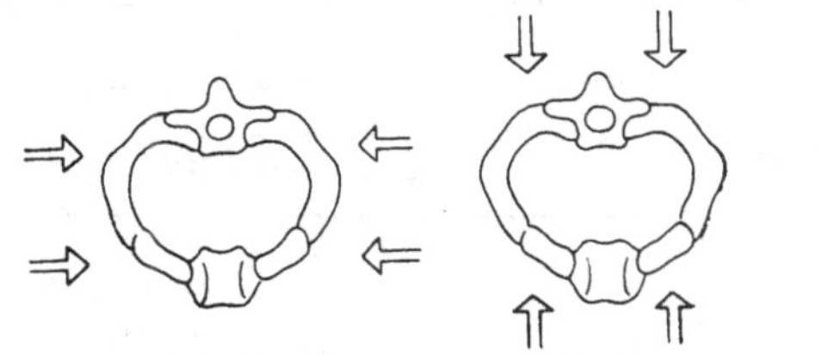

Abb. 33. Thorax-Kompressions-Schmerz

Das klinische Bild des Bronchialkarzinoms ist, wie bereits betont, weitgehend abhängig von dem Sitz des Tumors und seiner Wachstumsrichtung, d. h. also im wesentlichen durch seine zentrale oder periphere Lage innerhalb der Lungen bedingt. Je nach dem Ausbreitungstyp des Bronchialkarzinoms unterscheiden wir endobronchiale Typen, die entweder polypös ins Bronchiallumen einwachsen oder sich ringförmig um den Bronchus herum mit Zerstörung der Schleimhaut entwickeln, oder schließlich nur ein vorwiegend peribronchiales Wachstum mit einer starken Infiltration der peribronchialen Blut- und Lymphgefäße zeigen.

Wenn das Bronchialkarzinom das Frühstadium mit der meist stummen Phase hinter sich hat, entwickelt sich dann bei weiterer Ausbreitung das Stadium der Komplikationen, das an sich ja nicht mehr in die eigentliche Frühdiagnostik gehört, obwohl wir gerade an diesen Komplikationen bisher am meisten das Bronchialkarzinom erkannt haben. Wenn sich eine Bronchostenose entwickelt hat, ist begreiflich, daß der hinter der Stenose liegende Lungenabschnitt wesentlich weniger ventiliert wird und sich bei völligem Verschluß eine Atelektase entwickelt mit meist nachfolgender Pneumonie. Sekretverhaltungen und Blutungen führen zu Sekundärinfektionen, die das Grundleiden maskieren können. Die vom Tumor abgeschnittene Lunge kann nun vereitern und abszedieren. Es können sich aber auch plötzliche Pleuraergüsse, die vielfach hämorrhagisch sind, entwickeln. Bisher war die Symptomatologie des Bronchialkarzinoms eben vielfach gerade die seiner Komplikationen (BURDZIG). Es besteht die Gefahr, daß die erste Komplikation als geläufige Krankheitsbilder, wie z. B. Tuberkulose, chronische Bronchitis, rezidivierende atypische Pneumonie oder Lungenabszeß fehlgedeutet wird. Im peripheren Lungengewebe, wo nur noch kleinste Bronchien vorhanden sind, entwickelt sich der Krebs gleichmäßig dicht und nach allen Seiten gleich schnell, erscheint im Röntgenbild daher meist rundlich scharf begrenzt und in gewisser Weise gutartig.

Der periphere Lungenkrebs führt zu frühen Metastasen. Er wächst infiltrativ und verdrängend. Bronchographisch weicht das periphere Bronchialsystem gewissermaßen dem Tumor aus, ähnlich wie bei einer Metastase oder einem benignen

Tumor. Den sogenannten isolierten Rundtumor und die diffus infiltrierende Form hat POHL beim peripheren Typ besonders herausgestellt.

Die klinischen Erscheinungen sind demzufolge sehr maskiert. Es fehlt meist die Dyspnoe, Schmerzen oder Hustenreiz. Erst bei Zerfall kommt es zu Temperatursteigerungen und Husten sowie Sputummassen wie bei einem Abszeß. Durch Zerfall kann röntgenologisch die Wachstumstendenz übersehen werden. Erreicht der Tumor die Pleura, so entwickelt sich meist ein hämorrhagischer Erguß mit Rippenarrosion, gewissermaßen unter dem Bilde des Pankoasttumors. In unteren Partien bleibt es allgemein beim Erguß. Die Pleuritis braucht nicht hämorrhagisch zu sein. Im Sediment finden wir Tumorzellen.

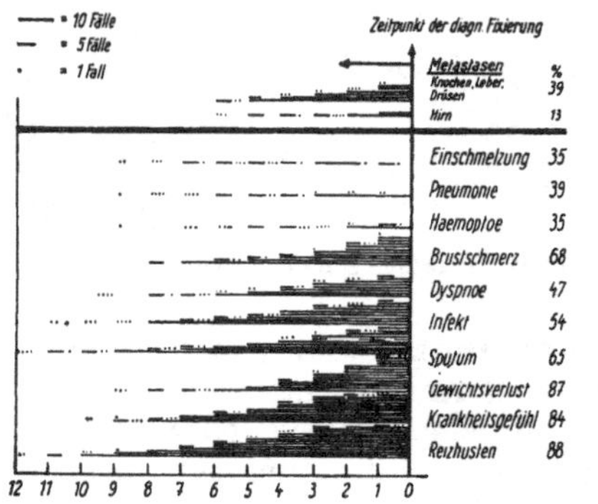

Abb. 34.

Symptome als Erstmanifestation mit Angabe der Zeit (Monate) der ersten Ermittlung (Anamnese bzw. Befund) vor dem Zeitpunkt der diagnostischen Sicherung und mit Angabe der Zahl der Fälle (Gesamtzahl 157)

(n. Knipping)

Die zentralen Karzinome sind meist sehr klein, breiten sich flächenhaft aus oder wachsen polypös in das Bronchiallumen. Dadurch wird der Bronchus gereizt, und es resultiert trockener quälender Husten mit zähem schaumigen Auswurf, vielfach als Typ der trockenen Bronchitis, z. T. mit Blutfasern im Sputum! Die Sputummenge schwankt, die Hämoptoe ist selten. Bei Stenose entstehen Bronchiektasen oder Emphysem, Abszeß oder Gangrän, schließlich Atelektasen. Mit der Atelektase entwickelt sich Engegefühl auf der Brust und Dyspnoe. Greift der Tumor auf das Mediastinum über, so resultiert Heiserkeit und Rekurrensparese, Einflußstauung durch Einengung der großen Venen, Herzbeschwerden durch karzinomatöse Perikarditis, Schluckbeschwerden, Infiltration der Hiluslymphknoten und übliche Metastasierung, wobei sich die Metastasen eher als der Primärtumor bemerkbar machen können.

Die Frühdiagnostik des Bronchialkarzinoms kann nicht routinemäßig betrieben werden. Fast die Hälfte aller Bronchialkarzinome kann auch bei ausgezeichneter Röntgendiagnostik nicht früh genug entdeckt werden. Manchmal können auch frühe und mittlere Stadien leichter erkannt werden als späte, weil schließlich sekundäre Gangrän-Atelektasen oder Bronchopneumonien das Bild trüben. 20—30% der Bronchialkarzinome verhalten sich in den ersten Monaten pulmonal völlig stumm. KNIPPING hat ein klares Referat über die Frühdiagnose des Bronchialkarzinoms auf dem Wiesbadener Kongreß gehalten und die modernen Methoden einer kritischen Würdigung unterzogen. Insbesondere wurden auch Isotopenuntersuchungen mit berücksichtigt. Die einzelnen Kriterien sind aber alle nur kleine Mosaiksteinchen! Wichtig ist vor allem, daß man überhaupt an das Bronchialkarzinom denkt. Am KNIPPINGschen Krankengut ergeben sich folgende Frühsymptome in der zahlenmäßigen Reihenfolge (siehe Abb. 34).

Weitere spezielle Untersuchungsmethoden sind folgende:

1. Die Air-trapping-Phänomene (nicht zu verwechseln mit den Phänomenen des Ventilverschlusses und mit den Zeichen der Atelektase), die zur Zeit in den USA sorgfältig studiert werden.
2. Der Stenosekoeffizient von GÄNSSLER (Boston).
3. Der Wasserstoffmischversuch, welcher in den USA auch stark beachtet wird, bei welchem die elektrische Wasserstoffmeßkammer von KNIPPING eine Erleichterung bedeutet.

Die Air-trapping-Phänomene sind ausgesprochene Frühzeichen, wenn durch Zerfall des Verschlußtumors der Luftweg wieder frei wird, während die beiden anderen Verfahren lediglich den Grad des Fortschreitens anzeigen. Die Karzinomdiagnose mit radioaktivem Phosphor ist gleichfalls möglich, bringt uns klinisch jedoch kaum weiter. Es kommt vor allem auf die frühe Verdachtsdiagnose an. Die Untersuchungsmethoden sind zwar strapaziös, bringen aber heute Chancen für die Frühdiagnostik. LECHTENBÖRGER, VALENTIN und VENRATH haben bei 93 Patienten versucht, den Ventilationsleistungskoeffizienten zu ermitteln und auf ihre klinisch-diagnostische Benignität zu prüfen. Trotz bestehender Differenzen bei der Mindestwertberechnung nach ANTHONY und der Sollwertberechnung nach COURNAND wird die Methode bei symptomarmen stenosierendem Bronchialkarzinom im Frühstadium als wertvoller diagnostischer Hinweis betrachtet.

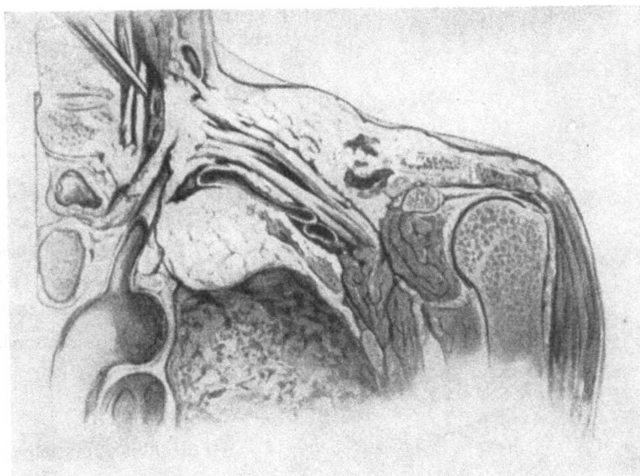

Abb. 35. Pancoast-Tumor (n. F. Netter) der die starke Einmauerung des Plexus zeigt

Einer Form des Lungen- und Bronchialkarzinoms muß noch besonders gedacht werden, da sie in ihrer Wachstumsrichtung und auch in ihrer klinischen Symptomatologie eine Sonderstellung einnimmt, es ist dies der sogenannte Pancoast-Tumor oder Ausbrecherform bzw. Lungenspitzenkarzinom. Diese Tumoren wachsen peripher-destruierend mit kontinuierlichem Einwachsen in die Brustwand ohne gemeinsame Eigenarten (siehe Abb. 35). Der periphere Sitz verleitet oft zu dem Fehlschluß, daß es sich um eine primäre Pleurageschwulst handelt. ESCHBACH und FINSTERBUSCH fanden den Pancoast-Tumor etwa in 3% der Fälle, wobei fast stets nur der Oberlappen befallen ist und in über 80% histologisch ein

Plattenepithel- oder Adenokrebs bestand. Diese vorwiegend peripher wachsende und die Knochen arrodierende Geschwulst metastasiert relativ spät und selten. Von den klinischen Merkmalen ist etwa das 5. Lebensjahrzehnt besonders befallen. 91% der Fälle sind Männer. Das kennzeichnende Frühzeichen ist der unerträglich werdende Schmerz, der zuerst die Schultergegend der kranken Seite befällt, später u. U. auch nach der gesunden Seite ausstrahlt. Der Schmerz ist anfangs mehr ein dumpfer Druck und geht dann langsam in stechenden und schneidenden Charakter über mit stärkerer Betonung in der Nachtzeit. Am Anfang ist der Allgemeinzustand gut. Frühzeitig ist ein Horner positiv, und es besteht eine zunehmende Schwäche der Hand als Ausdruck einer gewissen Plexusbeteiligung. Manchmal findet sich auch eine Schmerzhaftigkeit bei Atembewegungen. ESCHBACH und FINSTERBUSCH versuchten zwischen einer oberen Furchengeschwulst und einer unteren Brustwandgeschwulst zu differenzieren und geben hierfür folgendes Schema an:

Unterscheidende Merkmale	Obere Furchengeschwulst	Untere Brustwandgeschwulst
pathologisch-anatomischer Art:	Kappenförmige Spitzengeschwulst	Periphere Oberlappengeschwulst nach lateral oder pektoral sich ausbreitend
klinischer Art:	Schulterschmerz, Horner-Syndrom, Plexusbeteiligung	Interkostalneuralgie, manchmal als Angina pectoris empfunden
röntgenologischer Art:	Rippenzerstörung der 1. bis 3. Rippe	Rippenzerstörung der 2. bis 6., ausnahmsweise bis 10. Rippe

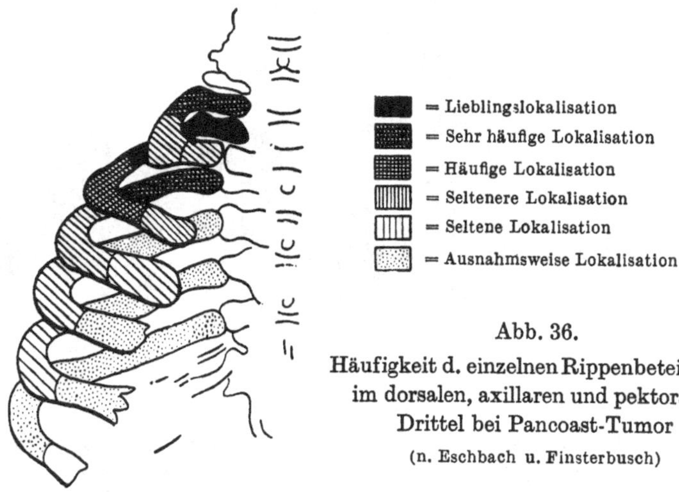

Abb. 36.
Häufigkeit d. einzelnen Rippenbeteiligung im dorsalen, axillaren und pektoralen Drittel bei Pancoast-Tumor
(n. Eschbach u. Finsterbusch)

Bei dieser Sonderform finden wir klinisch neben der üblichen Anämie mehr oder weniger häufig eine Leukozytose mit beschleunigter Blutsenkungsreaktion. Wenn man das klinische Bild mit dem Röntgenbild in Beziehung bringt, so werden nach ESCHBACH und FINSTERBUSCH 3 Formen unterschieden, und zwar:

1. Formen mit Plexusneuralgie als Arrosions- oder Kompressionszeichen im oberen Rippenbereich.

2. Formen mit hochgradigem örtlichen interkostalneuralgieartigem Schmerz an der mittleren bis unteren Rippengegend als Durchbruchzeichen.
3. „Stumme" Formen mit Rippenarrosion als röntgenologischem Nebenbefund.

Die Häufigkeit der einzelnen Rippenbeteiligungen beim Pancoasttumor geht aus Abb. 36 hervor und es ist daraus weiterhin ersichtlich, daß besonders die zweite Rippe im dorsalen Teil eine Lieblingslokalisation darstellt.

Es folgt eine Übersicht nach vorwiegend röntgenologischen Kriterien:

Erscheinungsformen des Bronchialkarzinoms (nach ESCHBACH)

	Stumme Formen	Pulmonale Formen	Pleurale Formen: mit mediastinalen Symptomen	Pleurale Formen: mit kostovertebralem Ausbruch (Pancoast)
Sitz:	Wand der größeren Bronchusäste	Zentrale Lungenbezirke	peripher-mediastinal	a) peripher-apikal b) peripher-dorsal, -axillar, pektoral
Ausbreitung:	Endobronchial, langsam	expansiv oder infiltrativ, langsam oder schnell	expansiv, langsam oder schnell	infiltrativ, schnell
örtliche Komplikationen:	anfangs keine, später Atelektase	Atelektase, unspezifische oder krebsige Pneumonie (ggf. mit Nekrose bzw. Gangrän)	Mediastinaltumor, ggf. Phrenikuslähmung und Lungenstauung	Destruktion von Rippen oder Wirbeln
Klinische Symptome:	a) keine b) Fernmetastasen	a) leichte Dyspnoe, ggf. Hämoptyse b) schweres Krankheitsbild mit Fieber und Dyspnoe	a) obere Einflußstauung b) Nervenlähmungen (Rekurrens-Augensympathikus- oder Plexuslähmung	äußerer Tumordurchbruch a) pankoastscher Symptomenkom- b) Interkostalneuralgie anginöse und ähnl. Beschwerden

Der Vollständigkeit halber sei als letzte Form des Lungen- und Bronchialkarzinoms das sogenannte Lungennarbenkarzinom oder der periphere Narbenkrebs (RÖSSLE 1943) charakterisiert. Diese seltene Lungenkrebsform ist im Lungenmantel lokalisiert und zeigt Beziehungen zu narbigen Brustfelleinziehungen (histologisch meist Pflasterzellkarzinome). Die Narben sind meist tuberkulöser, seltener luetischer oder traumatischer Natur. Nach SCHINZ-BAENSCH-FRIEDL kommt dieser Tumor auch hauptsächlich in tuberkulös-schiefrigen Indurationsfeldern vor.

Neben diesen Formen der malignen Lungen- und Bronchialkarzinome kennen wir noch eine Reihe von gutartigen oder nur halb bösartigen Bronchialtumoren. Hierher gehören die relativ gutartigen Bronchialadenome, für die BERNING eine frühzeitige Therapie fordert. Das benigne Bronchialadenom ist durch einen relativ scharf begrenzten dichten Tumorschatten mit Bronchostenose im Tomogramm erkennbar, wobei die peripheren Bronchien zystisch erweitert sein können. Auch BREDT berichtet über Grenzfälle gutartiger Bronchialtumoren, die histologisch auch durch eine besondere Struktur charakterisiert sind. Lipome, Fibrome, Angiome,

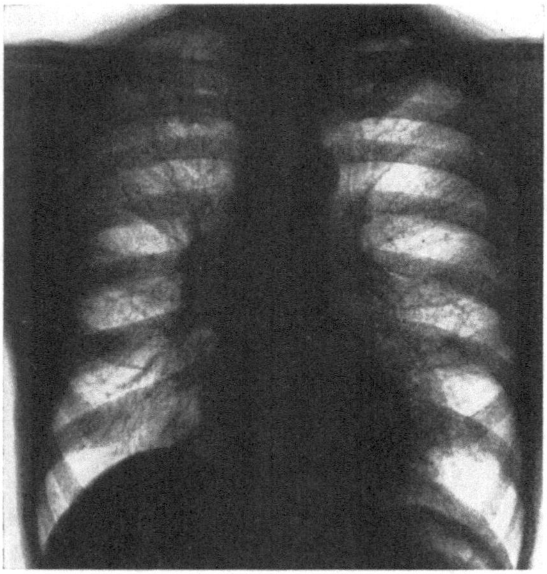

Abb. 37.
Bronchialkarzinom im rechten Oberlappen mit bereits bestehender Lymphangiosis carcinomatosa im rechten Oberfeld. Autoptisch bestätigt

Zylindrome sowie Solitärzysten und Echinokokkusblasen sind seltene Ereignisse und meist Zufallsbefunde. Ebenso sind primäre Lungensarkome, besonders bei jüngeren Patienten, selten beobachtet worden. Sie zeigen röntgenologisch einen scharf begrenzten Rundschatten, klinisch eine rasche Wachstumstendenz und bei Röntgenbestrahlung eine besondere Strahlensensibilität.

Der diagnostische Schwerpunkt beim Lungen- und Bronchialkarzinom liegt bei der Röntgenologie mit all ihren Teiluntersuchungs-

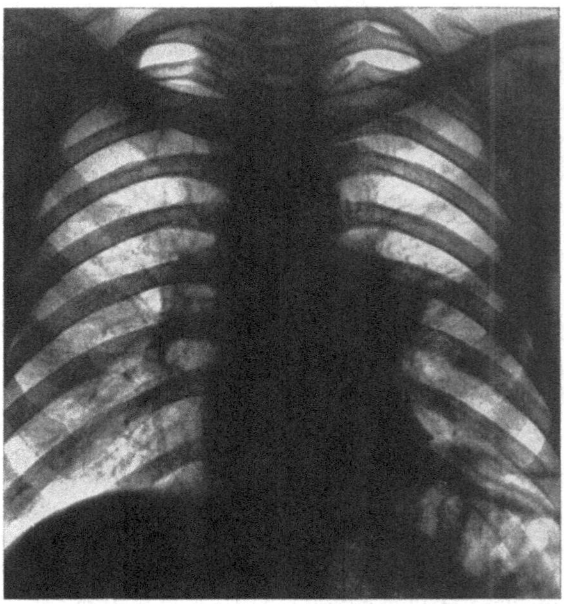

Abb. 38.
Beginnendes zentrales Bronchialkarzinom des linken Hilus mit typischen peripheren besenreiserartigen Auffaserungen

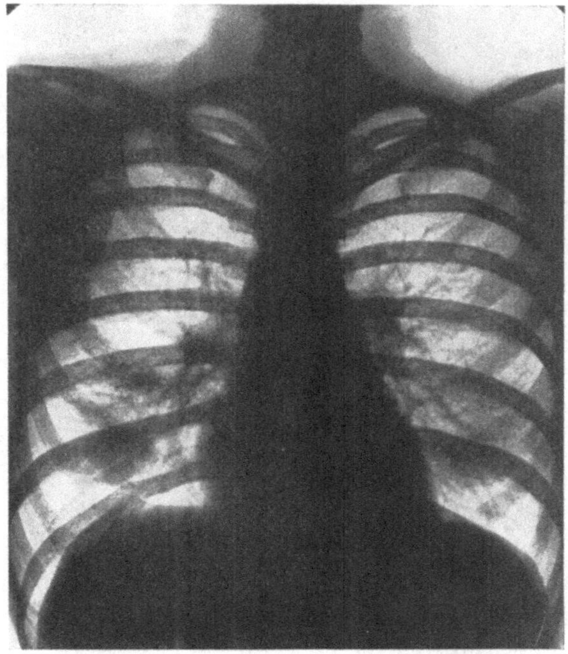

Abb. 39.
Beginnende Lymphogranulomatose der Lungen, besonders im rechten Unterfeld und im linken Hilusbereich.
Autoptisch bestätigt

methoden. Neben der normalen Thoraxdurchleuchtung und Aufnahme mit Drehung in allen Ebenen ist neben der Normalaufnahme noch eine Hartstrahlaufnahme zum Erkennen irgendwelcher Kernschatten erforderlich. In den Anfangsstadien sind die röntgenologischen Bilder außerordentlich vieldeutig, zumal der Röntgenologe nur den Schatten sieht, der vollkommen unterschiedlichen pathologisch-anatomischen

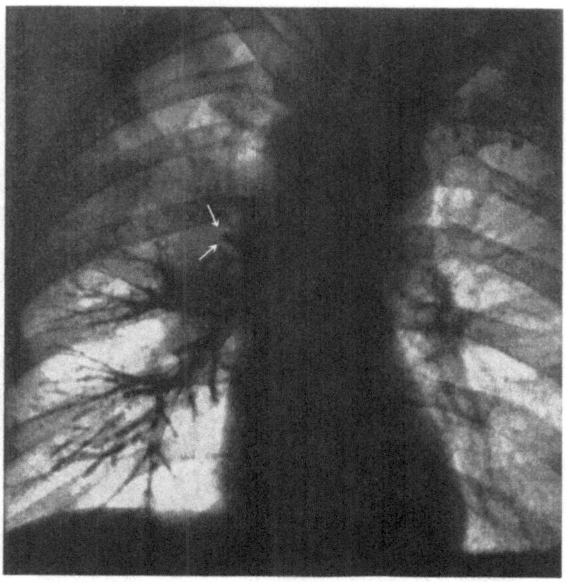

Abb. 40.
Bronchographie bei beginnendem Bronchialkarzinom rechts.
Pfeile zeigen die typische Bronchostenose an

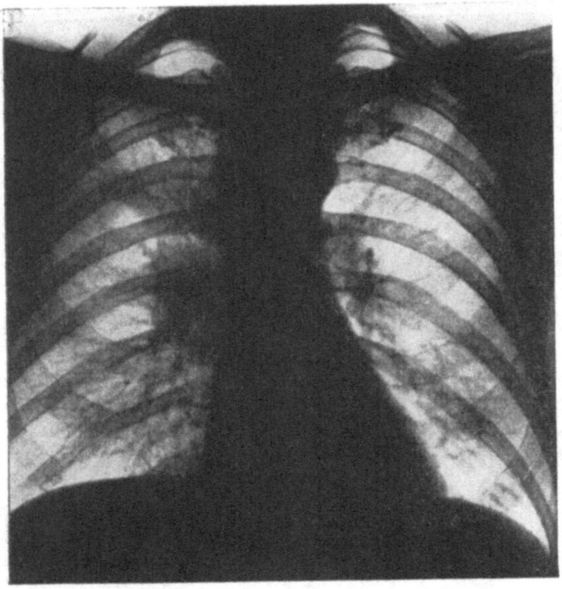

Abb. 41.
Beginnendes Bronchialkarzinom rechts.
Autoptisch bestätigt

Substraten entsprechen kann. Röntgenologisch finden wir beim Lungen- und Bronchialkarzinom je nach dem pathologisch-anatomischen Ausbreitungstyp ein sehr unterschiedliches Bild. Rein tumorförmige Vorwölbungen im Hilusgebiet sind nicht so häufig; dagegen können wir sehr oft einen mehr strahlenförmigen Verlauf vom Hilus aus mit den charakteristischen Krebsfüßen beobachten. Nicht so selten findet sich auch die charakteristische Lymphangitis carcinomatosa. Handelt es sich um ein Lappenkarzinom oder um krebsige Pneumonie, so sind diese anfangs im allgemeinen streng lappenbegrenzt und zeigen erst im weiteren Verlauf eine lymphangiotische Ausbreitung mit den üblichen besenreiserartigen

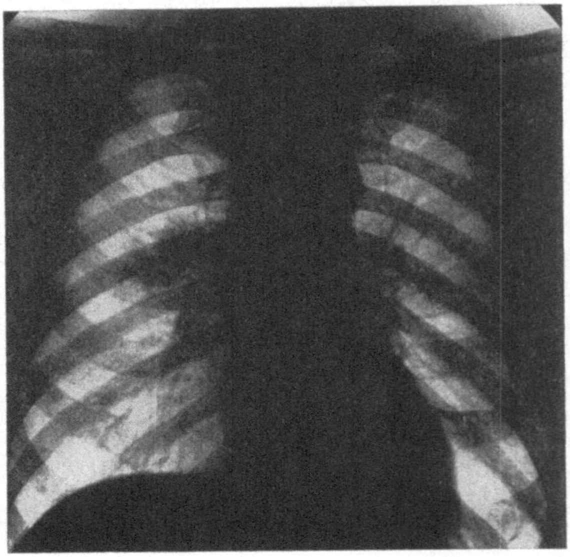

Abb. 42.
Beginnendes zentrales Bronchialkarzinom rechts
mit Zwerchfellhochstand.
Charakteristische periphere besenreiserartige Auffaserung
der hilusnahen Verschattung

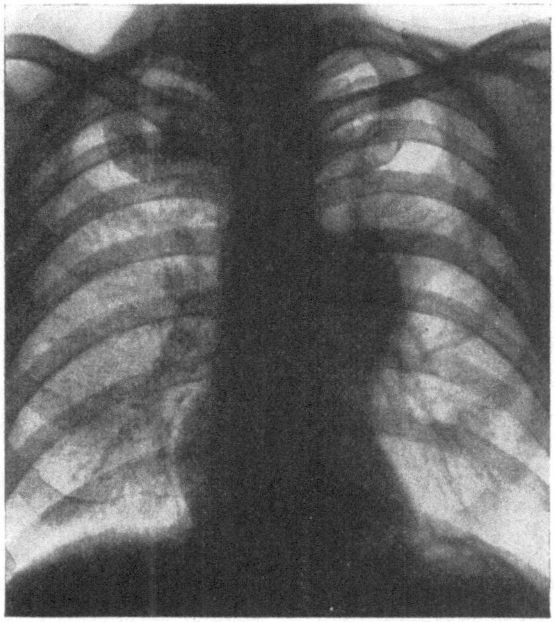

Abb. 43.
Bronchialkarzinom des linken Oberlappens.
Operativ bestätigt

Zeichnungen. Bei derartigen Lappenkarzinomen kann auf dem Röntgenbild neben dem rein expansiven Wachstum auch eine vorwiegend zirrhöse Entwicklung mit sich verwischenden Lappengrenzen beobachtet werden. Es empfiehlt sich stets in

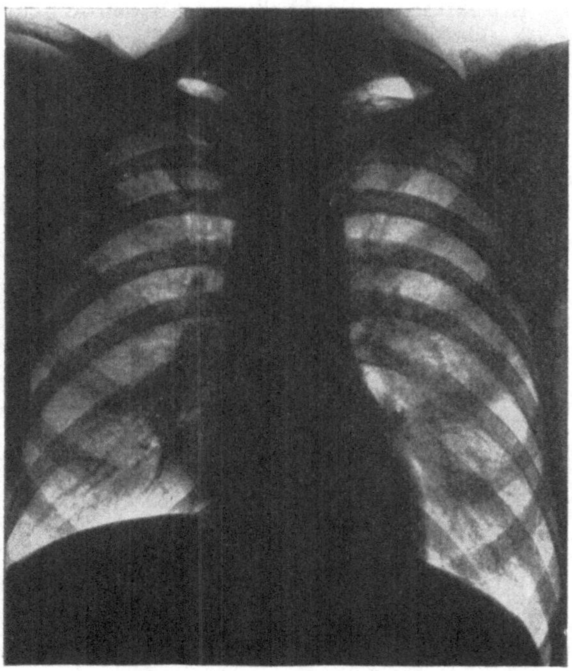

Abb. 44.
Beginnendes Bronchialkarzinom im rechten Unterlappenbronchus.
Autoptisch bestätigt

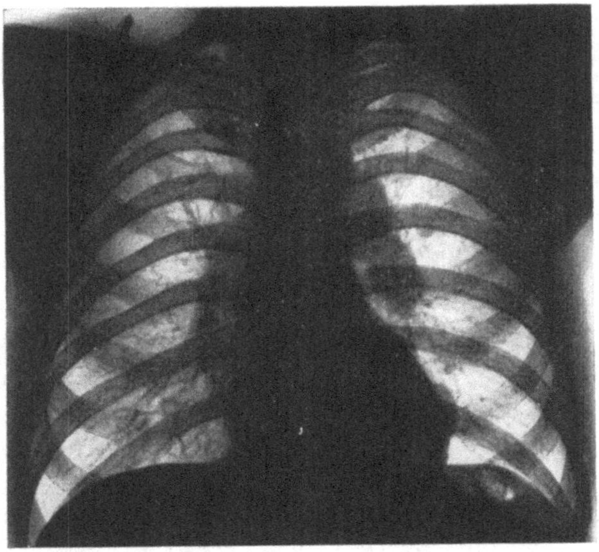

Abb. 45.
Zwei walnußgroße scharf begrenzte Tumorschatten am linken Hilus, die Lungenmetastasen eines Schilddrüsenkarzinoms darstellen. Autoptisch bestätigt

zweifelhaften Fällen ein Schichtbild anzufertigen und nach dem Tumorkernschatten zu suchen oder auch Höhlenbildungen in atelektatischen Bezirken zu finden. Nicht so selten kann man auch den Tumor in einer Zerfallshöhle aus den Schichtbildern herauslesen. In Zweifelsfällen wird man immer gut daran tun, im krebsgefährdeten Alter den Bronchialkrebs solange im diagnostischen Kalkül zu halten, bis man fest vom Gegenteil überzeugt ist. Alle Zweifelsfälle bedürfen der laufenden Kontrolle, auch wenn irgendwelche Atelektasen sich schnell zurückbilden sollten. STANGL stellte für die Frühdiagnostik folgende Röntgensymptome heraus:

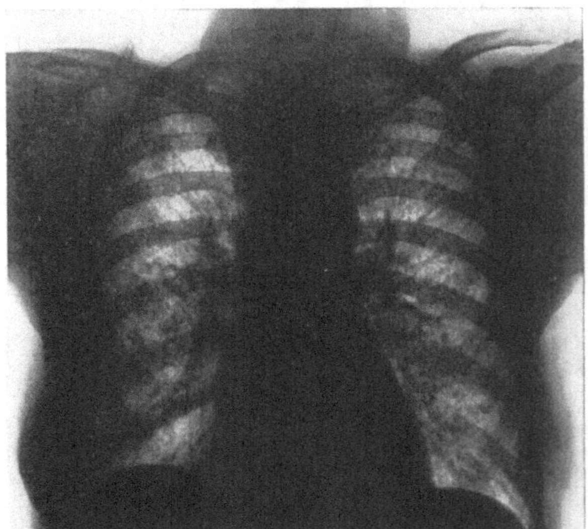

Abb. 46.
Lymphangiosis carcinomatosa. Keine Miliar-Tbc.

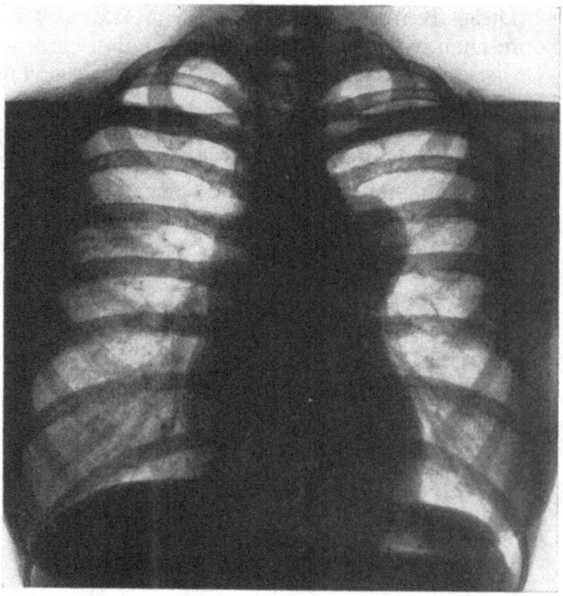

Abb. 47.
Seltenes Pulmonalaneurysma.
Kein Tumor!

1. Die Veränderungen am Bronchus selbst, d. h. Einengung desselben und unregelmäßige Begrenzung seiner Wand oder kompletter Verschluß als direktes Tumorzeichen,
2. den auf Schichtaufnahmen nachweisbaren Tumorkernschatten oder
3. als indirekte Tumorzeichen entzündliche oder Atelektaseveränderungen peripherwärts vom Tumor.

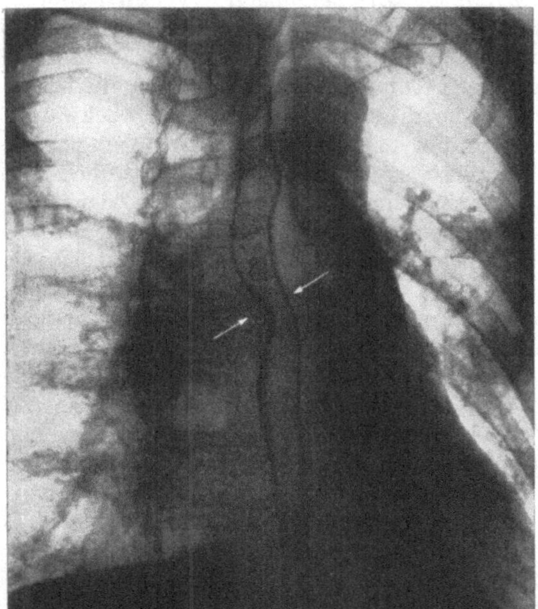

Abb. 48.
Ösophagogramm zeigt
leichte Kompression des Ösophagus
durch Drüsenmetastasen
bei Bronchialkarzinom
des linken Oberlappens

Diese Kriterien sind für Frühfälle außerordentlich wichtig. Schwierigkeiten entstehen, wenn die Entwicklung in den einzelnen Lappensegmenten weiterschreitet. Es handelt sich dann meist um infiltrative und mit dem Hilus in Verbindung stehende Prozesse verschiedener Lokalisation. Die Röntgendiagnostik muß vor allem auch die einzelnen Lungen- und Bronchialsegmente berücksichtigen und insbesondere sämtliche Formen der Entwicklungsmöglichkeiten kennen.

Die allgemeinen röntgenologischen Charakteristiken des zentralen Bronchuskarzinoms sind frühzeitige Einengung des Bronchiallumens mit Stenose und davor liegender Sekretstauung mit entzündlichen chronisch-pneumonischen Prozessen, Atelektasen oder Zerfallserscheinungen. Diese Verschattungen sind meist zentral am Hilus und inhomogen unregelmäßig und unscharf begrenzt und zeigen die charakteristischen strahligen Ausläufer in die Peripherie. Die kompletten oder inkompletten Bronchialverschlüsse können meist im Tomogramm oder mit der Bronchoskopie bzw. Bronchographie zur Darstellung gebracht werden.

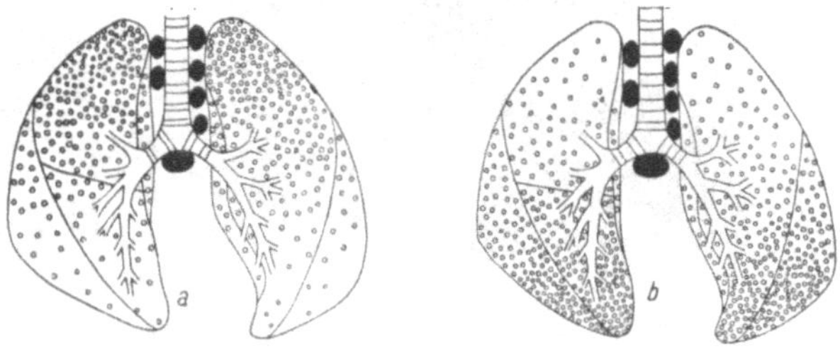

Abb. 49. Schematische Darstellung der miliaren Tuberkulose (a) und der miliaren Karzinose (b) (n. Walther)

Das Röntgenbild des peripheren Karzinoms hat demgegenüber andere Charakteristika. Diese Tumoren gehen nicht von den größeren Bronchien aus, sondern höchstens von kleinsten Ästen oder vom Lungenparenchym selbst, so daß hier Tomogramme und Bronchographie meist versagen. Wir finden noch keine periphere Atelektase, sondern meist runde, scharf abgegrenzte homogene Verschattungen, ohne daß peripher vom Tumor entzündliche Erscheinungen erkennbar wären. Patienten mit derartigen Tumorformen lassen auch subjektive Beschwerden erst sehr spät erkennen. Gelegentlich können in diesen peripheren Karzinomen zentrale Nekrosen und Zerfallshöhlen, d. h. sogenannte Tumorkavernen entstehen, die naturgemäß gegenüber der tuberkulösen Kaverne differential-diagnostische Schwierigkeiten bereiten können. Handelt es sich um eine vorwiegend lymphangitische Ausbreitung bzw. um eine miliare Karzinose, so können erhebliche differentialdiagnostische Schwierigkeiten gegenüber einer miliaren Tuberkulose oder einer miliaren Stauungslunge entstehen. Bei letzterer wird man immer wieder durch das bestehende Vitium cordis in die richtige Bahn gelenkt. Wie Abb. 49 zeigt, ist charakteristisch, daß die kleinen Streuungsherde bei der Tuberkulose in apikokaudaler Richtung deutlich abnehmen, während sie bei der miliaren Karzinose erfahrungsgemäß in apikokaudaler Richtung zunehmen. Bei den röntgenologischen Tumorverschattungen ist vor allem die Unterscheidung wichtig, ob es sich um primäre oder sekundäre Karzinome handelt, eine Frage, die nicht immer leicht zu klären ist. Isolierte Tumormetastasen bei einem entfernt liegenden Primärtumor sind manchmal im Röntgenbild leicht zu erkennen, wie z. B. beim Hypernephrom. Schwierig sind schon andere Tumoren, wie z. B. das Mamma-Karzinom, das Lymphosarkom, das Boecksche Sarkoid und die Lymphogranulomatose.

Eine recht fruchtbare Ergänzung der Lungenröntgenologie besitzen wir in der Tomographie, vor allem wenn die Schichten eng genug gewählt werden, d. h. $1/2$ cm. Bei schematischer Durchmusterung der einzelnen Tomogramme kann man dann vielfach den Tumorschatten gut zur Darstellung bringen oder die Bronchialstenose genau im Schnitt treffen usw., so daß man auch ohne Kontrastmittel diagnostisch sich Klarheit verschafft. MUNTEAN gibt für die Tomogrammdiagnostik beim Bronchialkarzinom als wesentliche Befunde an: Bronchostenose, Tumorkernschatten, Atelektase und regelmäßige Begrenzung der Verschattung mit strahligen Ausläufern. Wenn eine Bronchostenose partiell besteht, so finden wir bei der Durchleuchtung manchmal als indirektes Symptom das Wandern des Mediastinums bei der Atmung, das sogenannte HOLZKNECHT-JAKOBSON-Zeichen. Kein regelmäßiges Frühsymptom ist das HITZINGER-Zeichen, d. h. bei beginnender Stenose wandert das Mediastinum infolge kompensatorischer Mehrbeatmung nach der kranken Seite, bei stenosierender Behinderng der Exspiration nach der gesunden Seite. Neuerdings wurde auch von DI RIENZO eine funktionelle Bronchostenose in ihrer

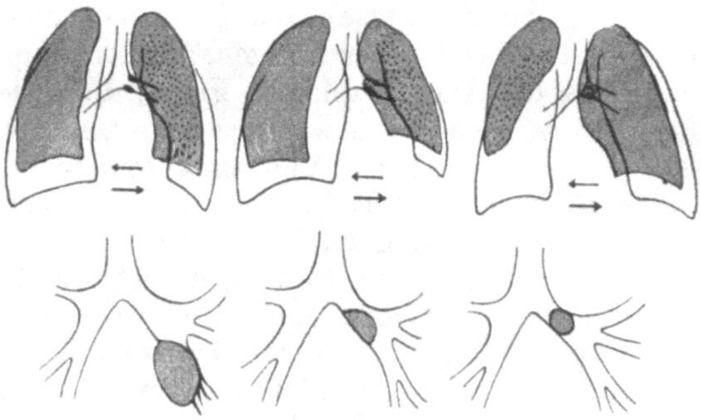

Abb. 50

Obere Reihe: Bronchostenose links (schematisch). Schwarze Konturen = Inspiration, grau = Exspiration, die weniger lufthaltige Lunge ist punktiert. 1. Einfache oder gemischte Bronchostenose, das Mediastinum pendelt um die Ruhelage hin und her; 2. reine inspiratorische Ventilstenose, das Mediastinum pendelt im Inspirium nach der stenosierten Seite; 3. reine exspiratorische Ventilstenose, das Mediastinum pendelt im Exspirium nach der nichtstenosierten Seite. Untere Reihe: Bronchusverschluß (schematisch). 1. Kompression von außen; 2. durch Veränderung der Bronchialwand; 3. durch Fremdkörper, peripher, vom Hindernis tritt eine Atelektase auf. (n. Schinz-Baensch-Friedel)

statischen und dynamischen Form beschrieben. Erstere können vorübergehender oder dauerhafter Natur sein. Die einzelnen Hindernisse bei den Bronchostenosen können intrabronchial, in der Bronchialwand selbst oder extrabronchial gelegen sein. Auf diese Weise erklären sich auch die statischen und die dynamischen Röntgensymptome, wobei nach SCHINZ-BAENSCH-FRIEDL unter den indirekten statischen Röntgensymptomen der einseitige Zwerchfellhochstand, die Mediastinalverlagerung nach derselben Seite und eine herabgesetzte Helligkeit und Größe des betreffenden Lungenfeldes imponieren. Auf Grund dieser Erscheinungen ist jedoch eine richtige Seitendiagnose nicht zu stellen. Dazu sind dynamische Röntgensymptome erforderlich und zwar in Form des Mediastinalwanderns und des Mediastinalschnellens. Bei einfacher oder gemischter Bronchostenose ist Ein- und Ausstrom gleichmäßig behindert (Abb. 50). Hierbei pendelt das Mediastinum in der Ruhelage hin und her. Weiter kennen wir eine inspiratorische Bronchostenose, bei der das Mediastinum im Inspirium nach der stenosierten Seite hinpendelt und schließlich eine exspiratorische Ventilstenose, bei der das Mediastinum nach der gesunden Seite abweicht. Neuerdings haben LIEBSCHNER und VIETEN die Veratmungsbronchographie, d. h. die Anfertigung je einer Aufnahme nach Kontrastdarstellung des Tracheobronchialsystems und in möglichst tiefer Exspiration auf den gleichen Film für die

Diagnostik des Bronchialkarzinoms empfohlen. Die Methode eignet sich besonders bei Bronchostenosen zur Beurteilung der Operabilität bei zentral sitzendem Bronchialkarzinom.

Besondere Aufmerksamkeit muß den verschiedenen Atelektaseformen gewidmet werden. Röntgenologisch finden wir die typische milchglasartige Verschattung im Gegensatz zu den entzündlich fleckigen und nicht an die Lappengrenzen gebundenen Infiltrationen. Die Partialatelektasen in Form der Balken- oder Plateauatelektase, besonders in den Unterfeldern, seien hier nur erwähnt. Das charakteristische der einzelnen Atelektasen ist, daß sie nicht konstant sind und außerordentlich schnell wieder verschwinden können, was fälschlicherweise auch als Heilerfolg gedeutet wird. KALBFLEISCH spricht von pleurogenen Atelektasen (früher Kompressions- und Entspannungsatelektase), 2. von bronchogenen Atelektasen (früher Obstruktions- und Resorptionsatelektase) und 3. zentrogenen Atelektasen (s. a. bei SPERLING). Für spezielle Zwecke der Lungenkarzinomdiagnostik kommt noch der Herzkatheterismus und die Angiographie in Frage, die in letzter Zeit in USA, aber auch in Deutschland vermehrt angewandt wurde und ein spezielles Können in Ausführung und Bewertung erfordert. Von amerikanischen Autoren wurde die Angiokardiographie als wertvoll für die Diagnose und Prognose der Lungenkarzinome gefunden. Die Auswirkung maligner Tumoren auf die Gefäßstruktur ist oft sehr charakteristisch und gibt dem Chirurgen wichtige Hinweise. Auch zeigt die Angiokardiographie gewisse Hinweise auf die Operabilität bzw. Nichtoperabilität. Auch DOTTER, STEINBERG und HOLMAN hoben die Angiokardiographie als eine wertvolle diagnostische Methode für die Lungenkrebsoperation hervor. Auch das operative Verfahren für die Lobektomie wird durch die Angiokardiographie heute sinnvoll geleitet. Weiterhin werden die radiochemischen Methoden diagnostisch verwertet, wobei sich besonders der radioaktive Phosphor im Lungenherd anreichert.

Eine wesentliche diagnostische Bereicherung stellt die Bronchoskopie dar, die sich heute bei jedem Verdacht auf ein Bronchuskarzinom außerordentlich bewährt. Die Bronchoskopie hat den Zweck, das Lumen und die Wand der Trachea und der Bronchien dem direkten Blick zugänglich zu machen. In der Hand des Geübten bedeutet diese Methode heute keine besonders große Belastung für den Patienten. Während früher der Schwerpunkt der bronchoskopischen Diagnostik in der Erkennung und Beseitigung von Fremdkörpern lag, sind heute durch eine verbesserte Optik auch die Oberlappenbronchien bis zu ihren weiteren Verzweigungen zu inspizieren. Der besondere Wert und der Vorteil liegt darin, daß die Bronchoskopie gleichzeitig mit einer Probeexzision kombiniert werden kann.

Die Indikation zur Bronchoskopie besteht heute bei jedem Verdacht auf ein Bronchialkarzinom. Dem weniger Geübten können lediglich Schwierigkeiten durch die Befunderhebung bzw. Befundbewertung entstehen. Auf der Farbtafel Nr. II sind eine Reihe von typischen Bildern bronchoskopischer Befunde wiedergegeben, die einmal ein peripheres Bronchialkarzinom oder endobronchiale sowie polypöse Formen zeigen, daneben mehr infiltrierende Prozesse. Man wird stets gut daran tun, die Bronchoskopie dem Laryngologen zu überlassen oder zumindestens auf das Engste mit ihm zusammenzuarbeiten. Im allgemeinen kann man sagen, daß ein Karzinom nach dem bronchoskopischen Befund in seiner Operationsfähigkeit einigermaßen beurteilt werden kann. Hinsichtlich der Bewertung und Beurteilung von zytologischem Material aus dem Tumorgebiet siehe später. Wesentlich ist aber, daß es leicht gelingt, aus dem Tumorgebiet Zellmaterial für die Zytodiagnostik zu

Bronchoskopische Befunde

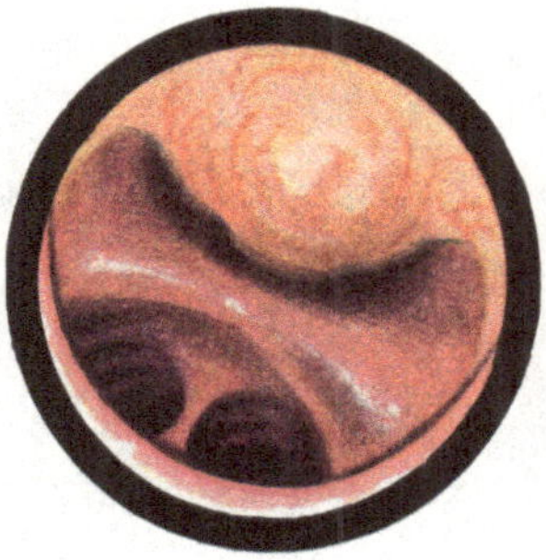

Polypöses Ca. im Bronchus sup. li.

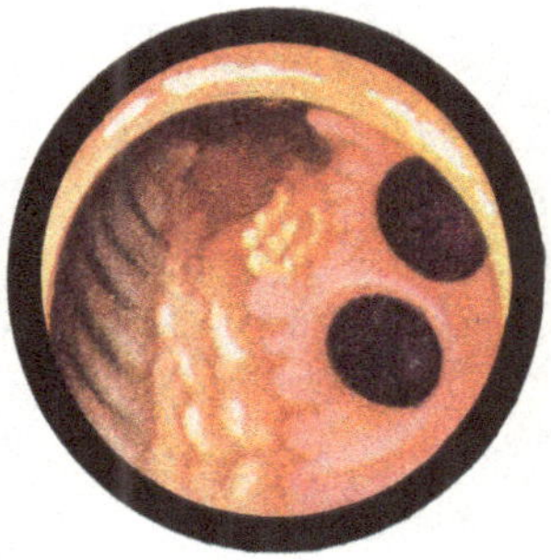

Endobronchiales Ca. im re. Oberlappen

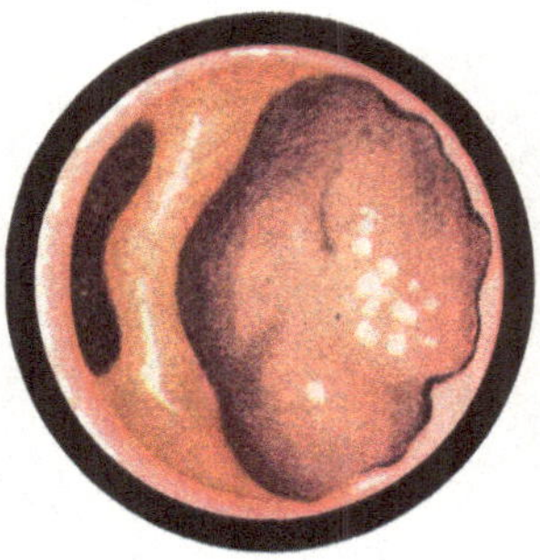

Endobronchiales Ca. re. Unterlappenbronchus mit Tumorlappen ausgefüllt

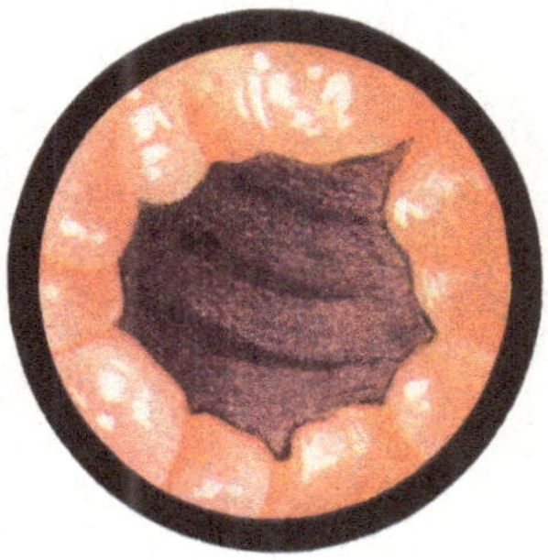

Infiltrierendes Bronchial-Ca. mit ödematöser Stenose

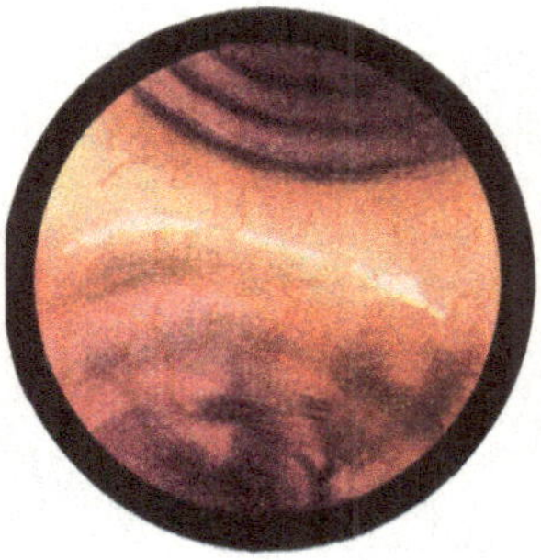

Peripheres Bronchial-Ca. li. leicht vorgewölbt, blutend, ohne sichtbaren Tumor

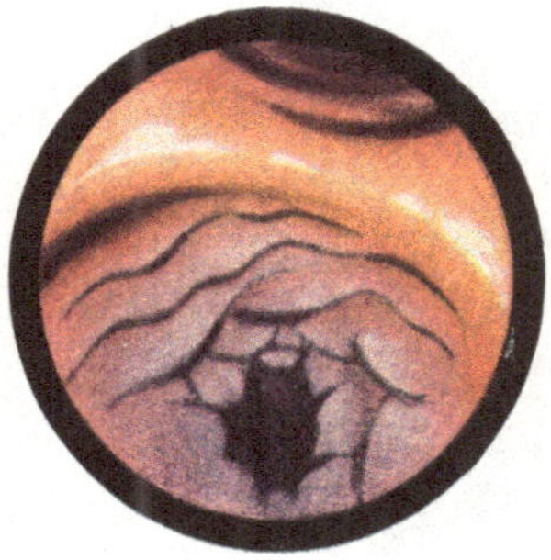

Infiltrierendes Bronchial-Ca.

Walter de Gruyter & Co., Berlin

gewinnen. In seltenen Fällen können auch kleine Geschwülste oder Adenome vom Laryngologen unter Kontrolle des Auges abgetragen werden.

Eine weitere diagnostische Bereicherung bedeutet die Bronchographie. Auch diese Methode ist in der Hand des Geübten heute für den Patienten nicht mehr eingreifend. Nach dem Verlassen der alten ölhaltigen Kontrastmittel (Jodipin, Lipoidol) werden heute die besser resorbierbaren wasserlöslichen Kontrastmittel wie z. B. Perabrodil M viskös 60prozentig oder das Joduron B oder Umbradil benutzt. Es gelingt auf diese Weise eine ganz exakte Lokalisation im Bronchialsystem, wobei die einzelnen Verzweigungen heute auch mit einheitlicher Nomenklatur belegt sind (London 1949). Für die röntgenologische Diagnostik haben wir in der Bronchographie eine ideale Methode zur Darstellung des Bronchialbaumes, die uns in der Frühdiagnostik des Bronchialkarzinoms wesentlich weiter geholfen hat. Die gezielte Bronchographie mit dem Metraskatheter gilt heute als die Methode der Wahl. Vor allem ist die Bronchographie auch wichtig, um die Bronchiektasen differentialdiagnostisch auszuschließen. Die Bronchographie soll den Schlußstein der Diagnostik (Jircik) bilden. Auch für die Beurteilung der Operabilität bietet uns diese Methode weitere Vorteile. Als Kontraindikationen für eine Bronchographie muß besonders die Lungentuberkulose angesehen werden, weil hierbei die Gefahr der bronchogenen Streuung oder die Aktivierung von noch ruhenden Herden besteht. Ferner bilden hochfieberhafte Prozesse, hohes Alter, Herzschwäche und ausgedehntes Emphysem weitere Kontraindikationen für eine Bronchographie.

Die Befunderhebung bei der Bronchographie ist vor allem durch die tomographischen Aufnahmen wesentlich erleichtert worden. So kennen wir heute in der Röntgenologie beim Bronchialkarzinom den typischen lanzettförmigen Verschluß oder runde Aussparungen im Füllungsbereich. Die Behinderung der Ventilation in einer Lunge oder in einem Lungenabschnitt kommt bronchographisch durch eine Hemmung des Füllungsvorganges zum Ausdruck (Stutz, Fischer, Vieten, Weber u. a.). In der modernen Klinik ist die bronchographische Methode nicht mehr wegzudenken. Es ist aber nicht zu leugnen, daß oft in den uncharakteristischen Anfangsformen erhebliche Schwierigkeiten bei der Abgrenzung gegenüber der Tuberkulose bestehen, gelegentlich auch gegen Lymphogranulomatose. In diesen Fällen kann der diagnostische Pneumothorax und in seltenen Fällen auch eine probatorische Röntgenbestrahlung weiterhelfen.

In neuester Zeit ist die Bronchographie technisch immer weiter ausgebaut worden und ist heute für die Diagnostik des Bronchial-Ca. unerläßlich geworden. Hinsichtlich der Einzelheiten sei auf die Arbeit von Fischer verwiesen. In jüngster Zeit haben auch Gaul und Fromhold als neues Hilfsmittel eine flexible Leitsonde entwickelt, die sich sowohl für die Kontrastdarstellung des Bronchialbaumes als auch für das Absaugen von Bronchialsekret eignet. Auch die Blockung eines Hauptbronchius bei der Spirometrie sowie für therapeutische Instillationszwecke ist diese Sonde besonders geeignet.

Bemerkt sei, daß die sogenannten Bronchialkarzinoide sich nicht sicher bronchographisch klären lassen. Dafür bewährt sich in entsprechenden Fällen das Ösophagogramm, besonders zur frühen Erkennung von mediastinalen Tumorsarkomen.

d) Klinisch-technische und Laboratoriumsdiagnostik des Lungen- und Bronchialkarzinoms

Der Kliniker bedient sich für die Diagnose des Bronchialkarzinoms noch zahlreicher technischer, aber in ihrem Charakter meist unspezifischer Laboratoriumsmethoden. An der Leipziger Klinik haben Bürger sowie Wagner vor allem den

Venendruck beim Bronchialkarzinom untersucht, in der Absicht, hier vielleicht ein weiteres diagnostisches Kriterium zu gewinnen. Die Venendruckmessung erfolgt am Ellenbogen in der üblichen Weise nach MORITZ und TABORA. Einzelheiten über die Ausführungen siehe bei FRANKE-HILGETAG. Wie die Abb. 51 zeigt, kann der Venendruck durch ein beginnendes Bronchialkarzinom überhaupt nicht beeinflußt werden, und wir finden seitengleiche Verhältnisse (obere Reihe der Abb. 51). Andererseits kann es in den zentralen Gebieten zu einer stärkeren Ummauerung der zuführenden Venen kommen, nur daß dadurch einerseits der Venendruck absolut stark ansteigt und auch in erheblichem Maße seitendifferente Werte ergibt. Während man anfangs glaubte, hierin ein Frühsymptom zu sehen,

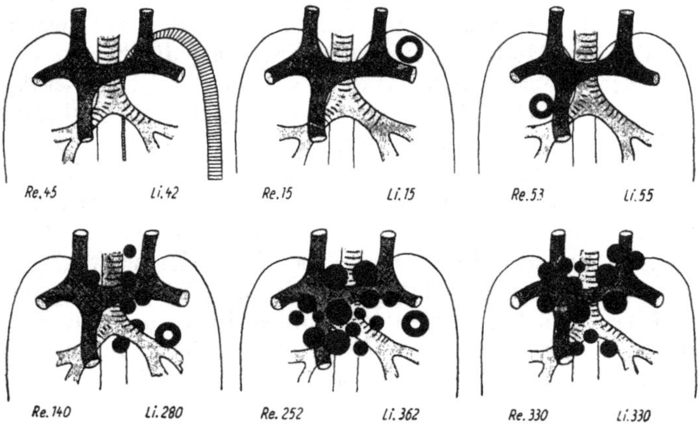

Abb. 51.
Venendruck
bei Bronchialkarzinom

so sind wir heute der Auffassung, daß ein erhöhter Venendruck oder insbesondere ein einseitig erhöhter Venendruck Ausdruck einer Ummauerung der Einflußvenen durch Tumorpakete ist und somit eine Kontraindikation für die chirurgische Therapie darstellt. Wir halten also die Messung des Venendruckes für die Bewertung der Operabilität für eine klinisch sehr nützliche Methode.

Von den Laboratoriumsbefunden ist weiter hervorzuheben, daß die Blutsenkung auch im Frühstadium beschleunigt ist, ohne daß sich mit Sicherheit eine direkte Beziehung zwischen Größe des Tumors und Schnelligkeit der Blutsenkung ermitteln läßt. PÄTIÄLÄ hat an einem Material von 200 Fällen gefunden, daß bei beginnendem Lungenkarzinom das weiße Blutbild meist normal ist und sich erst bei eintretenden Komplikationen verändert im Sinne einer neutrophilen Leukozytose mit fehlender Linksverschiebung sowie relativer Mono- und Lymphopenie. Im Sternalmark sind die Veränderungen wenig charakteristisch. Entscheidend ist vor allem, ob wir beim Sternalmark bereits Mikrometastasen finden können (siehe Farbtafel I). In diesem Fall gibt dies sofort eine prognostische Wendung zum Ungünstigen. Der betreffende Kranke kommt dann für eine aktive Therapie nicht mehr in Frage. Weiterhin erfahren die Bluteiweißkörper Veränderungen im Sinne einer Globulinvermehrung, worauf auch LEZIUS aufmerksam machte. Als Internisten kennen wir zur Genüge die große Unspezifität dieser Erscheinung, so daß wir ihr keine besondere Bedeutung beimessen möchten. Anders steht es mit der recht konstanten Erhöhung des Fibrins im Plasma. SCHULZ und RIESSBECK haben an der Leipziger Klinik die Hyperfibrinämie eingehender untersucht und finden auffällig häufig Fibrinerhöhungen, die deutlich über der Norm im Plasma liegen (0,2—0,4 g-% normal). Diese Fibrinerhöhung besitzt auch keine Spezifität und ist vielleicht Ausdruck der Begleiterscheinungen, vor allem der Begleitpneumonie. Bei Pneumonien, Tuberkulosen, Lungeninfarkt und -abszeß werden gleichfalls erhöhte Fibrinwerte gefunden. Dennoch pflegen wir bei Verdacht auf ein Bronchialkarzinom nach dem Symptom der Hyperfibrinämie zu suchen. SCHULZ und RIESSBECK zeigten auch, daß es nach einer erfolgreichen Operation eines Bronchialkarzinoms zu einem erheblichen Abfall der Fibrinwerte kommen kann. Jede technische und Laboratoriumsuntersuchung stellt also für die Gesamtdiagnose ein kleines Mosaiksteinchen dar. Es sei auch noch bemerkt, daß die Bronchialkarzinome relativ häufig eine Hypotonie zeigen. Solange wir noch über keine karzinomspezifischen Reaktionen verfügen, solange müssen wir uns mit einem dünnen Gewebe unspezifischer Reaktionen behelfen.

e) Zytodiagnose des Bronchialkarzinoms

In neuerer Zeit macht die Zytodiagnose des Bronchialkarzinoms sehr viel von sich reden und gewinnt zunehmend an Interesse, nicht zuletzt auch durch die Hinzunahme der Phasenkontrastmikroskopie. Als Untersuchungsmaterial wird im wesentlichen das Bronchialaspirat, das Sputum und eventuell das Pleura- und Lungenpunktat benutzt. Schließlich sei an dieser Stelle auch noch an das Knochenmarkpunktat besonders aus dem Sternum erinnert.

Bronchialaspiration

Neuerdings ist vielerorts erfolgreich versucht worden, mit der gezielten Bronchialsonde (Technik wie bei der Bronchographie nach entsprechender Anästhesie und am besten mit einem MERCIER-Blasenkatheter) aus dem tumorverdächtigen Bezirk Zellmaterial zu aspirieren und sodann Ausstriche anzufertigen. Bei mangelnder Sekretion wird mit etwas Kochsalzlösung gespült und erneut aspiriert. Diese Präparate färbt man dann nach PAPPENHEIM, QUENSEL und ZIEHL-NEELSEN und insbesondere auch nach PAPANICOLAOU (Ausführung siehe bei FRANKE-HILGETAG). Der Nachweis von Tumorzellen in Aspiraten ist relativ schwierig und setzt eine gute Erfahrung und Kritik voraus.

Von den morphologischen Tumorzellkriterien möchten wir folgende herausstellen: Hyperchromasie des Kernes, absolut vergrößerte Kerne, Hypertrophie der Zelle, gebuckelte Oberfläche, erhöhter Chromatingehalt, im Plasma pathologische Stoffwechselsubstrate, Mengenverschiebung im Verhältnis zwischen Kern und Plasma zugunsten des Kernes u. U. bis zur völligen Nacktkernigkeit, ferner Anaplasie und Entdifferenzierung der Zellen, Riesennukleolen und eine Mehrzahl von Nukleolen, ferner reichliche und atypische Mitosen, Änderungen im Verhalten der Chromosomen und deren Zahl, große Intensität der Anfärbbarkeit der Tumorzelle, Tumornester, Plasma tiefblau. Von den einzelnen Autoren werden noch zahlreiche andere Kriterien angegeben. Am zweckmäßigsten erscheinen uns, besonders für die Pleurapunktate, die Kriterien zwischen Endothelzellen und Tumorzellen, wie sie ZADEK in seiner Monographie angegeben hat.

Von den Autoren, die sich über den Wert der zytologischen Krebsdiagnose im Bronchialaspirat, im Sputum und in Punktaten geäußert haben, nennen wir z. B. H. HENGSTMANN, F. MILLER, D. WITTEKIND, W. TISCHENDORF, TH. HORNYKIEWYTSCH, E. LIEBMANN, D. MERENYI, F. HECKNER. Eine exakte Zytodiagnostik erspart manche probatorische Thorakotomie. Bei guter Beherrschung der Methode gaben HERBUT und Mitarbeiter 89% positive Befunde an, während die Bronchoskopie nur rund 20% und die Bronchographie nur rund 7% positive Befunde ergaben. Diese Zahlenwerte variieren je nach der angewandten Technik.

Unterscheidungsmerkmale zwischen Endothelien und Tumorzellen (nach ZADECK)

Größe der Zellkerne (K) Größe der Kernkörperchen (Kk)	Endothelien 5—12 μ 1—2(3) μ	Tumorzellen 5—24 μ 4—12 μ
1. Färbbarkeit mit der Supravitalmethode	langsam (10 Minuten)	rasch (2—3 Minuten)
2. Zellverbände	einschichtig, dünn unscharf begrenzt Placards endotheliaux	mehrschichtig. Kompakt scharf begrenzt Tumorplacards
3. Vakuolengröße.	10—35(40) μ Siegelringzelle	40—90 μ Riesenvakuole
4.a) Verhältnis der Kernkörpergröße zur Kerngröße $\frac{(DKk)}{(DK)}$	0,10—0,16	0,22—0,50
b) Verhältnis der Kernfläche zur Kernkörperfläche $\frac{(FK)}{(FKk)}$	25—100	20,6—4,0

Tumorzellennachweis im Sputum

Die Beurteilung der Sputumzytologie für die Bronchialkarzinomdiagnostik ist noch nicht einheitlich. Nach den alten Methoden konnten wir an unserem Krankengut keine nennenswerten Befunde erheben. Wichtig scheint uns jedoch eine vorsichtige Auswahl des Sputumpartikels zu sein, das man am zweckmäßigsten als Nativpräparat im Phasenkontrastmikroskop betrachten sollte. Die Sputumuntersuchungen müssen selbstverständlich mehrmals erfolgen. Wie bereits betont, ist die Sputummenge beim Bronchialkarzinom oft sehr gering und schwankend. Um die zytologischen Sputumbefunde zu verbessern, haben zahlreiche Autoren verschiedene Techniken empfohlen. LIEBMANN empfiehlt folgende Technik:

1. Voruntersuchung des vorsichtig ausgewählten Sputumpartikels im Nativpräparat oder besser im Phasenmikroskop oder Dunkelfeld.
2. Feuchtfixation und Färbung.

WITTEKIND empfiehlt als beste Methode die Trocken- und Feuchtfixation, wobei nach der Feuchtfixation nach PAPANICOLAOU und bei der Trockenfixation nach PAPPENHEIM gefärbt wird. Die Anwendung beider Methoden sei besonders vorteilhaft. PERRIN und Mitarbeiter empfehlen zwei Vitalfärbungen, wobei sich Methylenblau und basisches Karbolfuchsin besonders für die „squamous" Karzinome und eine 2prozentige wäßrige Jodgrünlösung sich besonders für die „oat-cell" und polygonalen Karzinome eignet. In jüngster Zeit haben sich auch KÜSCKO und POTELE besonders mit dem Tumorzellennachweis im Sputum beschäftigt. ALTHAUSEN fand angeblich bei 120 Lungenkarzinomkranken in 60—70% Tumorzellen im Sputum, die im Gegensatz zu nekrotischem Gewebe niemals Kohlenstaub enthielten. Andererseits gaben SULZER und SALIS bei ihren kritischen Untersuchungen über die zytologische Diagnose im Papanicolaoubild an, daß sie im Sputum relativ selten für ein Karzinom typische Tumorzellverbände fanden. Die morphologischen Kriterien (siehe oben) wurden von ihnen vielfach als ein Ausdruck erhöhter Pro-

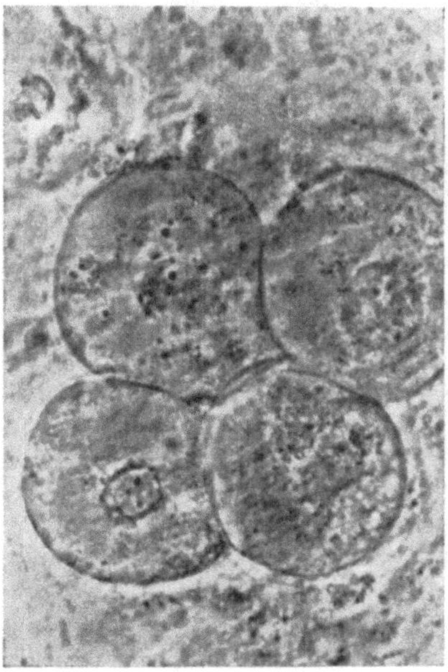

Abb. 52. Normale Alveolarepithelien im Sputum. Phasenkontrastaufnahme

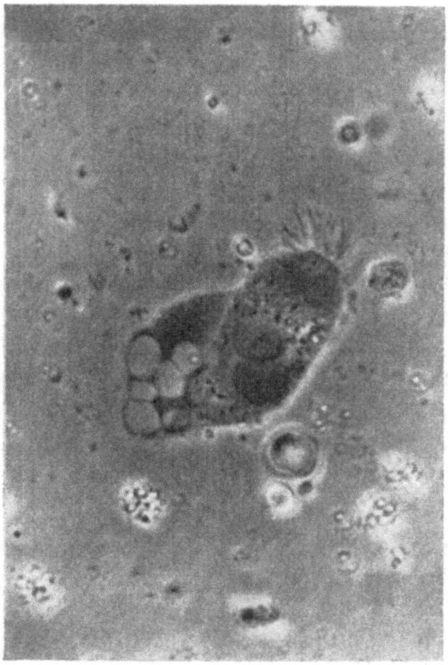

Abb. 53. Normale Flimmerepithelzelle mit Sekretblasen im Sputum. Phasenkontrastaufnahme

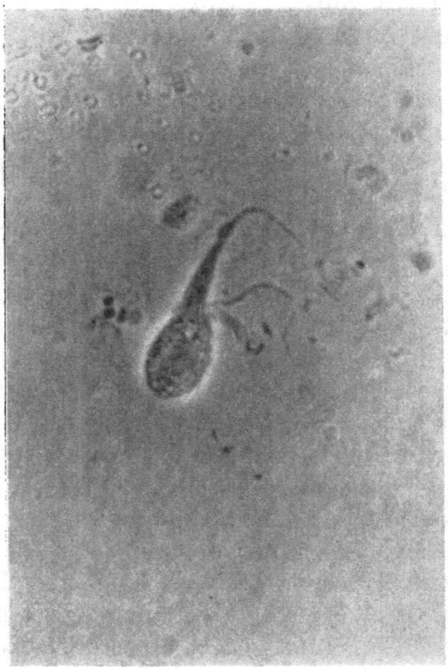

Abb. 54. Kleiner Leukozyt mit plasmatischen Ausläufern im Sputum. Phasenkontrastaufnahme

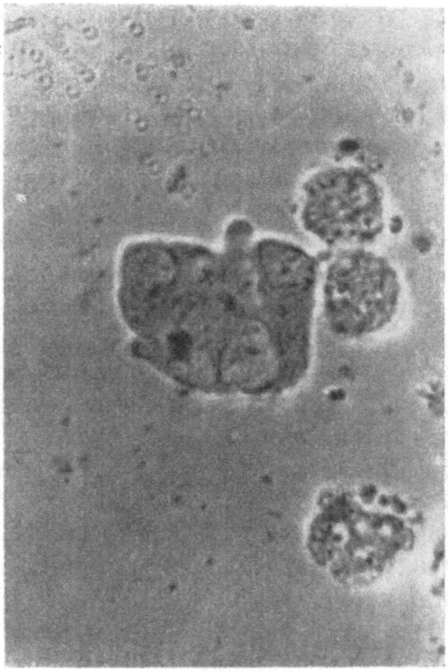

Abb. 55. Typische Tumorzelle im Sputum bei Bronchialkarzinom. Phasenkontrastaufnahme

liferation mit einer pathologischen Differenzierung aufgefaßt. Die Kriterien sind im allgemeinen unspezifisch und können nur für eine Wahrscheinlichkeitsdiagnose benutzt werden. Auf Grund unserer Erfahrungen mit der Sputumuntersuchung bei gesicherten Bronchialkarzinomen im üblichen gefärbten Bild als auch im Phasenkontrastbild müssen wir bekennen, daß die wirklich kritikfesten zytologischen Befunde im Sputum noch relativ selten sind. Der Wert der Sputumuntersuchungen bleibt dennoch unbestritten, zumal wir wissen, daß bei der Zytodiagnostik im allgemeinen nur der positive Ausfall zu bewerten ist und nicht der negative.

Hornykiewytsch und Lorenz fanden bei der zytologischen Lungenkrebsdiagnostik immer noch 20—37% Fehldiagnosen in den letzten 10 Jahren. Meist handelte es sich um Verwechselungen mit Lungenabszeß, Tuberkulose oder chronischer Pneumonie.

Die Lungenpunktion ist eine weitere Methode, die zur Klärung bei peripher sitzenden Karzinomen in Frage kommt. Von internistischer Seite wurde die Methode empfohlen, während sie von chirurgischer Seite wegen der Gefahr der Zellverschleppung streng abgelehnt wird. Hornykiewytsch und Lorenz haben ebenso wie wir mittelstarke Punktionsnadeln mit Mandrin benutzt, jedenfalls keine offenen Punktionsnadeln wegen der Gefahr eines Pneumothorax, einer Luftembolie oder der Verstopfungsgefahr der Nadel. Im allgemeinen wird bei Durchleuchtungskontrolle punktiert. Zur Verbesserung der Diagnostik für die peripheren Lungentumoren wird die Lungenpunktion daher vielfach ausgeführt. Man darf aber die Gefahr der Zellverschleppung in die Pleura nicht mißachten.

Pleurapunktatzytologie

Die Punktion der Pleura ist für eine Lungenkarzinom-Frühdiagnostik nur von relativ geringem Wert, da sie ja meistens schon Ausdruck einer Metastasierung in die Pleura ist. Auch für die Zytologie des Punktatsedimentes empfiehlt es sich, einmal ein Nativpräparat anzufertigen, das man im Phasenkontrast betrachtet, zweitens ein in der üblichen Weise hergestelltes May-Grünwald-Giemsa-Präparat und drittens eine sogenannte Quenselsche Supravitalfärbung anzufertigen, die sich besonders zur Unterscheidung von Endothelien und Tumorzellen eignet. Weiterhin kommt die Papanicolaou-Färbung in Frage sowie die Sedimenteinbettung nach Silverstolpe (siehe Ausführung bei Franke-Hilgetag). Auch hier gelten die üblichen Tumorzellkriterien (siehe oben), wobei bemerkt sei, daß man in der Pleura neben typischen Verbänden auch sehr reichlich fettig-degenerierte Krebszellen finden kann, die natürlich für die Bewertung erhebliche Schwierigkeiten bereiten. Die sogenannten Siegelringzellen, d. h. die in besonderer Weise vakuolisierenden Endothelzellen wurden früher fälschlich als alleinige Kriterien von Tumoren angesehen, werden aber heute nicht als tumorspezifisch gewertet. Wir finden sie auch sehr häufig im Aszites von Dystrophikern. Nur gelegentlich vorkommende Riesenvakuolen sprechen für das Vorhandensein eines Tumors. In jüngster Zeit hat Herbut sich über die Verwertbarkeit der Befunde für die einzelnen Untersuchungsmethoden bei Bronchialkarzinom-Frühdiagnostik geäußert und hält die Zytologie neben der Bronchographie für die sichersten diagnostischen Methoden (siehe Abb. 56). Wir möchten an dieser Stelle auch in völliger Übereinstimmung mit den kritischen Bemerkungen von Tischendorf über die Zytodiagnostik feststellen, daß jede Methode ihre Grenzen hat, die man kennen muß. Zur zytologischen Bewertung gehört eine große Erfahrung, und wir wissen, daß wir an der Einzelzelle höchstens einen Verdacht, am Zellverband höchstens eine Vermutungsdiagnose und im ganzen Gewebsverband oder im Gewebskeil nach Silverstolpe erst eine begründete und zuverlässige Diagnose stellen können.

f) Differentialdiagnose des Lungen- und Bronchialkarzinoms

Die Differentialdiagnose des beginnenden Bronchialkarzinoms ist außerordentlich schwierig. Dies hängt einmal damit zusammen, daß tumorferne Erscheinungen in der Lunge meist entzündlicher Natur und vor allem röntgenologisch sehr viel imponierender sind als die eigentlichen Tumorzeichen selbst. Es sind also immer vorwiegend sekundäre Komplikationen des an sich kleinen Bronchialtumors. SALZER und Mitarbeiter sprechen vom mediastinalen Sitz der Bronchuskarzinome, die später mit reinen Mediastinaltumoren verwechselt werden, oder von der Ösophagusform des Bronchuskarzinoms, wenn Schluckstörungen zu den Initialsymptomen gehören, oder von zentralen Karzinomen vom peripheren Typ, die dem Hilus anliegen und meist begrenzte kugelige Tumoren bilden. Wichtig ist es, bei einem Verdacht ohne Zeitverlust Spezialuntersuchungen einzuleiten.

Die klinischen Erscheinungen, die in ihren fakultativen und sehr unspezifischen Anfangssymptomen sehr vieldeutig sind, geben vielerlei Irrtümern großen Raum. Dies erklärt auch die gerade beim Bronchialkarzinom langen Verschleppungszeiten bzw. Verlaufszeiten von der ersten Untersuchung bis zur richtigen Diagnose. Differential-diagnostisch ist das Lungenkarzinom am häufigsten (25%) und beim peripheren Sitz am schwierigsten gegen einen chronisch-entzündlichen Prozeß abzugrenzen. Die Differentialdiagnose bei beginnenden Bronchialkarzinomen ist besonders bei gleichzeitigem Bestehen von Bronchiektasen oder tumorfernen entzündlichen Höhlen schwierig. Die klinische Symptomatologie ist oft irreführend und die einfache Röntgenologie unzureichend. Hierbei muß noch diskutiert werden, inwieweit aus chronisch-entzündlichen Lungenveränderungen zugleich auch der Boden für eine spätere Krebsentstehung bereitet werden kann (LANGE und THURN). Es ist charakteristisch, daß das beginnende Bronchialkarzinom unter sogenannten *Masken* verläuft, die ZADEK in seiner Monographie eingehend beschrieben hat.

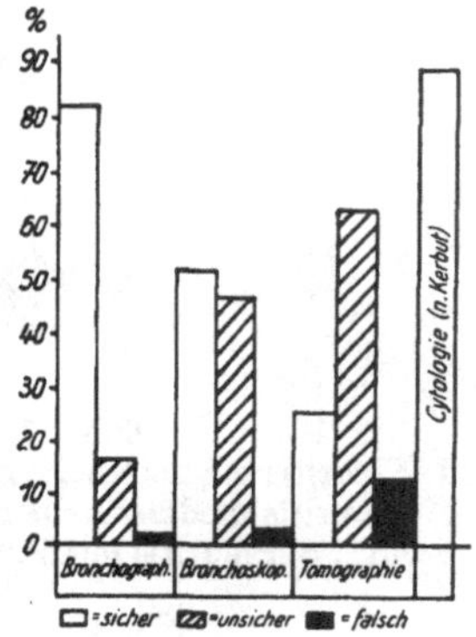

Abb. 56.
Verwertbarkeit der Befunde der einzelnen Untersuchungsarten in Prozent. Die Bronchographie liefert neben der Zytologie (n. HERBUT) die meisten sicheren Befunde

Es ist nur verständlich, daß bei den mannigfachen Bildern des Bronchial- und Lungenkrebses differentialdiagnostisch wohl am meisten die Lungentuberkulose in Frage kommt, die wir klinisch durch die allgemeinen Tuberkulosesymptome sowie den Bazillennachweis abtrennen können. Wir wissen aber heute, daß sich auch in einer tuberkulösen Kaverne ein typisches Bronchialkarzinom entwickeln kann, wie uns mehrere Beobachtungen der letzten Zeit zeigten. *Eine Tuberkulose schließt also nicht unbedingt ein Kavernenkarzinom aus.* Eine Tuberkulose ist keineswegs ein präkanzeröser Zustand, obwohl auf dem Boden einer chronisch-entzündlichen gereizten Kaverne eine maligne Proliferation sich entwickeln kann. Auch die sogenannten Narbenkarzinome in alten tuberkulösen Indurationsfeldern seien erwähnt.

Die Kombination von Bronchialkarzinom und Lungentuberkulose ist sicher nicht so selten wie bisher angenommen wurde. So fand ATTINGER bei 89 Lungenkarzinomen in 7 Fällen die Krebsentstehung auf tuberkulöser Grundlage und zwar meist als sogenannte Kavernenkarzinome und nur selten als Narbenkarzinome. Es sei auch daran erinnert, daß mit der Entstehung des Atelektasesyndroms die Tuberkulose durch das Karzinom maskiert werden kann. K. SCHLAPPER gibt an, daß bei 10—20%

seiner Fälle Tuberkulose und Bronchialkrebs zusammentreffen. Weiterhin kommt die Pleuritis exsudativa in Frage. ALEXANDER sagt: Auch der Nachweis von Tuberkelbazillen im Sputum ist nicht ohne weiteres gegen Tumor beweisend. Der Autor beobachtete mehrfach, daß eine zunehmend wachsende und erweichende Geschwulst alte und an sich bedeutungslose tuberkulöse Herde in ihren Bereich hineinbezog und das Sputum auf diese Weise positiv wurde. Es sollte aber auffallen, daß dieser Befund erst im Verlauf der Krankheit erhoben werden kann. Im allgemeinen bleibt gerade das Fehlen von Tuberkelbazillen trotz regelmäßig vorhandenem, oft blutig gefärbtem Sputum bei fortschreitender Einschmelzung des Tumors charakteristisch. LEB gibt an, daß 82% aller Bronchialkarzinome in der perihilären Region beginnen,

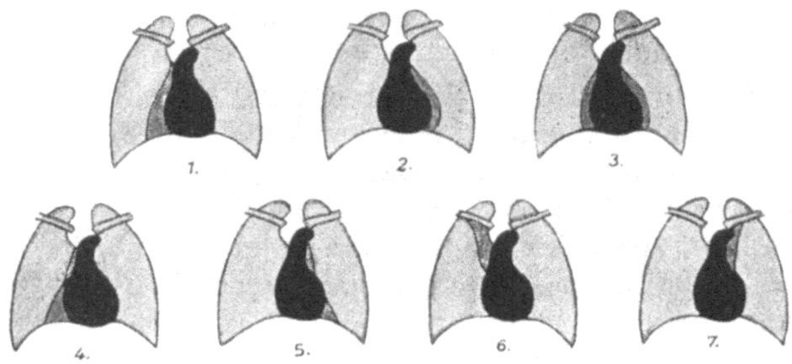

Abb. 57. Schematische Darstellung der Pleuritis mediastinalis
1. Pleuritis mediastinalis inferior anterior rechts; 2. Pleuritis mediastinalis inferior anterior links; 3. Pleuritis mediastinalis inferior anterior beiderseits; 4. Pleuritis mediastinalis inferior posterior rechts; 5. Pleuritis mediastinalis inferior posterior links; 6. Pleuritis mediastinalis superior rechts; 7. Pleuritis mediastinalis superior links
(n. Schmidt)

wobei tuberkulöse Infiltrate und perihiläre Lungenabszesse röntgenologisch täuschend ähnliche Bilder ergeben. Wenn ein solches Infiltrat auf eine kleine Röntgendosis (60—80 r) nicht zurückgeht, dann ist der Malignitätsverdacht bestärkt. Große hämorrhagische Exsudate, die schnell nachlaufen, sind immer verdächtig auf malignen Charakter. Differentialdiagnostisch kommen die Infarktpleuritis oder Traumen in Frage. Im Punktat finden sich beim Karzinom oft reichlich Fettröpfchen und Fettkörnchen. Die sekundäre Anämie ist fast immer beim Tumor höher als bei der Pleuritis exsudativa ebenso wie die Blutsenkung. Es ist auch sattsamst bekannt, daß sich Karzinome unter Exsudaten verbergen, besonders dann, wenn der Allgemeinzustand noch nicht sehr gelitten hat.

Weiter kommen bei der Differentialdiagnostik gewisse Formen von chronischer Bronchitis, ferner Lungenabszesse oder atypische Pneumonien in Frage, besonders, wenn es sich um peripheres Wachstum handelt, ferner Aortenaneurysma, Aktinomykose und intrathorakaler Kropf. DIETRICH beschreibt auch die Ausbreitung des Bronchialkrebses unter dem Bilde einer Krebspneumonie. Die Abgrenzung gegen chronisch-entzündliche Prozesse kann daher immer erhebliche Schwierigkeiten bereiten. Ferner kommen reine Mediastinaltumoren in Frage, wenn es sich um einen mediastinalen Sitz des Bronchuskarzinoms handelt.

Bei der Ösophagusform des Bronchuskarzinoms gehören Schluckstörungen zu den Initialsymptomen. Bei mehr zentralem Sitz kann auch das Syndrom der oberen Hohlvene als Initialsymptom empfunden werden. Auch eine Sekretinfektion infolge von Sekretverhaltungen bei Bronchostenosen kann eine hartnäckige Lungeninfiltration machen, die u. U. gut durch eine Röntgenbestrahlung beeinflußbar ist.

Differentialdiagnostische Schwierigkeiten können auch intrathorakale Lymphogranulomatoseformen sowie Lymphknoten und Lungentuberkulose bereiten. Der klinische Verlauf, die entsprechenden Drüsen- und Milzpunktionen, die Blutbilddifferenzierung tragen hier neben sämtlichen röntgenologischen Spezialmethoden meist schnell zur Klärung bei.

Differentialdiagnostische Schwierigkeiten können auch bei einem Bronchialkarzinom und einem Morbus Besnier-Boeck-Schaumann bestehen. Diese chronische epitheloidzellige Retikuloendotheliose oder Granulomatose kann bei ihrer hilären

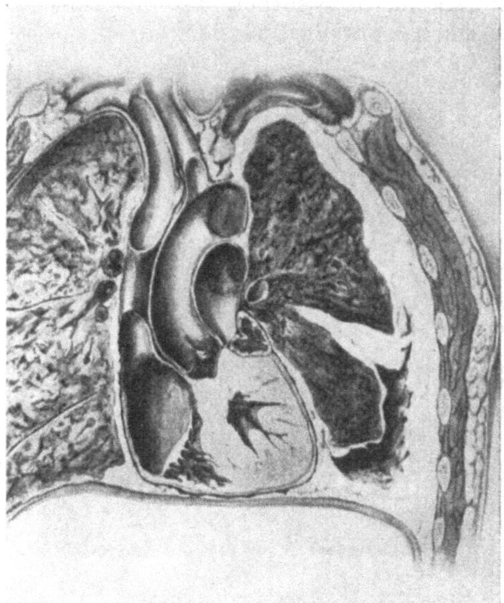

Abb. 58.
Ausgedehnter Pleuratumor links
(n. F. Netter)

Lagerung besonders im Röntgenbild gewisse Schwierigkeiten bereiten. Sie ist aber bei klinischer Gesamtbetrachtung dann relativ leicht abzugrenzen (Einzelheiten siehe bei LEITNER). Nur selten können Bronchialkarzinome mit Aortenaneurysmen verwechselt werden (K. ENGELMANN). Schließlich müssen noch die neurogenen intrathorakalen Tumoren erwähnt werden, wie z. B. Ganglioneurome, Neurofibrome, Neurinome und Sympathikoblastome. Sie machen im allgemeinen erst bei einer gewissen Größe subjektive Beschwerden. Gutartige Tumoren im Lungenparenchym sind selten. Lipome, Fibrome, Angiome, Zylindrome werden meist bei Röntgenuntersuchungen als Nebenbefunde festgestellt, ebenso wie Solitärzysten und Echinokokkusblasen. Abgekapselte Ergüsse können auch röntgenologisch einmal das Bild eines Lungentumors ergeben.

ZADEK hat die gesamte Diagnostik und Differentialdiagnostik des Bronchialkarzinoms epikritisch in seiner Monographie gewürdigt. W. BRUNNER gibt an, daß eine Frühdiagnostik sehr oft gar nicht möglich ist. Einmal ist das Latenzstadium sehr lang oder die Vielfalt der unspezifischen Erscheinungsformen wirkt ablenkend oder verwirrend. Bei großen Statistiken werden die Fehldiagnosen mit 10% angegeben, meist infolge anderer maligner Tumoren. Rund 15% werden mit infektiösen Prozessen verwechselt, davon entfallen etwa $^1/_3$ auf die Tuberkulose.

g) Pleuratumoren

Primäre Pleuratumoren finden wir relativ selten. Wir wissen jedoch, daß Pleuraendotheliome lange Zeit unter dem Bilde einer chronischen Pleuritis verlaufen können. Demgegenüber ist die sekundäre Beteiligung der Pleura relativ häufig. WALTHER hat die Invasionsmöglichkeiten der Pleura schematisch in Abb. 62 wiedergegeben, wobei die in die Pleura pulmonalis eingeschlossenen Brusteingeweide die größte Bedeutung haben. Auch hier muß leider festgestellt werden, daß entgegen der üblichen Lehrbuchauffassung nur etwa 50% der Ergüsse hämorrhagisch sind (s. a. WALTHER), am ehesten noch beim kostalen Typ beim Mammakarzinom. Gelegentlich muß man auch bei Pleuratumoren an die sogenannten dystopischen Knotenkröpfe denken.

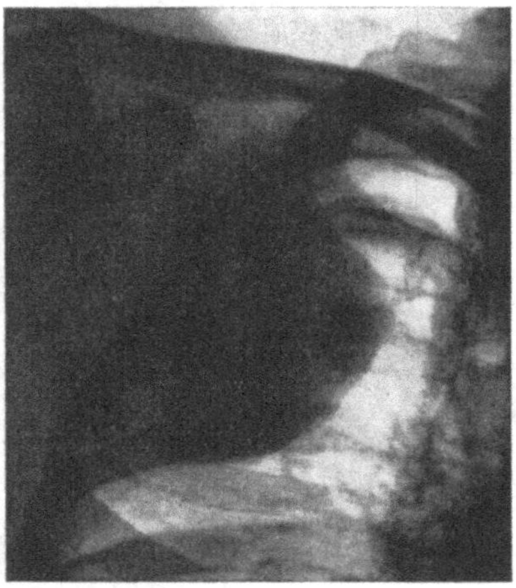

Abb. 59. Ausgedehntes Pleuraendotheliom mit starken Plexusneuralgien rechts

Die metastatische Pleuritis bevorzugt besonders die basalen Lungenfelder in Form von intensiver Lungenstreifung und knötchenförmiger Verdichtung. Bei schwierigen Situationen ist der diagnostische Pneumothorax empfehlenswert nach vorausgegangener Entleerungspunktion sowie auch die Thorakographie. Zur Klinik und Diagnostik maligner Pleurageschwülste haben sich neuerdings LOB und WEISS geäußert und stellen als Leitsymptom den Erguß heraus, der nicht immer blutigserös sein muß und in der Anfangsperiode kein Fieber zeigt. Ein weiteres konstantes Symptom ist die Schrumpfung der Thoraxhälfte trotz großer Ergüsse bei Temperaturfreiheit. Der Schmerz ist im Beginn nicht vorhanden. Röntgenologisch läßt sich besonders nach Abpunktion des Ergusses vielfach eine Zerstörung der Rippen erkennen. Die Thorakoskopie, die Thorakotomie und die Bronchographie (siehe LINBERG) tragen zu einer frühzeitigen Klärung der Diagnose und möglicherweise zu einer Radikaltherapie bei (W. PFEIFER und A. WEISS).

h) Chirurgische Operationsindikation und Kontraindikation des Lungenkrebses

Bekanntlich gipfeln alle unsere diagnostischen Bemühungen in dem einen Ziele, die Frühdiagnostik so weit zu entwickeln, daß der Patient die Chance für eine erfolgreiche Früh- und damit Radikaloperation besitzt. Welche Vorbedingungen müssen für eine erfolgreiche operative

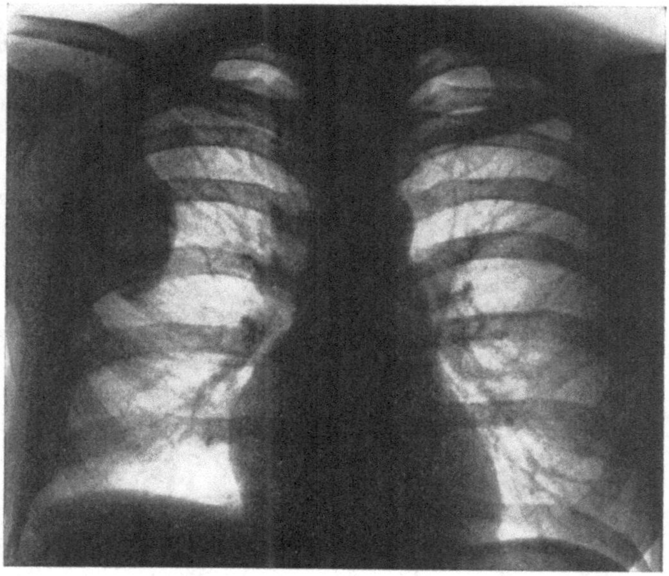

Abb. 60.
Kein Tumor!
Abgesacktes tuberkulöses Empyem bei ganz zartem Frühinfiltrat rechts

Therapie bestehen und worauf muß der Internist achten, um mit Erfolg dem Chirurgen zu helfen, die Operationsstatistik weiter zu bessern?

Die Indikation für eine operative Therapie besteht vor allem bei einer peripheren Lage des Tumors ohne irgendwelche Verwachsungen mit dem zentralen Hilusgebiet. Es müssen gewissenhaft Mikro-, Nah- oder Fernmetastasen ausgeschlossen sein. Nach unseren Erfahrungen sollen auch keine Venendruckerhöhungen oder Venendruckdifferenzen bestehen, die auf eine Kompression der Einflußgefäße hindeuten. Erforderlich sind vor allem gute Herz- und Kreislaufverhältnisse. Wenn alle diese

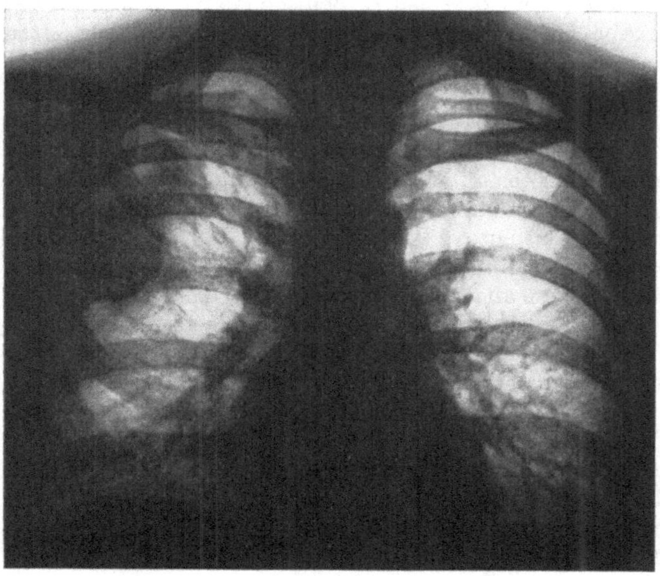

Abb. 61.
Fortgeschrittenes Stadium von Abb. 60

Voraussetzungen erfüllt sind, dann ist der Operationserfolg mit der immer weiter ausgebauten Operationstechnik bestens gewährleistet. Es ist hier für den Internisten außerordentlich wichtig, den von ihm betreuten Patienten erst dann dem Chirurgen zu geben, wenn die obigen Kriterien gewissenhaft geprüft sind. Andernfalls wird der Patient unnötigerweise um den erhofften Operationserfolg betrogen.

Wir verfügen an unserer Klinik über eine größere Zahl von erfolgreich operierten Fällen von Bronchialkarzinom, die in der bisherigen Beobachtungszeit sich komplikationslos entwickelten. Die Zeit ist heute noch zu kurz, um statistisch gesicherte Aussagen machen zu können.

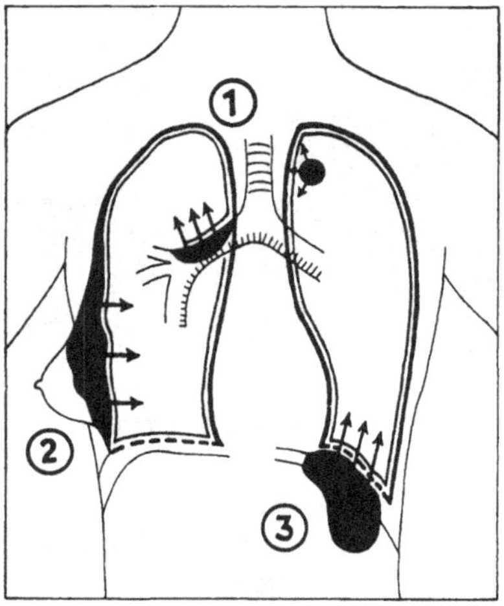

Abb. 62.
Die Invasionsmöglichkeiten der Pleurahöhle, ausgehend von subpleuralen Primärherden
1. der Pleura pulmonalis, 2. der Pleura costalis, 3. der Pleura diaphragmatica
(H. E. Walther)

Während man in den angelsächsischen Ländern von der Methode der Probethorakotomie sehr reichlich Gebrauch macht, ist es unser Ziel, dem Patienten den immerhin beachtlichen Eingriff heute noch zu ersparen. In Abb. 64 gibt Brunner eine Übersicht über das Verhältnis der operablen zu den inoperablen Tumoren des Züricher Krankengutes. In Abb. 65 wird auch die Überlebensdauer der Operierten dargestellt, die sich heute mit der zunehmenden Erfahrung der Chirurgen, der Verbesserung ihrer Technik und der genauen Indikationsstellung laufend günstiger gestaltet. Schließlich wird in Abb. 19 das Schicksal von je 100 unbehandelten, bestrahlten und operierten Bronchialkarzinomen wiedergegeben. Nach F. Linder (persönliche Mitteilung) beträgt die Mortalität bei der operativen Behandlung des Bronchial-Ca. heute 4—10%, nach fünf Jahren sind nur noch rd. 25% der Operierten am Leben. Betont sei allerdings, daß heute leider immer noch 70—80% Bronchial-Ca. in einem bereits inoperablen Stadium in die Hand des Chirurgen kommen. Jenseits des 65. Lebensjahres wird eine allgemeine Zurückhaltung bei der operativen Therapie und je nach der Lage des Falles dann eher die Lobektomie als die Pneumonektomie durchgeführt.

Folgende Kontraindikationen für ein operatives Vorgehen beim Bronchialkarzinom lassen sich herausstellen: Der Nachweis von Fernmetastasen, eine karzinomatöse Pleuritis, Rekurrenz- oder Phrenikuslähmungen, stark erhöhter und differenter Venendruck mit Gefäßeinmauerung, starker Thoraxkompressionsschmerz sowie schlechte Herz- und Kreislaufverhältnisse. In wenigen Grenzfällen muß die letzte Entscheidung über die Operabilität oder Nichtoperabilität erst durch die Probethorakotomie gefällt werden.

i) Zusammenfassung über die Frühdiagnostik des Bronchialkarzinoms

Fassen wir unsere frühdiagnostischen Bemühungen beim Bronchialkarzinom zusammen, so müssen wir ehrlich bekennen, daß die Initialstadien in der klinisch stummen Phase vielfach unmöglich erkennbar sind und meist erst durch Komplikationen indirekt zutage treten. Dennoch sind wir als Ärzte verpflichtet, alles zu tun, um den Patienten die Chance der Frühoperation zu geben. Auf Grund unseres heutigen Wissens und selbst auch unter Zuhilfenahme aller subtilen Hilfsmethoden läßt sich eine gesicherte Frühdiagnostik beim Bronchialkarzinom in der Mehrzahl der Fälle nur bedingt stellen. Wir können aber um so mehr im krebsgefährdeten Alter und bei entsprechender Exposition

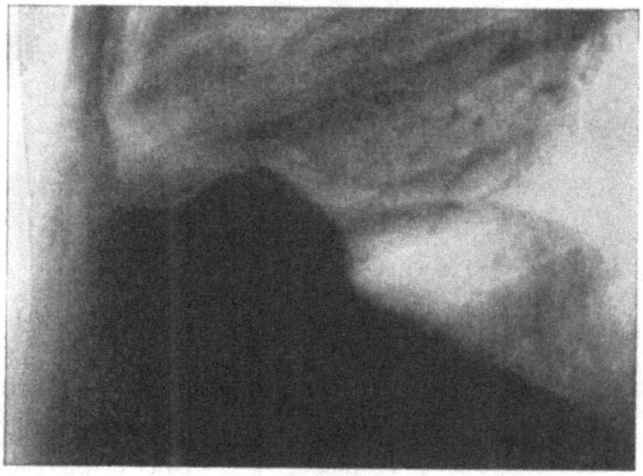

Abb. 63.
Mandarinengroßer Tumor auf linker Zwerchfellkuppe vorn. Autoptisch Echinococcus!

einen begründeten Verdacht äußern und den Patienten zur weiteren Klärung in eine Spezialklinik einweisen. Gerade die vielfach so vagen und deshalb auch so heimtückischen Initialsymptome sind bei der Mehrzahl der Ärzte als typische Signalsymptome noch viel zu wenig bekannt. Vertrauen ist gut, Mißtrauen ist besser! Dieser Satz gilt für alle frühdiagnostischen Bemühungen des Krebses. Der erste ausgesprochene Verdacht auf ein Bronchialkarzinom ist für den Patienten in einer Vielzahl von Fällen zugleich die Rettung von dem weiteren schicksalhaften Verlauf. Wir wissen aus der Literatur und aus eigener Erfahrung, daß die Zeit von der Erstuntersuchung bis zur Stellung der Diagnose durchschnittlich sechs und mehr Monate beträgt, wobei nur in einem Drittel der Patient, in zwei Drittel aber der Arzt verantwortlich ist. Der erste geringe Verdacht hat eine gewissenhafte klinische Kontrolluntersuchung zur Folge, bei der auch bei begründetem Verdacht die chirurgische Therapie unbedingt folgen muß. Nur auf diese Weise glauben wir, eine wesentlich größere Zahl von operablen Bronchialkarzinomen dem Chirurgen zuführen zu können. Bei der unheimlichen und steten Zunahme des Bronchialkarzinoms in den letzten Jahren stellen bereits quantitativ die Frühdiagnostik und die Frühoperation des Bronchialkarzinoms eine vordringliche Forderung für unser ärztliches Tun und Handeln dar. Durch die Verbesserung der operativen Möglichkeiten ist die Forderung nach der Frühdiagnostik nur noch dringlicher geworden. Die krebsprophylaktischen Untersuchungen in der Inneren Medizin sind viel komplexer und schwieriger durchzuführen und erfordern einen viel größeren Kosten- und Materialaufwand als etwa bei den gynäkologischen Karzinomen oder den Mammakarzinomen in der Chirurgie. In USA hat man in den letzten Jahren die sogenannten Krebsentdeckungszentren mit Eifer entwickelt, sie jedoch jetzt wieder langsam abgebaut. Unsere Hauptaufgabe muß es sein, sowohl den jungen Studenten als auch den erfahrenen Praktiker mit aller Intensität auf die charakteristischen Signalsymptome in der stummen Phase des Bronchialkarzinoms aufmerksam zu machen. Nur auf diese Weise werden wir künftig die Qualität unserer Arbeit verbessern und den Patienten der erfolgreichen Therapie zuführen. Jüngst fordern auch Oeser und Frommhold eine gezielte Diagnostik bei den wenigen verdächtigen Fällen und keine wahllose Bronchialkrebssuche.

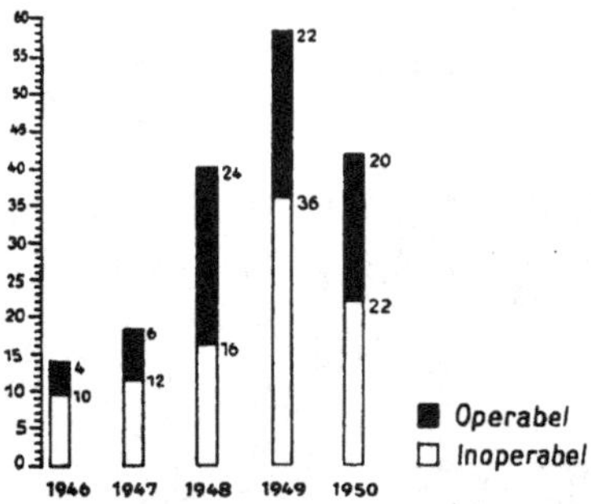

Abb. 64. Verhältnis der operablen zu den inoperablen Tumoren

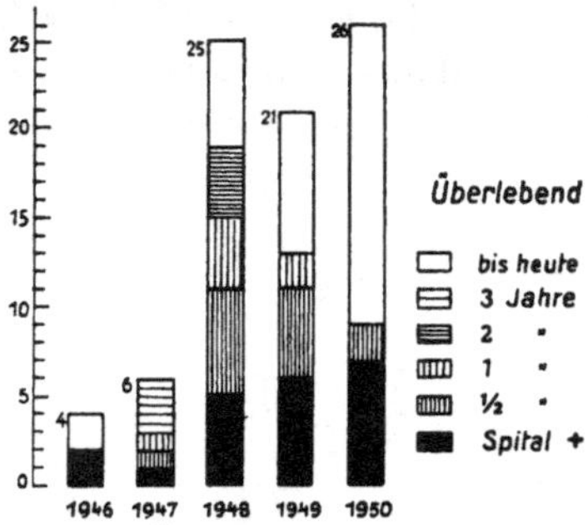

Abb. 65. Überlebensdauer der Operierten

(n. A. Brunner)

Zusammenfassung über Diagnose, Operationsindikation und Kontraindikation des Bronchialkarzinoms

Verdacht- auf Bronchial-Karzinom besteht bei	Operations-Indikation ist gegeben bei	Kontraindikation für die Operation besteht bei
Husten mit Kachexie	Tumorsitz mit zur Resektion ausreichender Entfernung von der Carina	Zentrale Lage mit Gefäßummauerung
chron. Reizhusten mit gelegentlich blutigem Sputum	Ausschuß von Mikro-, Nah- oder Fernmetastasen	Karzinomatöse Pleuritis
Unklare Lungenerkrankung im krebsfähigen Alter	Keine Rekurrens- oder Phrenikusparese	Phrenikus- oder Rekurrensparese
Brust-, Rücken- oder Schulterschmerz ohne erkennbare Ursache	Keine Gefäßkompression bei normalem Venendruck	Thoraxkompressionsschmerz
Einflußstauung im Bereich der oberen oder unteren Hohlvene	Gute Herz- u. Kreislaufverhältnisse	Beginnende Mikrometastasen im Sternum
Auffällige Venektasien am Brustkorb	Vitalkapizität über 2500	Nah- oder Fernmetastasen
Hämorrhagische Pleuritis		Differenter oder erhöhter Venendruck
Bronchostenose u. Atelektase		Starkes Emphysem mit erniedrigter Vitalkapazität unter 2000, d. h. ungenügender Atemreserve
Pleuraempyiem oder Abszeß ohne erkennbare Ursachen		Schlechte Herz- u. Kreislaufverhältnisse
Erhöhter oder differenter Venendruck		

Spezielle Merksätze für die Erfassung des Lungen- und Bronchialkarzinoms

1. Oberstes Ziel ist die Erfassung im operablen Stadium.
2. Bei unklaren Erkrankungen im krebsfähigen Alter solange an Bronchialkarzinom denken, bis das Gegenteil sicher erwiesen ist.
3. Bagatellsymptome wie Grippebronchitis, Reizhusten usw. nicht unterbewerten, besonders bei Therapieresistenz.
4. Durch vorausgegangene Infekte, kleine Traumen usw. darf man sich nicht in falsche Richtung lenken lassen.
5. Die üblichen Lehrbuchsymptome wie Himbeergeleesputum, Hämoptoe usw. sind selten und ausgesprochene Spätsymptome.
6. Bei Plexus- und Interkostalneuralgie sowie hartnäckigen Brust-, Schulter- und Rückenschmerzen besteht Verdacht auf Pancoasttumor.
7. Schnell nachlaufende, besonders hämorrhagische Exsudate sowie unklare Empyeme und Abszesse sind verdächtig auf Bronchialkarzinom.
8. Lungentuberkulose schließt ein Bronchialkarzinom nicht aus.
9. Fieber spricht nicht gegen Bronchialkarzinom.
10. Patienten mit Signalsymptomen in der stummen Phase dürfen nicht aus der Kontrolle entlassen werden.
11. Bei frühzeitigem Verdacht sofortige Spezialuntersuchung in Klinik erstreben und einweisen.
12. Enge Zusammenarbeit zwischen Otologen, Röntgenologen und erstbehandelndem Arzt, um die Frühdiagnostik zu beschleunigen und zu sichern, um damit die Verschleppungszeiten zu verkürzen.

2. Mediastinaltumoren

Die im Mediastinum liegenden Organe bewirken bei einer Tumorentwicklung Raumbeengung und damit Kompressionserscheinungen. Die frühdiagnostischen Leitsymptome sind daher in erster Linie Kompressions-

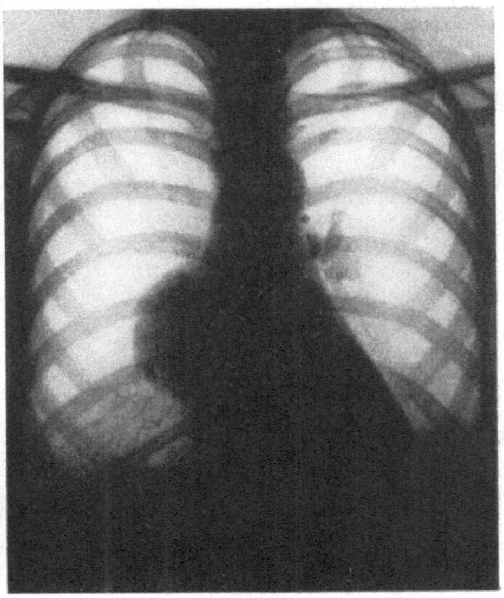

Abb. 66.
Monozyklischer Herztumor rechts, wahrscheinlich Fibrom über 5 Jahre Beobachtungszeit

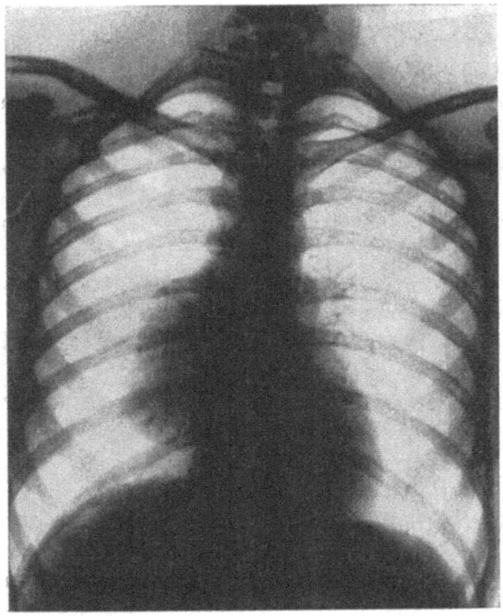

Abb. 67.
Bizyklischer Herztumor, wahrscheinlich Fibrom, etwa 6 Jahre stat. Verhalten

zeichen. Das Ausgangsgewebe für derartige Tumoren ist einmal das Bindegewebe, ferner Drüsen, Ösophagus, Thymus, Perikard, Gefäße und Nerven. Die größte praktische Bedeutung haben hierbei fraglos die Drüsentumoren, entweder als hämatologische Grundleiden, z. B. Leukämien, ferner Lymphogranulomatosen, reine Lymphosarkome, sowie Bindegewebstumoren und Karzinome aus Thymusresten oder Neurinome, abgesackte Perikardergüsse oder BOECKsche Er-

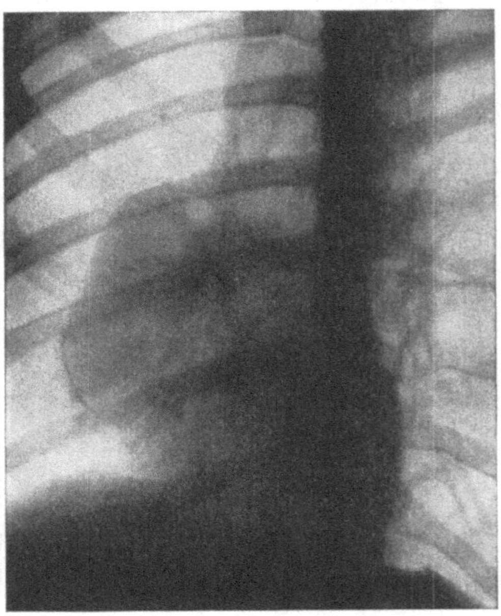

Abb. 68.
Bizyklischer Herztumor, der dem rechten Vorhof aufsitzt, bei leichter Drehung

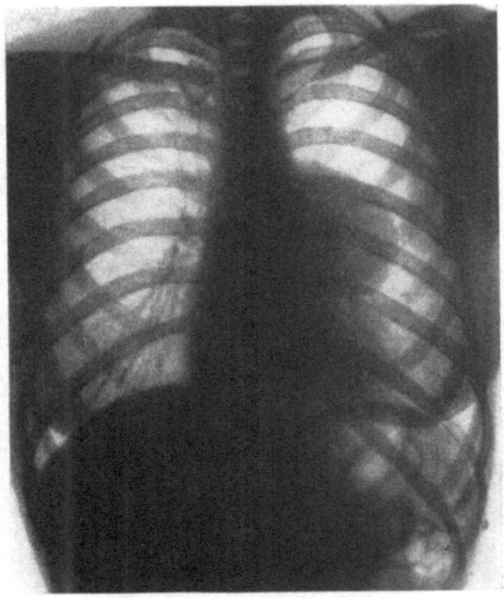

Abb. 69.
Rundlicher Herztumor links.
Operativ bestätigt als Teratom

krankung. Auch die Pleuritis mediastinalis mit ihren zahlreichen Unterformen muß eingehend bedacht werden (siehe Abb. 57).

Differentialdiagnostische Schwierigkeiten kommen in erster Linie bei retrosternalen Strumen, Aneurysmen sowie Lipomen in Frage. Bei den Mediastinaltumoren ist der klinische Beginn zunächst symptomenarm oder durch uncharakteristische subjektive Beschwerden gekennzeichnet. Es bestehen Störungen des Allgemeinbefindens, leichte Atemnot, Pulsbeschleunigung bei Anstrengungen, Druckgefühl auf der Brust oder hinter dem Brustbein bei meist beschleunigter Blutsenkung. Erst in späteren Stadien finden sich dann stärkere Kompressionssymptome, d. h. Druckzeichen auf die intrathorakalen Venen, besonders auf die

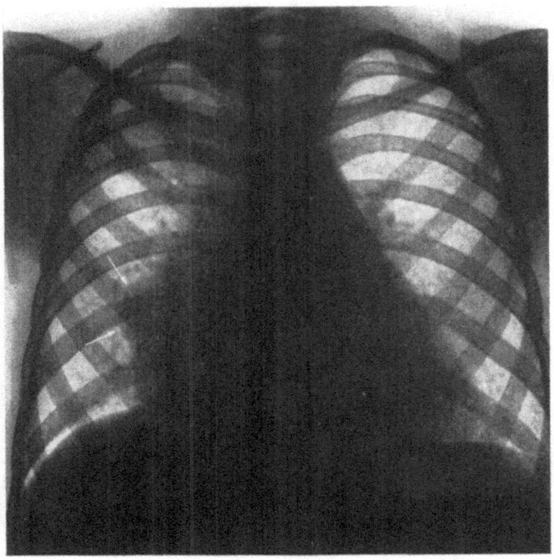

Abb. 70.
Kein Herztumor.
Ausgedehnte knotige Myokardtuberkulose. Autoptisch bestätigt

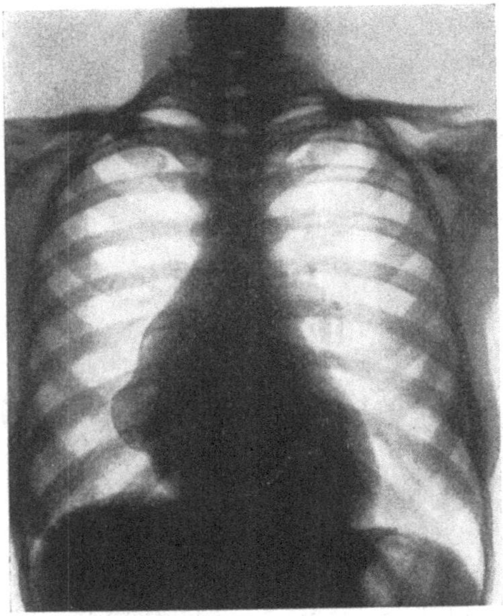

Abb. 71.
Zystisch-teratoider Herztumor mit Kalkschale

Vena cava superior im Sinne des STOKESschen Kragens. Bei Einflußstauungen im Bereich der Vena cava inf. entwickelt sich ein sogenanntes Caput medusae. Man achte auch genau auf Gefäßanomalien der Haut, die oft frühzeitig gestörte Zirkulationsverhältnisse anzeigen. Manchmal können wir auch Lähmungen des Nervus recurrens als ein Frühsymptom erkennen. Bei Druck auf den Ösophagus finden wir Dysphagie. Es kann sich auch eine einseitige Venenstauung mit Ödem und schwerer Zyanose sowie Erhöhung des Venendruckes zeigen. Bei Tracheal-

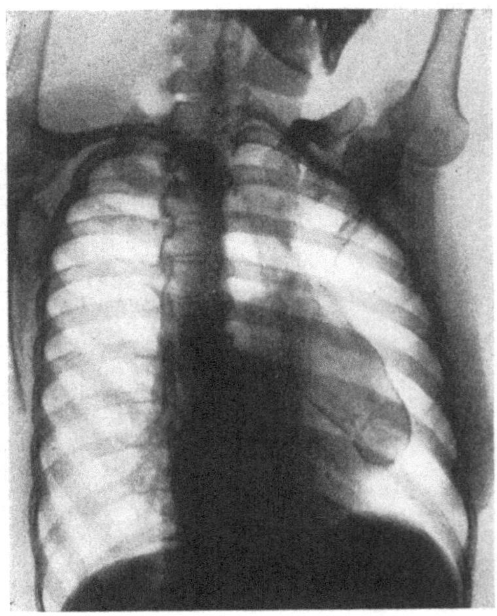

Abb. 72.
Der gleiche Fall bei Linksdrehung

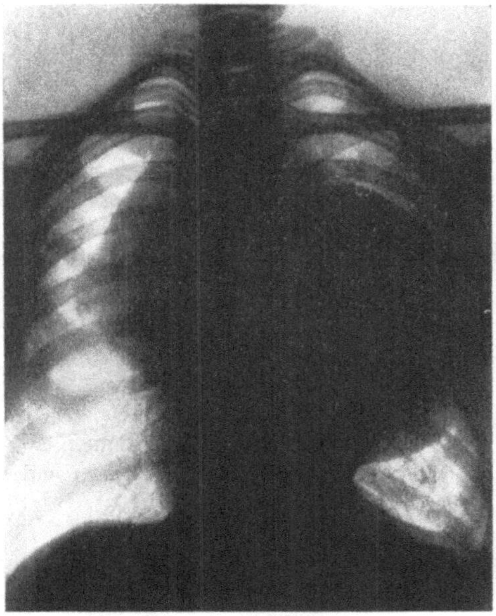

Abb. 73.
Großes Teratom des Herzens

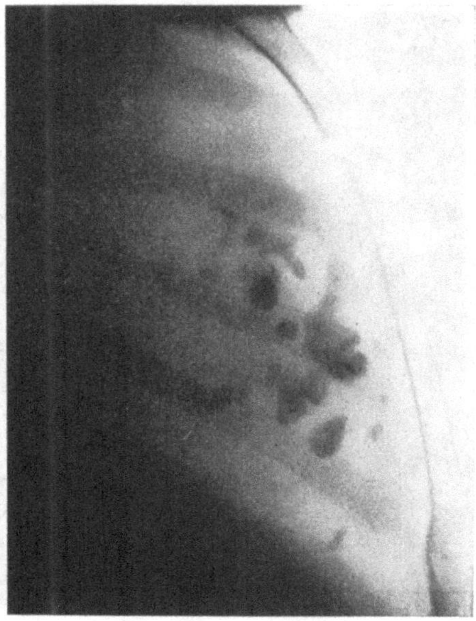

Abb. 74.
Zahlreiche Zahnkeime innerhalb des Teratoms

und Bronchuskompressionen finden wir einen inspiratorischen Stridor oder einen einseitigen HORNER sowie eventuell Herzrhythmusänderungen durch Vagusdruck. Liegt der Tumor im vorderen Mediastinum, so läßt sich meist eine Dämpfung herausperkutieren. Gelegentlich entwickeln sich auch Atelektasen. Der frühdiagnostische Schwerpunkt liegt auch hier in der Röntgenuntersuchung bei Durchleuchtung, Aufnahmen in allen Ebenen unter Zuhilfenahme von Tomographie und Kymographie.

Weitere Klärung bringt das Blutbild, die Wassermannsche Reaktion, bei multiplen Drüsenschwellungen eine Punktion oder Exzision. Auch die Röntgenbestrahlung und eine eventuelle auffällige Strahlensensibilität kann zur Aufklärung der Tumornatur beitragen. Ist es gelungen, einen Mediastinaltumor frühzeitig zu erfassen, so sind die operativen Arbeitsbedingungen und Chancen meistens sehr begrenzt, während die Strahlentherapie auch unter Zuhilfenahme der Chemotherapie hier einen größeren Anwendungsbereich findet.

3. Herztumoren

Mehr heuristisches Interesse besitzen die an sich sehr seltenen Herztumoren. Hierbei ist der Begriff Herztumor im klinischen Sinne weit zu fassen und erfordert je nach dem Sitz und der Struktur eine pathologisch-anatomische Spezifizierung, die allerdings meist nur beim Teratom gegeben werden kann. Man kann einerseits primäre Herztumoren von sekundär-metastatischen Tumoren unterscheiden. Es ist aber vielleicht zweckmäßiger zu versuchen, zwischen Perikard-, Epikard-, Myokard- und Endokardtumoren zu sprechen, wobei noch die tierischen Parasiten berücksichtigt werden müssen. Auch hier ist im Beginn meist eine auffällig klinische Symptomenarmut typisch, aber auch eine frühe Röntgendiagnostik möglich. Die

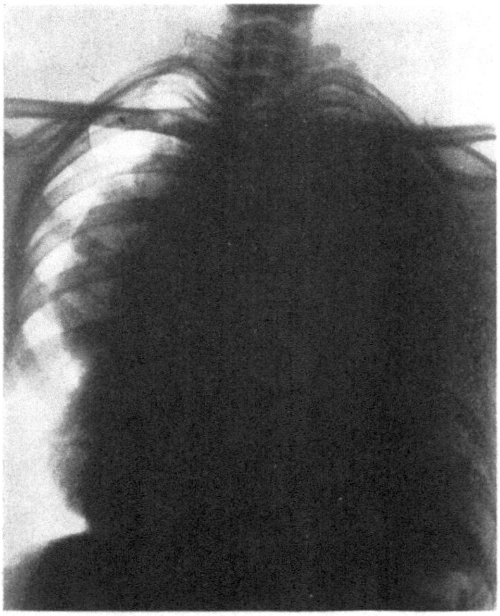

Abb. 75.
Deutliche Größenzunahme.
Bei Operation (Prof. SAUERBRUCH) wird Teratom mit reichlich Zähnen und Haaren bestätigt!

klinischen Erscheinungen sind naturgemäß je nach Sitz und Ausdehnung des Tumors verschieden, so daß keine allgemein gültigen Kriterien angegeben werden können. Entscheidend ist vor allem der Sitz und die Größenausdehnung sowie das eventuelle Wachstum (Einzelheiten bei FRANKE). Beispiele mit der eigenen Kasuistik siehe Abb. 66—75. Die subjektiven Beschwerden bestehen meistens in Oppressionsgefühlen, Präkordialangst und bei größerer Ausdehnung in Dyspnoe und Zyanose. Man achte vor allem auf Pulsdifferenzen, Venenstauungen usw. und benutze u. U. eine vorsichtige Perikardpunktion. Komplikationen ergeben sich vor allem durch Einwachsen in die Umgebung, wobei u. U. durch mechanischen Druck Atelektasen

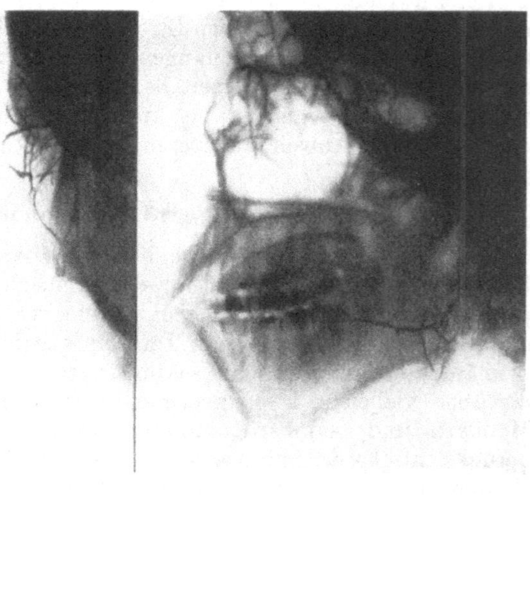

Abb. 76.
Typisches Sialogramm der Parotis in zwei Ebenen

entstehen können. Röntgendiagnostisch kann man direkte Zeichen (mehr oder weniger bucklige Vorwölbung, homogene und glattrandige Struktur sowie Kontraktionsausfall im Tumorgebiet = stille Region) von den indirekten Zeichen (Vergrößerungen einzelner Herzabschnitte bei Tumorsitz in den Vorhöfen, erkennbare Verkalkungen, Zuhilfenahme eines Pneumokards oder diagnostischen Pneus oder probatorischer Röntgenbestrahlung) unterscheiden. Differentialdiagnostische Einzelheiten siehe bei FRANKE. Kleine und ihrer Größe konstante benigne Tumoren werden im allgemeinen konservativ behandelt und laufend kontrolliert. Es kommt

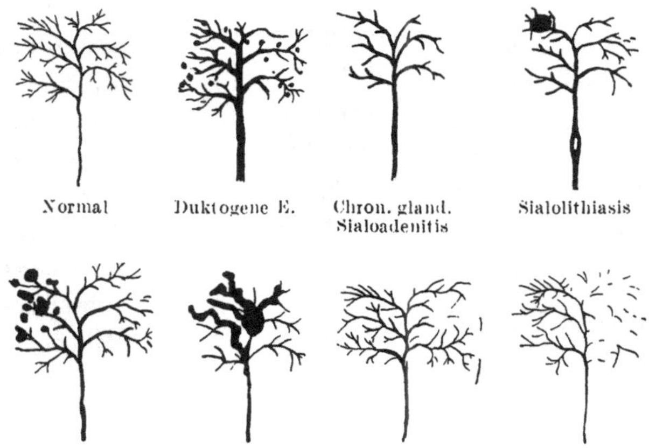

Abb. 77. Schematische Wiedergabe typischer Sialogramme

lediglich eine probatorische Röntgenbestrahlung in Frage. Wichtig ist vor allem, die für die Operation geeigneten Fälle früh genug auszuwählen, wobei vor allem wachsende Teratome oder Dermoidzysten in Frage kommen. Auch Perikardsarkome werden beobachtet (ADERHOLD).

4. Krebsfrühdiagnostik im Kopf- und Halsbereich vom Standpunkt des Internisten

a) Beurteilung des Gesichtsbereiches

Bei Betrachtung des Gesichtes kann der Arzt mit sofortigem „klinischen Blick" zahlreiche Befunde erheben. Dies gilt z. B. für die beginnenden Krebse besonders im Bereich der Lippen, für die Hautkankroide, Naevi, Angiome, Lymphangiome, Milien, Atherome, Dermoidzysten, Fibrome und Narbenkeloide. Von den Karzinomen unterscheidet man den Basalzellenkrebs (Basaliom, im Gesicht besonders als Ulcus rodens) vom Stachelzellenkrebs (Carcinoma spinocellulare). Rund die Hälfte aller Gesichtskrebse sind Lippenkrebse, die beim Mann achtmal so häufig sind — und zwar besonders an den Unterlippen — als bei der Frau. Die Frühdiagnostik für derartige Tumoren, die für jede Inspektion, Palpation und Probeexzision zur Verfügung stehen, ist daher relativ leicht. Vergrößerungen der Ohrspeicheldrüse haben besonders in der Nachkriegszeit vermehrtes Interesse beansprucht. In der klinischen Diagnostik wurde den Speicheldrüsen bisher leider wenig Beachtung geschenkt. Über die interessanten innersekretorischen Zusammenhänge bei Speicheldrüsenhypertrophien wurde von FRANKE und SEIGE ausführlich berichtet. Mit einer synoptischen Übersicht der Speicheldrüsenvergrößerungen werden die differentialdiagnostischen Möglichkeiten aufgezeigt.

Speicheldrüsen-Vergrößerung

Entzündungen	Tumoren (benigne-maligne)	Störungen der inneren Sekretion
Prim.: Parotitis epidemica	Granulome	Diabetes mellitus
Sekund.: Sialoadenitis (Angina Zahnextr. Sialolithiasis)	Leukämien	Myxödem
Infektionen (Ty., Fleckf. Scharlach, Masern, Diphth. Sepsis, Aktinomykose u. a.)	MIKULICZ-S.	Keimdrüsenunterfunktion
Tuberkulose	HERFORDT-S.	Adipositas
Paraproteinosen	(SJÖGREN-S.)	CUSHING
post-operativ (Darm-Reflex)		Akromegalie
Uraem. Parotitis		Innersekretor. Kachexie
		Nebenniereninsuff.
		Dystrophie
		(Basedow)
		(Diabetes insipidus)

Die klinischen Untersuchungsmethoden erstrecken sich besonders auf die Inspektion (z. B. bei der Parotitis abgehobenes Ohrläppchen) und Palpation (Konsistenz und Druckschmerz). Man vergesse auch nicht, den Ausführungsgang der Parotis zu inspizieren, der bei Virusinfektionen, wie z. B. Hepatitis und Grippe einen hämorrhagischen Punkt (= Öffnung des STENONschen Ganges) zeigt. Für die chemische Speicheluntersuchung können wir ein tonsillensaugerähnliches Glasinstrument am Ausführungsgang aufsetzen und so den Speichel chemisch und zytologisch untersuchen. Besondere Beachtung verdient die Sialographie, eine Methode, die heute bereits weitgehend ausgebaut worden ist. Mit 0,5—1,0 ccm Jodipinöl wird das Gangsystem der Drüsen aufgefüllt und sodann sagittale und frontale Röntgenaufnahmen angefertigt. In Abb. 77 wird ein Schema der typischen sialographischen Befunde wiedergegeben. In Abb. 76 ist ein normales Sialogramm mit der feinen Gangverästelung aufgezeigt. Die Veränderungen im Gangsystem sind bei malignen Tumoren rein destruktiv, d. h. es sind mehr oder weniger starke Unterbrechungen erkennbar. Bei benignen Tumoren ist das nur selten der Fall. Der Wert der Speicheldrüsenpunktion ist ein relativer und dient in erster Linie dem Ausschluß von leukämischen oder aleukämischen Speichelaffektionen. Eine bessere Klärung bringt die Probeexzision, die den gesamten Zellverband zur Beurteilung übersehen läßt. Allerdings erfordert dieser Eingriff wegen der Aufteilung des Nervus facialis eine besondere Vorsicht.

Klinische Beispiele von Speicheldrüsenvergrößerungen sind in den Abb. 78—82 wiedergegeben. Bei Speicheldrüsenvergrößerungen im Rahmen von innersekretorischen Störungen zeigt Abb. 78 eine Speicheldrüsenhypertrophie bei Diabetes mellitus. In Abb. 79 handelt es sich um einen postdystrophischen Zustand mit Keimdrüsendysfunktion, Fälle, die besonders in den Nachkriegsjahren gehäuft auftraten. Bekannt ist auch die MIKULICZsche Krankheit, oder besser das MIKULICZ-Syndrom.

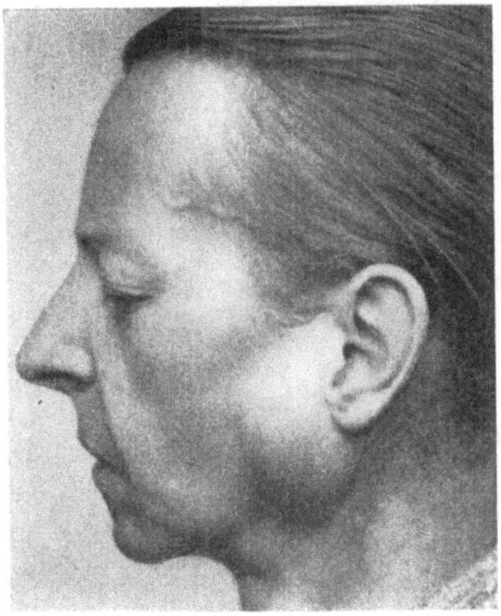

Abb. 78.
Starke Hypertrophie der Parotis bei Diabetes mellitus

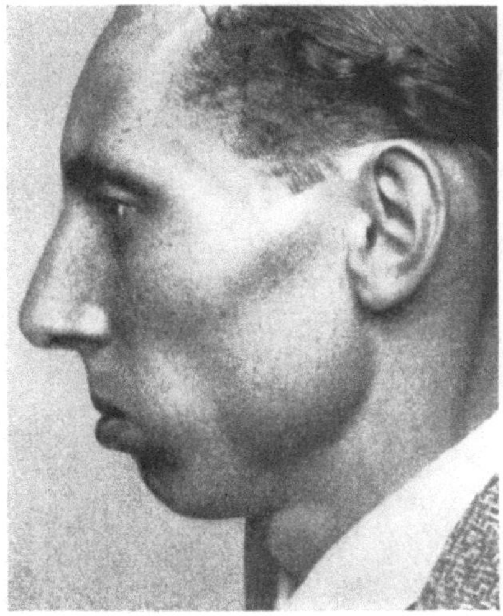

Abb. 79.
Parotishypertrophie bei Dystrophie und Keimdrüsenunterfunktion

Gerade das MIKULICZ-Syndrom, d. h. die symmetrische Schwellung der Tränen- und Speicheldrüsen, ist oft ein Initialsymptom der chronischen Lymphadenosen (Abb. 81). Schließlich wird in Abb. 82 ein noch benigner Parotistumor fibromatöser Natur wiedergegeben. Eine genaue Beobachtung ist bei diesen Tumoren stets erforderlich. Für die Differentialdiagnose verwandter Speicheldrüsenschwellungen sei nachfolgende Übersicht gegeben:

Differentialdiagnose

	SJÖGREN-S	HERFORDT-S = Uveoparotitis	MIKULICZ-Syndrom (nicht BOECK)	MIKULICZsche Krankheit
Geschlecht und Alter	♀ > 40 J.	~	~	~
Verlauf	chron.	episod.	episod.	chron.
Speicheldrüsen	gering	+!	+!	+!
Tränendrüsenschwellung	–	–	+!	+!
Trock. Schleimhautentzündung an Augen, Mund, Nase und Rachen	+!	–	–	–
Uveitis u. Nervenläsionen	–	+!	–!	–
BSR-Polyarthritis	+!	–	–	–
Histologie	Parenchymschwund	epitheloid. Granulationsgewebe m. sek. Parenchymschwund	epitheloid. Granulationsgew. m. sek. Parenchymschwund	„Lymphomatose“ Wucherung d. lymph. Gew.

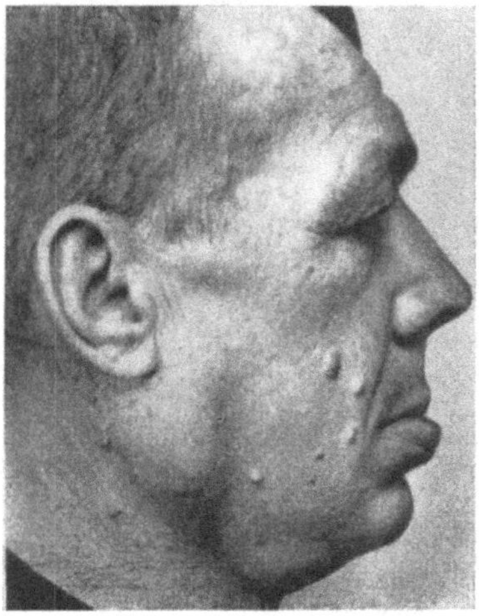

Abb. 80.
Parotishypertrophie bei Akromegalie

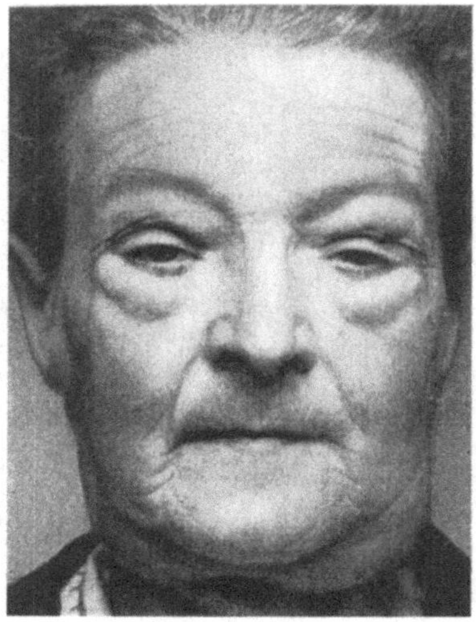

Abb. 81.
MIKULICZ-Syndrom mit symmetrischen Tränen- und Speicheldrüsenschwellungen bei beginnender Lymphadenose

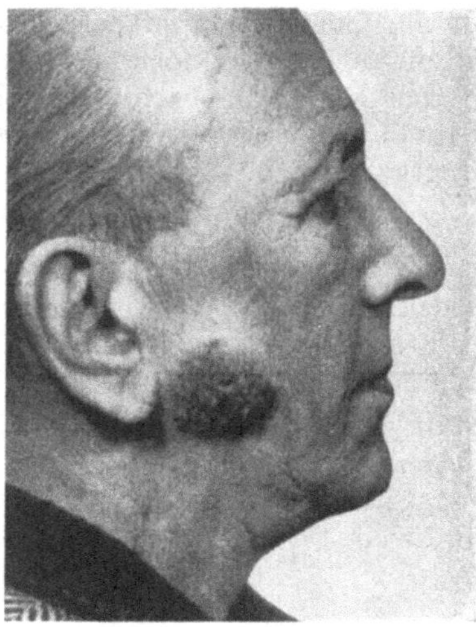

Abb. 82. Parotis-Fibrom rechts

b) Beurteilung der Halsregion

Die Inspektion und Palpation des Halsbereiches erfordert eine besondere Aufmerksamkeit bei der Tumorsuche. Die Lymphabflußbahnen sind hier am Hals besonders dicht und zeigen oft zahlreiche frühdiagnostische Tumorzeichen. Dies gilt u. a. für die beginnende Lymphogranulomatose, für Lymphosarkome, für Lymphadenosen und Myelosen, ferner für tuberkulöse und luetische Granulome und schließlich für den großen Kreis der Krebsmetastasen. Am bekanntesten ist hier die sogenannte VIRCHOWsche Drüse in der linken Supraklavikulargrube, die nicht nur für das Magenkarzinom als Frühmetastase spezifisch ist, sondern auch bei Lungen- und Bronchialkarzinomen sowie Kolonkarzinomen gefunden werden kann. Man achte auch besonders auf die sogenannten branchiogenen Karzinome. Diese Tumoren zeigen im Anfang keine Schwellungen der Lymphdrüsen. Sie nehmen ihren Ausgang von epithelialen Kiemengangszysten. Die branchiogenen Tumoren sitzen im allgemeinen unter dem Musculus sternocleidomastoideus und sind oft mit der Vena jugularis int. verwachsen. In Zweifelsfällen entscheidet das Ergebnis der Probeexzision; denn die branchiogenen Karzinome werden vielfach verkannt und als Halsphlegmonen, Aktinomykosen u. a. gedeutet.

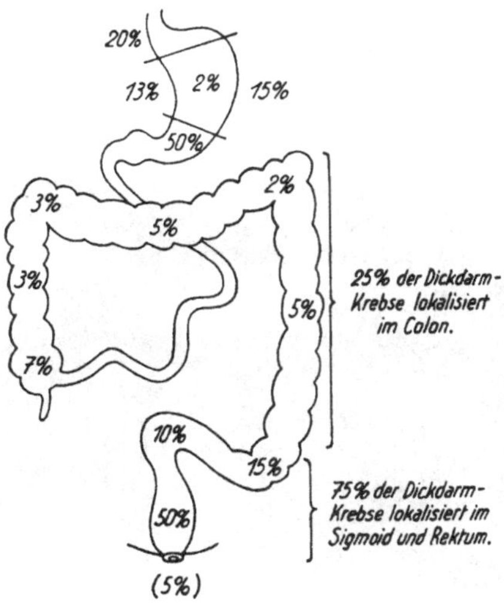

Abb. 83.
Verteilung des Krebsvorkommens im Magen und Darmkanal
(n. Oeser)

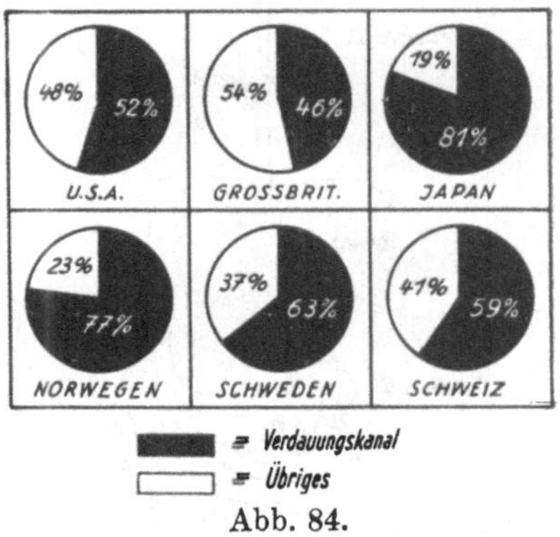

Abb. 84.

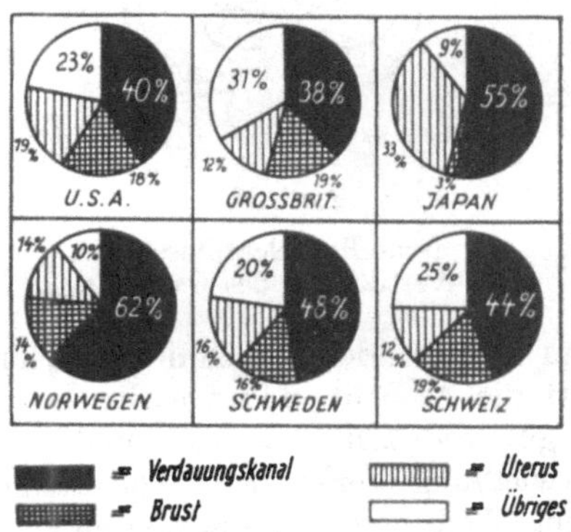

Abb. 85.

Abb. 84. Todesfälle bei Männern durch Krebs im Verdauungskanal in verschiedenen Ländern

Abb. 85. Todesfälle bei Frauen durch Krebs im Verdauungskanal, an der Brust und am Uterus in verschiedenen Ländern

B. Frühdiagnostik des Karzinoms im Magen-Darm-Kanal

1. Allgemeines

Die spezielle Frühdiagnostik an den inneren Organen zwingt uns, für jedes Organ speziell entwickelte Methoden, sei es klinischer oder technischer Art, anzuwenden. Betrachten wir die Bedingungen der Krebsfrühdiagnostik im Magen-Darm-Kanal, so liegen in vielen Punkten die Dinge ähnlich wie beim Lungen- und Bronchialkarzinom. Auch hier müssen wir mit allen Mitteln erstreben, einen Zustand des beginnenden Karzinoms zu erkennen, bevor klinisch sinnfällige Symptome bestehen oder bevor das Bild durch Spätkomplikationen beherrscht wird. Es ist also auch hier das Erfassen des begründeten Verdachtes und die richtige Bewertung von an sich sonst fakultativen Initialsymptomen von entscheidender Bedeutung.

Das Auftreten von Karzinomen im Magen-Darm-Kanal hat seit jeher das besondere Interesse des Arztes gefunden, zumal besonders beim Mann das Magenkarzinom und das Karzinom des Enddarmes eine besonders große Häufigkeit aufweisen. Für den Magen-Darm-Kanal gibt OESER eine Verteilung des Krebsvorkommens an (siehe Abb. 83), die die unterschiedlichen Lieblingslokalisationen zeigt. Hierbei beziehen sich die angegebenen Prozentzahlen jeweils auf die Häufigkeit in

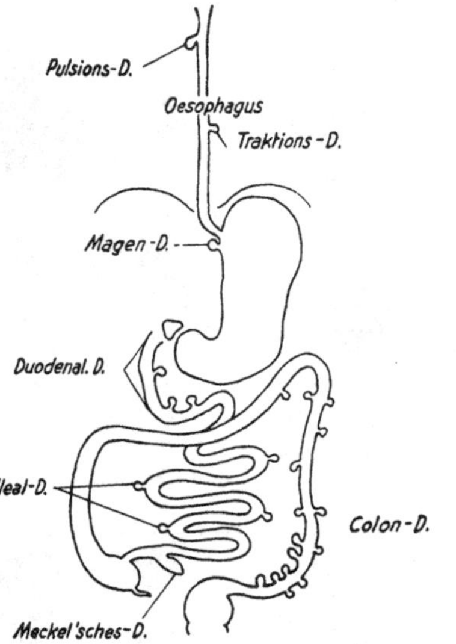

Abb. 86.
Typische Prädelektionsstellen der Divertikulosis des Darmkanals

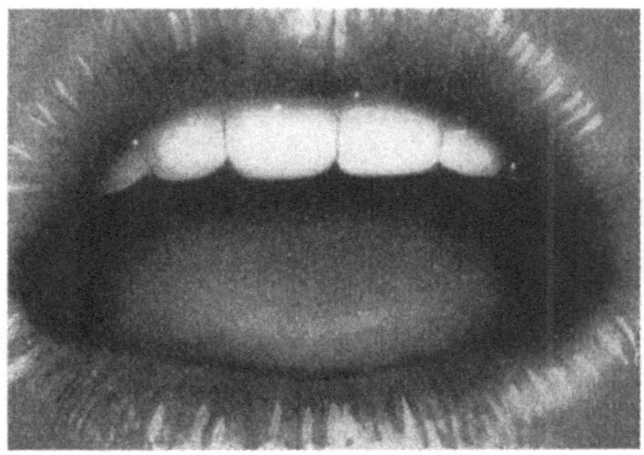

Abb. 87.
Akute Cheilosis bei Riboflavin-Mangel
(n. Kantor u. Kasich)

dem betreffenden Abschnitt, also entweder Magen oder Dickdarm. FEYRTER vertritt die Ansicht, daß vor der Lebenswende im menschlichen Magen-Darm-Kanal so gut wie keine mesenchymale und nur eine geringfügige epitheliale Gewächsentwicklung vorkommt. Die Neigung zur epithelialen Tumorbildung überwiegt beim Weib vor der Lebenswende, beim Manne deutlich nach der Lebenswende. Umgekehrt scheint die Neigung zur mesenchymalen Tumorbildung vor der Lebenswende beim Manne und nach der Lebenswende deutlich bei der Frau zu überwiegen.

Nach den Angaben von WANGENSTEEN variieren in den einzelnen Ländern die Todesfälle bei Karzinomen im Verdauungsapparat sehr stark (siehe Abb. 84/85). So finden wir z. B. in Japan und in Norwegen mit 81 bzw. 77% sehr hohe Prozentsätze, während England und USA mit 46 bzw. 52% wesentlich niedriger liegen. Besondere Lebensgewohnheiten, völkische Disposition und verschiedene Intensität der ärztlichen Bemühungen um die Frühdiagnostik dürften wohl hauptsächlich hierfür verantwortlich sein. Auch verschieden häufiges Auftreten von Divertikeln im Bereich des Magen-Darm-Kanals sei kurz berührt. Über die Divertikel und ihre entzündlichen Spielformen als mögliche Präneoplasie ist die Ansicht heute noch geteilt, im Gegensatz zur Polyposis des Magen-Darm-Kanals, die allgemein als fakultative Präkanzerose anerkannt wird. Die wesentliche Verteilung der Divertikulosis im Bereich des Magen-Darm-Kanals ist schematisch in Abb. 86 wiedergegeben. Im Sigma-Abschnitt fällt die Divertikelbildungstendenz mit der auffälligen Krebshäufigkeit zusammen.

a) Mundinspektion

Zu jeder internistischen Untersuchung gehört eine gewissenhafte Inspektion des Mundes, bei der wir ja so viel diagnostische Anhaltspunkte gewinnen können. Es besteht heute Einigkeit darüber, daß z. B. das bekannte Plummer-Vinson-Syndrom (Dysphagien und Cheilosis bei Eisen- und Riboflavinmangel) heute als eine Präkanzerose für das Mund- und Ösophaguskarzinom angesehen wird (Ahlbom), siehe Abb. 87.

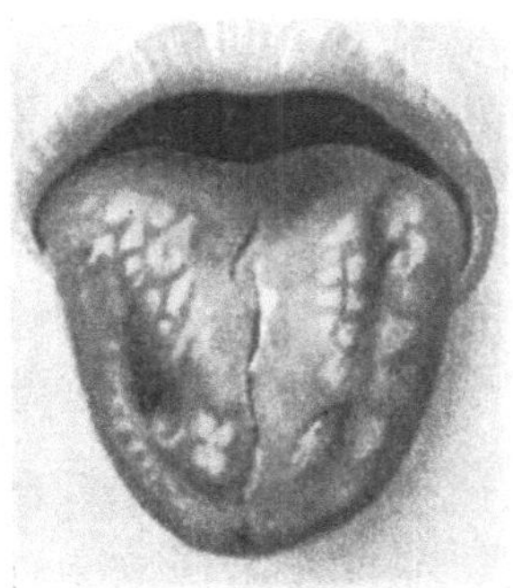

Abb. 88. Leukoplakie der Zunge als mögliche Präkanzerose

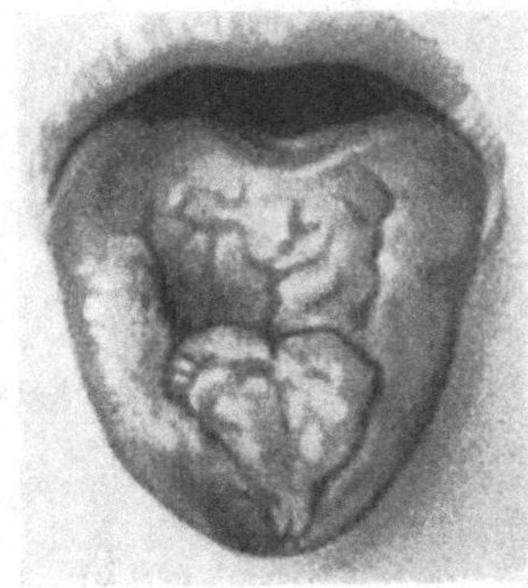

Abb. 89. Beginnendes Zungenkarzinom

Zur Erkennung des Plummer-Vinson-Syndromes und zur besseren Differentialdiagnose sei nachfolgende Übersicht gegeben. Riva hat vor allem die Unterscheidungen gegenüber dem Sjögren-Syndrom und einer reinen Ariboflavinose herausgestellt.

	Plummer-Vinsonsches Syndrom	Sjögrensches Syndrom	Ariboflavinose
Alter u. Geschlecht	♀ 20–50 J.	♀ > 40 J.	♀ > ♂
Augensymptome . .	—	Tränenmangel (Keratoconjunctivitis sicca)	Binde- u. Hornhautsymptome (Vaskularisation der Cornea)
Mund	Mundwinkelrhagaden, Rhino stomato-pharyngo-laryngitis-atrophicans Atrophie Dysphagie mit Ösophagus-Spasmen	Mundwinkelrhagaden, Rhinostomato-pharyngo laringitis sicca Dysphagie Trockenheit-Hautsymptom	Mundwinkelrhagaden-Veränderungen der Mundschleimhaut
Speicheldrüse . . .	—	Atrophie und chronisch. Entzündung	—
Sonstiges	Abmagerung, hypochr. Anämie, Hyposiderämie, Achylia gastrica (nicht obligat), Nagelveränderungen	Entzündungssymptome obligat BSR + ev. Fieber, Anämie, Takata + Abmagerung Arthritis chron., Hyperproteinämie, Achylia gastrica, Porphyrinurie	Abmagerung, hypochr. Anämie, Achylia gastrica-Porphyrinurie Syn. Perlèche Decoquee Scotts. Disease angular. stomatitis, sore mouth

Bei Betrachtung der Zunge achten wir vor allem auf die Leukoplakie als eine mögliche Präkanzerose (siehe Abb. 88). Es handelt sich hierbei um weißliche oberflächliche Herde auf dem Zungenrücken, bei denen noch die rötliche Schleimhaut durch das getrübte Epithel hindurchschimmert. Für die Entwicklung einer derartigen Zungenleukoplakie werden heute z. B. scharfe Gewürze, schlecht sitzende Gebisse, öfters auch die Metallintoxikationen und die Lues verantwortlich gemacht. Neben den gelegentlichen Primäraffekten an der Zunge, müssen besonders die beginnenden Zungenkarzinome mit ihrer mehr oder weniger sinnfälligen Indurations- oder Ulzerationszone beachtet werden. Man achte auch auf Makroglossien, diese können Ausdruck eines Hypophysentumors sein (siehe Abb. 90) oder z. T.

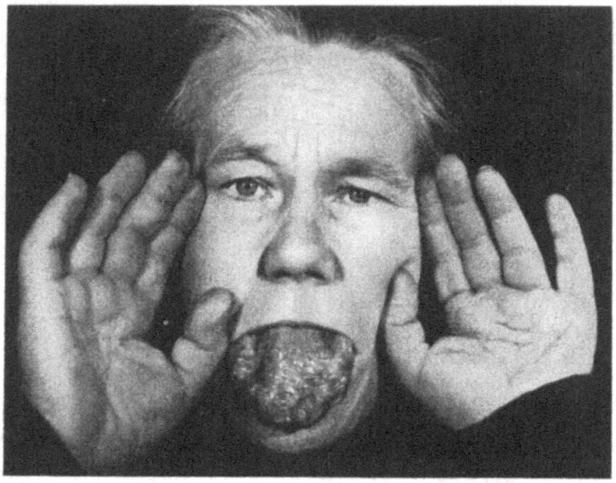

Abb. 90.
Makroglossie, isoliert bei Hypophysentumor

ein Zungenamyloid darstellen im Rahmen von sekundären Paraproteinosen bei Plasmozytomen (siehe Abb. 91). Ferner verdient die Ranula, d. h. eine glasklare halbkugelige Retentionszyste der Glandula sublingalis neben dem Zungenbändchen, sowie die Epulis, eine Zahnfleischgeschwulst, die histologisch riesenzellhaltig ist und meist gestielt vom Alveolarrand ausgeht, besondere Beachtung. Infolge mechanischer Reizungen kommt es bei der Epulis meist zu Blutungen. Unsere Aufmerksamkeit widmen wir auch hypertrophen Tonsillen, bei denen u. U. die ersten möglichen Übergänge in Tumoren des lymphatischen Systems, wie z. B. Lymphosarkom bestehen. Wir verfügen über mehrere Beobachtungen, wo gerade die ersten Manifestationen an den Tonsillen erkennbar waren. Initialstadien der Lymphogranulomatose zeigen sich sehr oft im Nasen-Rachen-Raum, für deren Frühdiagnostik die Postrhinoskopie, natürlich am besten von der Hand des Facharztes ausgeführt, empfohlen wird (Schultz van Treck).

2. Ösophaguskarzinom

Für die Entstehung des Ösophaguskarzinoms spielen fraglos Lebensgewohnheiten eine besondere Rolle. Leukoplakien des Ösophagus müssen als fakultative Präkanzerosen angesehen werden. So wissen wir, daß passionierte Likörtrinker (Cramer) eine höhere Ösophaguskarzinommorbidität haben. Ebenso ist bekannt, daß in China, wo man sehr gern heißen Wein trinkt, das Ösophaguskarzinom zu den häufigsten Karzinomformen überhaupt gehört (Kwan). In unseren Gegenden nehmen wir an, daß etwa 25% aller Karzinome des Magen-Darm-Kanals Ösophaguskarzinome sind, wobei die Verteilung von Mann zu Frau sich etwa wie 4-6 : 1 verhält.

Allgemeine Symptomatologie des Ösophaguskarzinoms

An Allgemeinzeichen eines beginnenden Ösophaguskarzinoms finden wir meist einen gewissen Druck hinter dem Sternum, ferner Schmerzen zwischen den Schulterblättern, mäßige Schluckbeschwerden sowie gelegentlich

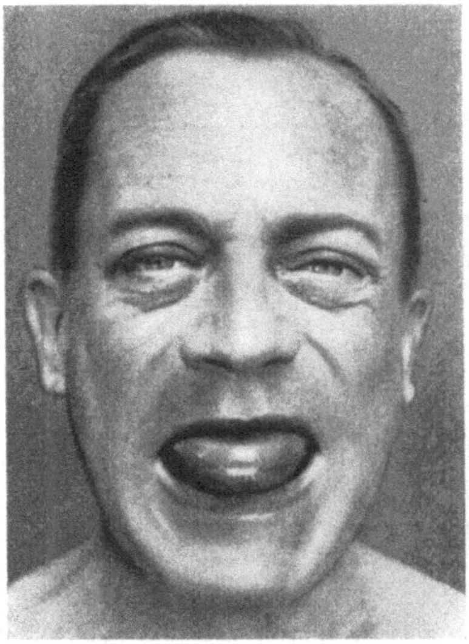

Abb. 91.
Makroglossie durch Zungenamyloidose bei Retikulom mit Übergang in Plasmozytom mit ausgedehnter Paraproteinose

Schmerzen beim Herausstrecken der Zunge = GUARNARCIA-Symptom. Ferner besteht bei fortschreitenden Stadien ein allgemeines Schwächegefühl mit beschleunigter Blutsenkung, wobei sich später eine sekundäre Anämie und eine beginnende Abmagerung dazugesellt. Gelegentlich Erbrochenes enthält meist nur Schleim und selten Blut. Erst in späteren kachektischen Stadien tritt die Exsikkose mehr in den Vordergrund. Im weiteren Verlauf können sich auch Vagusirritationen mit Bradykardie einstellen, ferner Rekurrensstörungen mit Heiserkeit und schließlich manchmal eine vermehrte Salivation. Oft wird auch ein beginnendes Ösophaguskarzinom bei der Magensondierung gefunden, bei der dann in Tumorhöhe eine Stenose erkennbar ist.

STARCK unterscheidet folgende 4 Karzinomtypen des Ösophagus:

1. Die Wandinfiltration (bei Respiration unbeweglich, Schleimhaut auf Unterlage nicht verschieblich, wenig Ulzeration).
2. Ulcus carcinomatosum (scharf umschriebener, unregelmäßig begrenzter Substanzverlust, Ränder wallartig erhoben, Geschwürgrund: blutige Granulationen).
3. Der wandständige Tumor (Lumen verengender Tumor, breitbasig, selten gestielt, glatte oder zerfressene Oberfläche).
4. Das ringförmige Karzinom (stark stenosierend, die ganze Zirkumferenz umfassend, mehr oder weniger ulzeriert).

a) Röntgendiagnostik des beginnenden Ösophaguskarzinoms

Bei der Frühdiagnostik des Ösophaguskarzinoms liegt der Schwerpunkt ebenfalls bei der Röntgenologie. Gerade bei den Frühformen wissen wir, daß durch die schnelle Breipassage beim Schluckakt und infolge der Unmöglichkeit einer manuellen Palpation gerade die Initialstadien sehr leicht übersehen werden können, zumal die Passagebehinderung sehr gering ist. Dies gilt besonders für den infiltrierend wachsenden Tumor. Bekanntlich ist die Röntgensymptomatik sehr verschieden, je nachdem ob es sich um einen expansiv wachsenden Tumor oder ob es sich mehr um einen infiltrativ wachsenden Szirrhus des Ösophagus handelt (siehe Abb. 92). Gemeinsam ist beiden Formen, vor allem aber bei dem Szirrhus, eine

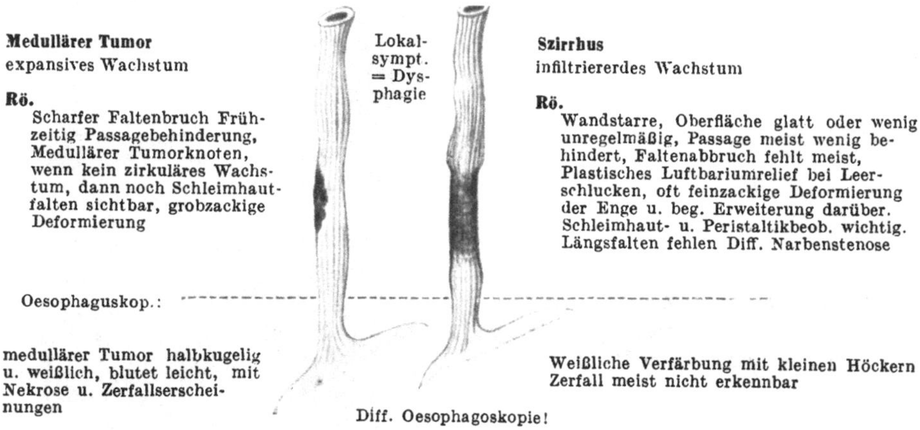

Abb. 92. Oesophaguskarzinom ♂ : ♀ = 6 : 1

Starre des betroffenen Wandabschnittes mit Zerstörung des Schleimhautreliefs. Beim expansiv wachsenden Tumor, der ins freie Lumen hineinwächst, ist meist ein unregelmäßiger, halbkugeliger Tumor deutlich erkennbar. Beim nicht zirkulär wachsenden Tumor zeigt der normale Wandabschnitt auch noch ganz normale Schleimhautfalten bei relativ geringer Passagebehinderung. Bei szirrhösen Formen erscheint die Oberfläche relativ glatt und nur wenig unregelmäßig. Hierbei fehlt meist der sonst so charakteristische Faltenabbruch. Beim Leerschlucken besteht oft ein plastisches Luftbariumrelief. Erhebliche differentialdiagnostische Schwierigkeiten entstehen vor allem zwischen einem beginnenden Szirrhus und einer beginnenden Narbenstenose. In Zweifelsfällen empfiehlt sich bei spastischen Prozessen der Nitroglyzerintest: 5 Tropfen einer 1prozentigen alkoholischen Nitroglyzerinlösung beseitigen schnell einen Kardiospasmus. Gelegentlich können auch sogenannte hohe Rechtslagen der Aorta den Ösophagus in typischer Weise eindellen (siehe Abb. 96), ein Zustand, der von weniger routinierten Röntgenologen als Ösophagustumor gedeutet wird. In Wirklichkeit ist es eine harmlose Gefäßentwicklungsanomalie, bei der sich die Aorta aus der 4. Kiemarterie rechts entwickelt hat (Einzelheiten siehe bei FRANKE). Das gleiche gilt für den extrem seltenen Fall eines doppelten Aortenbogens (FRANKE).

b) Ösophagoskopie

Die Ösophagoskopie besitzt für die Frühdiagnostik des Bronchialkarzinoms eine große Bedeutung. An der Leipziger Klinik hat HENNING die Methode sehr

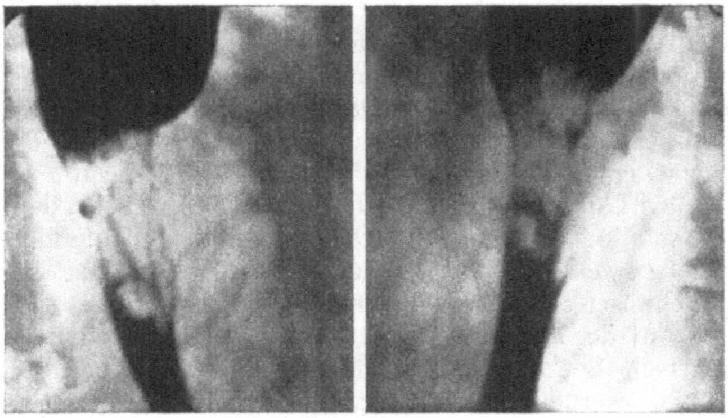

Abb. 93. Szirrhöses Ösophaguskarzinom

Abb. 94. Beginnendes medulläres Ösophaguskarzinom

Abb. 95. Ösophaguskarzinom, vorwiegend medullär im fortgeschrittenen Stadium

Abb. 96. Typische Ösophaguseindellung bei hoher Rechtslage der Aorta. Pat. wurde von zwei Fachärzten im Alter von 50 Jahren wegen „Ösophagusgeschwulst" invalidisiert!

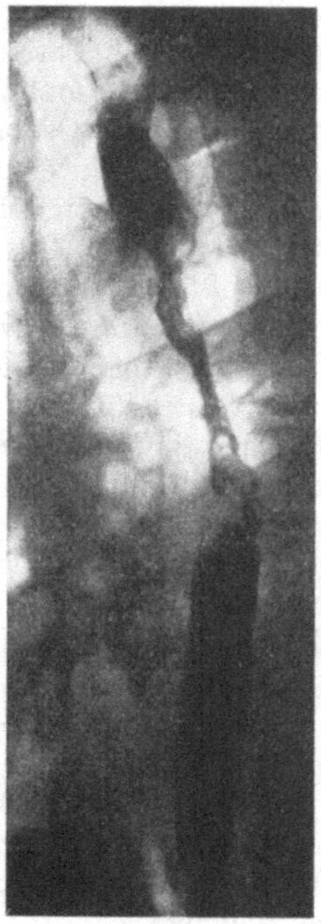

Abb. 95.

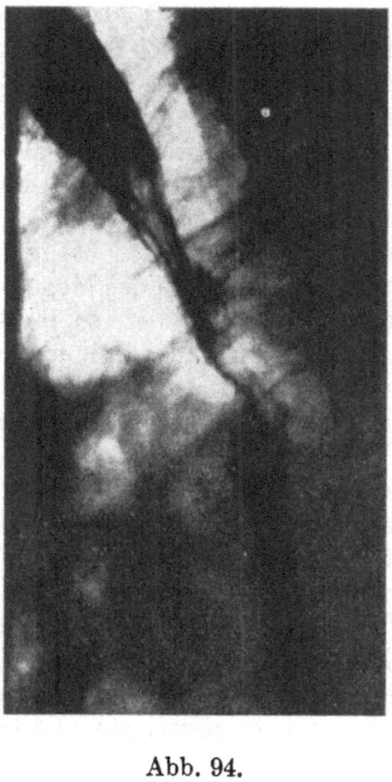

Abb. 94.

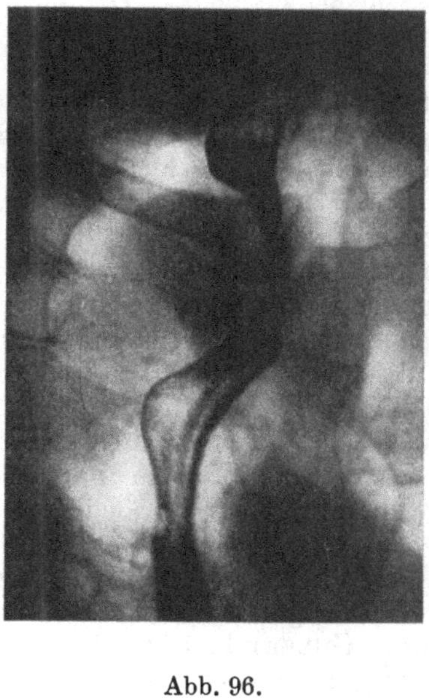

Abb. 96.

ausgebaut und entwickelt und viel für die Semiotik ösophagoskopischer Befunde beigetragen. Bei Patienten mit initialer Dysphagie sollte man stets, nachdem vorher abnorme Ösophagusverläufe durch eine Röntgenuntersuchung ausgeschlossen sind, alsbald eine Ösophagoskopie durchführen. Die Ösophagoskopie ist vor allem wertvoll für die Unterscheidung einer zirrhösen Stenose oder eines markigen Tumors. Beim Zirrhus sehen wir oft zackige Deformierungen der Enge, wobei die für den Spasmus typischen einstrahlenden Längsfalten fehlen. In der Enge zeigen sich dann meist weißliche Verfärbungen mit kleinen Höckern. Demgegenüber imponiert der medulläre Tumor als halbkugelige weiße Geschwulst von Erbsen- bis Kirschgröße, die leicht blutet, frühzeitig Nekrosen aufweist und einen mehr oder weniger sinnfälligen Geschwürsrand zeigt. Auf der Farbtafel III sind einige Beispiele ösophagoskopischer Befunde wiedergegeben. So kann der Ösophagus z. B. von außen durch eine Struma maligna komprimiert werden, oder bei beginnenden Karzinomen kann die infiltrative Stenose teils höckrigen, teils blumigen Wanddickungen, teils mit beginnenden Ulzerationen oder in sogenannter „Himbeerform" zur Beobachtung gelangen. Auch für die richtige Bewertung ösophagoskopischer Befunde ist Übung und eine längere Erfahrung unerläßliche Voraussetzung.

Die Frühdiagnostik des Ösophaguskarzinoms ist heute um so dringender geworden, da die Ösophaguschirurgie neue wesentliche Erfolge verbuchen kann und alle Segmente des Ösophagus jetzt erfolgreich angeht (Literatur bei WANGENSTEEN). Es besteht heute die Aussicht auf eine erfolgreiche Radikaloperation. Erst nach dem Ausfall dieser Chance liegt die therapeutische Domäne bei der Strahlentherapie in Form der Radium- und Röntgentiefentherapie, die beide ihre Erfolgsstatistiken wesentlich verbessern und damit die Lebensdauer der Erkrankten weiter erhöhen konnten.

3. Das Magenkarzinom

a) Allgemeines

Seit jeher hat der Internist dem beginnenden Magenkrebs seine besondere Aufmerksamkeit geschenkt. Vor allem sind wir durch die großen methodischen Fortschritte der Röntgendiagnostik des Magens, durch die Arbeiten von BERG, FORSELL, ACKERLUND u. a. ein wesentliches Stück vorwärts gekommen. Erfreulicherweise können wir auch rein statistisch feststellen, daß heute keine Zunahme des Magenkrebses, zumindest im Zeitraum der letzten 10 Jahre, zu beobachten ist. Hinsichtlich der Geschlechtsverteilung sind rund Dreiviertel aller Fälle Männer und ein Viertel Frauen. Wenn dennoch hier oder da von einer Zunahme des Magenkarzinoms gesprochen wird, was unbedingt als Ausnahme anzusehen ist, so muß man annehmen, daß heute mehr Menschen älter werden als früher und damit mehr Menschen in das krebsfähige Alter kommen. Es sei auch betont, daß der Erblichkeitsfaktor beim Magenkarzinom nicht sicher erwiesen ist, wenn auch Familien mit besonderer Disposition bekannt geworden sind.

Das Grundproblem des Magenkarzinoms liegt heute darin, die Frühdiagnostik vom Standpunkt der Heilbarkeit durch Radikaloperation zu erstreben und hierzu die Initialsymptome beim Arzt, aber auch in der Bevölkerung bekannt zu machen. Durch diese Maßnahmen soll beim Patienten keine Karzinophobie entstehen, sondern nur die Aufmerksamkeit erweckt werden, beim Auftreten derartiger Symptome sich rechtzeitig in die Hand des Arztes zu begeben. Einig sind sich alle Chirurgen, daß das Magenkarzinom viel zu spät in die Hand des Operateurs kommt. GULEKE berichtet 1950 nach einer Weltstatistik, daß im günstigsten Falle nur 50% aller Magenkarzinome und im ungünstigsten Falle nur 20% operabel

Ösophagoskopische Befunde

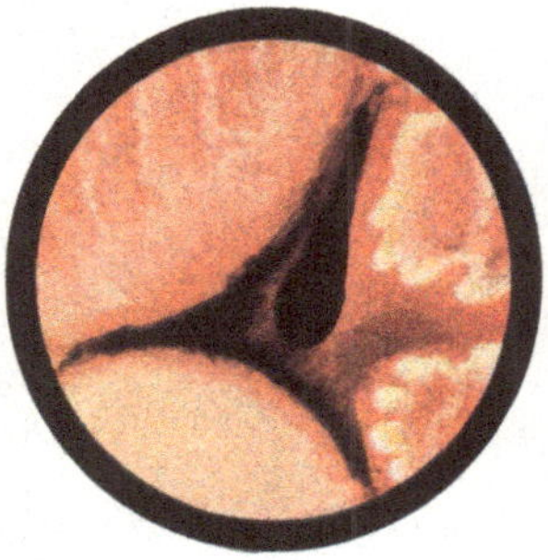

Ösophagus-Ca.
Stenose d. Infiltration u. Wandverdickung

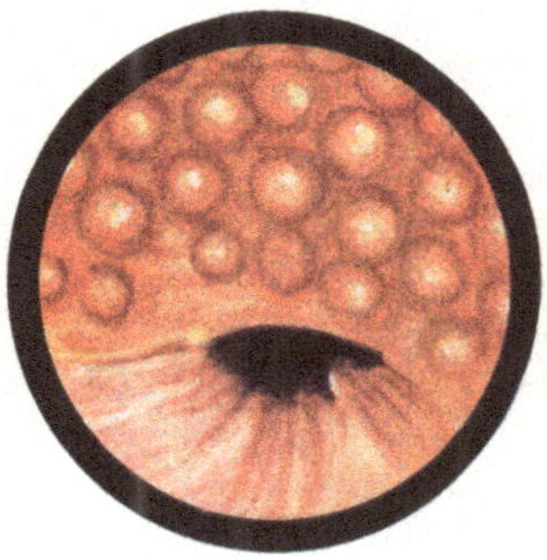

Ösophagus-Ca.
"Himbeerform"

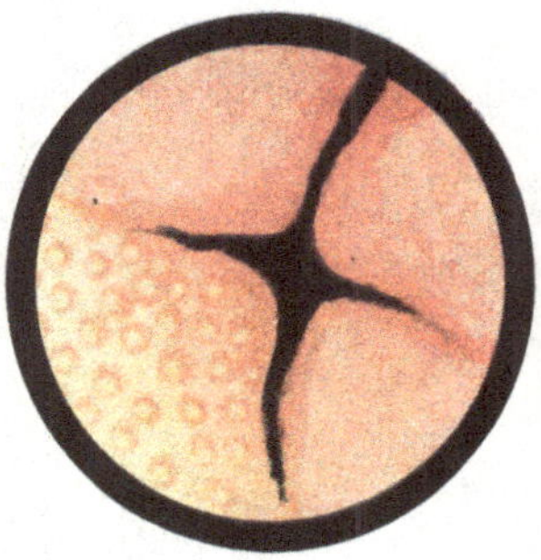

Beginnendes Ösophagus-Ca. mit
beginnender infiltrierter Stenose

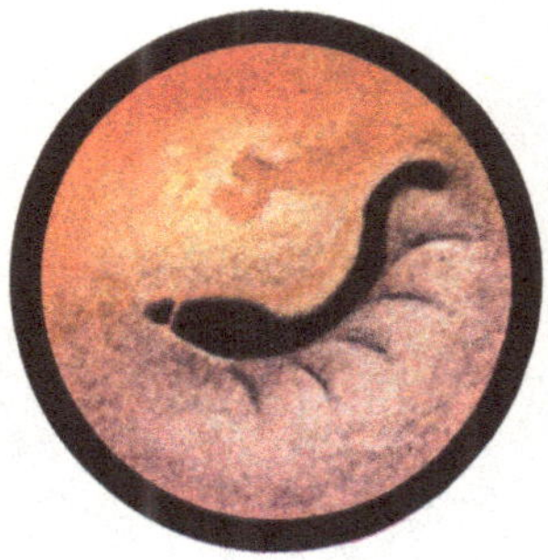

Beginnendes Ösophagus-Ca.
mit infiltrierter Stenose

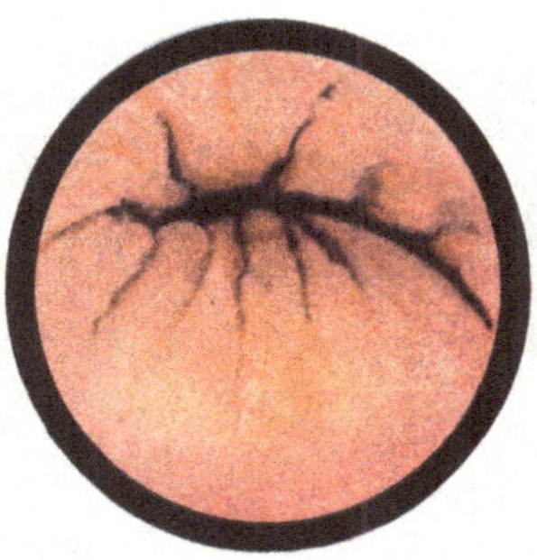

Ösophagus-Kompression
bei Struma maligna

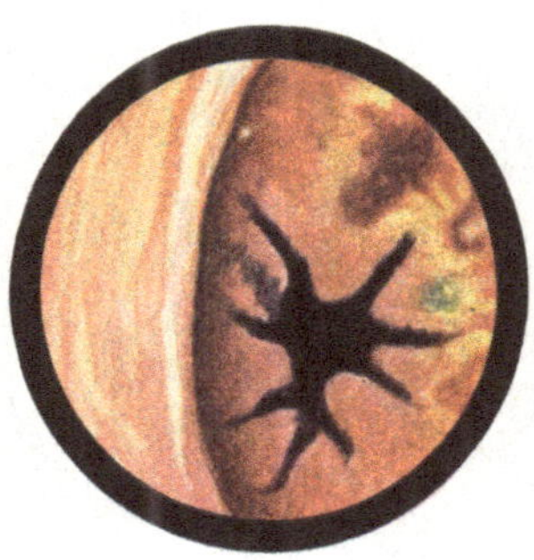

Ösophagus-Ca. mit
beginnender Ulzeration

Walter de Gruyter & Co., Berlin

waren. Der mittlere Wert liegt etwa bei $^2/_3$ aller Kranken, die inoperabel sind. Außerordentlich betrüblich ist GULEKEs Feststellung, daß im Durchschnitt 13,2 Monate vergehen vom Zeitpunkt der ersten Beschwerden bis zur Ausführung der Operation. SCHUBERT gibt an, daß am Berliner Krankengut diese Zeit in etwa 20% aller Karzinomfälle noch überschritten wird bis zu einem Zeitraum von 2 Jahren und mehr beim primären Magenkarzinom. Amerikanische Statistiken besagen, daß es dort Staaten gibt, wo die Erkrankungszeit nur 7,5 Monate beträgt. KONJETZNY sagt daher mit Recht: „Mit dem Warten auf die Lehrbuchsymptome wird man niemals eine Frühdiagnostik betreiben können.“ Eine vorbildliche Zusammenarbeit zwischen praktischem Arzt und Klinik kann uns im Kampf

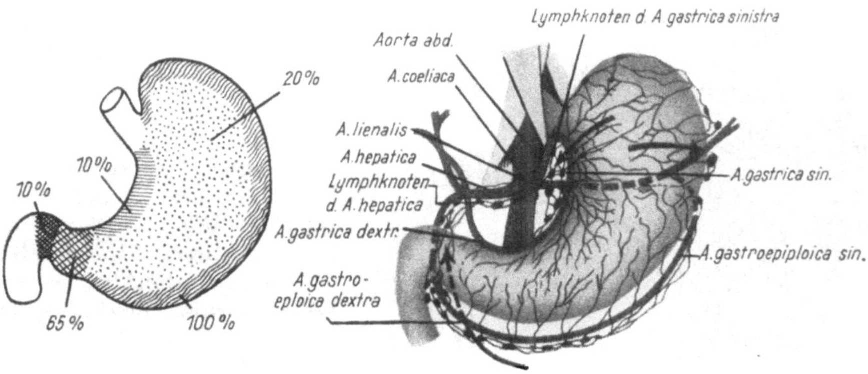

Abb. 97.

a Krebswahrscheinlichkeit einer geschwürigen Veränderung am Magen in Prozent (n. Ackermann u. del Regato)

b Lymphbahnen und Lymphknoten des Magens (n. Treves. Keith u. Mühlberger)

gegen den Krebs und für eine bessere Frühdiagnostik weiterbringen. Dies beweist auch die Tatsache, daß wir nach den Angaben von W. FISCHER in Deutschland noch 60% inoperable Magenkarzinome diagnostizieren, während die Mayoklinik in Rochester nur 38% als inoperable Magenkrebse diagnostizierte. PEWSNER betont, daß beim Magenkarzinom die Frühdiagnose vom Standpunkt der Heilbarkeit (nicht Operabilität) und die propagandistische Sensibilisierung bei Arzt und Bevölkerung unerläßlich notwendig sind (s. a. KALK).

Magenkarzinomvorläufer

Nach eingehender klinischer Beobachtung kennen wir heute eine Reihe von Krankheiten, die als Vorläufer für ein Magenkarzinom angesehen werden müssen, bzw. die in besonderem Grade für ein späteres Magenkarzinom disponieren. Während der einzelne kleine Polyp fast stets benigne ist, wissen wir, daß, wenn er eine gewisse Größe erreicht hat, er mit Sicherheit einen malignen Charakter annimmt. Dies gilt besonders beim Sitz an der großen Kurvatur. Wir wissen ferner, daß Menschen mit einer Achylia gastrica im Rahmen der perniziösen Anämie etwa achtmal so häufig an Karzinom erkranken als der Normale. Es ist daher eine unbedingte Forderung zur Prophylaxe der Karzinome, daß alle Fälle von perniziöser Anämie immer wieder röntgenologisch, auch wenn keine subjektiven Beschwerden bestehen, kontrolliert werden. KADE berichtet über 259 Fälle von Perniciosa, die außerhalb der Zufallsgrenzen vermehrt Magenpolypen und Magenkarzinome aufwiesen (s. a. Tölle, Kaplan und Rigler). Diese Autoren sprechen sich gleichfalls dafür aus, daß unleugbare Beziehungen der Magenschleimhautveränderungen bei Perniziosekranken zur Entwicklung von Magenkrebs bestehen. Das gleiche gilt für die Fälle von lang andauernder Hypochlorhydrie, chronischer Gastritis und chronischen Geschwüren, besonders, wenn sie eine gewisse Größe erreicht haben und an der großen Kurvatur oder pylorusnahe sitzen. Ackermann und del Regato haben eine Skizze (siehe Abb. 97a) wiedergegeben, in der die Krebswahrscheinlichkeit einer geschwürigen Veränderung am Magen in Prozenten hervorgeht, die aber zugleich auch zeigt, daß kein unbedingter Zusammenhang

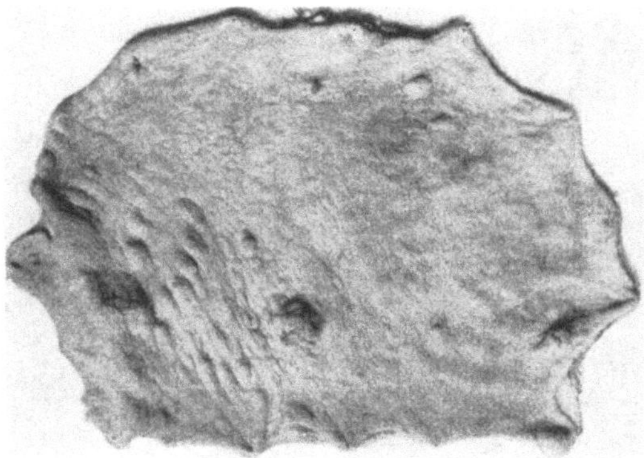

Abb. 98.
Unregelmäßiges, flachwarziges Schleimhautrelief mit zahlreichen teils polypösen, teils beetartigen Schleimhautverdickungen. Klassischer Befund der chronisch-atrophisch-hyperplastischen Gastritis. Resektionspräparat (n. Kade)

zwischen Krebshäufigkeit und Lymphbahnen und Lymphknoten des Magens besteht (siehe Abb. 97b). Bei der Gastritis ist vor allem die chronisch-atrophisch-hypertrophische Gastritisform mit ihren beet- und warzenförmigen Schleimhautwucherungen als Magenpräkanzerose aufzufassen (Berg, Kade, Konjetzny u. a.) (siehe Abb. 98).

Wir sind also verpflichtet, bei den oben genannten Erkrankungen, die alle Fähigkeiten zur malignen Degeneration im vermehrten Maße besitzen, bei unseren diagnostischen Bemühungen einen besonders strengen Maßstab anzulegen. Hierzu gehört auch, daß die betreffenden Patienten in laufender röntgenologischer und soweit möglich auch in gastroskopischer Kontrolle bleiben. Auf diese Weise treiben wir am besten eine wirklich erfolgreiche Frühdiagnostik und haben damit die Möglichkeit, den Patienten rechtzeitig in einem operablen Stadium dem Chirurgen zu übergeben. Es kostet nur manchmal Mühe, den Patienten von der Notwendigkeit einer derartigen prophylaktischen Operation zu überzeugen, zumal er ja auch selbst keinerlei Beschwerden oder Schmerzen haben mag.

Wir sind aber verpflichtet, unsere ganze ärztliche Persönlichkeit einzusetzen, um auch den wenig einsichtsvollen Patienten von der Notwendigkeit einer aktiven Therapie zu überzeugen. Alles Zögern und Zaudern geht zu Lasten des Erkrankten und widerspricht dem erstrebenswerten Ziel einer erfolgreichen Frühdiagnostik. Frühdiagnostik kann keinen Momentanerfolg bringen, sondern sie muß außerordentlich zäh erarbeitet werden.

b) Klinische Frühzeichen des Magenkarzinoms

Die ersten Beschwerden beim beginnenden Magenkarzinom sind meist durch einen gewissen Appetitmangel charakterisiert. Wir wissen seit langem, daß die sogenannte kurze Anamnese besonders verdächtig ist. Die Patienten geben immer wieder an, daß sie zeitlebens einen sehr gesunden Magen gehabt und erst seit kurzem Beschwerden beobachtet haben. Eventuell werden auch schon seit einiger Zeit gewisse Speisen gemieden. BERGMANN sagt, je mehr man sich in die Anamnese vertieft, um so häufiger wird man Fälle erleben, bei denen von einem plötzlichen Beginn überhaupt nicht gesprochen werden kann. Ganz langsam und schleichend entwickeln sich die Beschwerden. Wie oft kann uns der Kranke einen präzisen Termin des Beginns überhaupt nicht angeben. KONJETZNY betont, daß man den Boden, auf dem sich das Karzinom entwickelt, und dessen Erscheinungsformen studieren muß, wenn man Frühdiagnostik treiben will. Daneben besteht beim beginnenden Magenkarzinom eine Dyspepsie, die als sogenannte schmerzhafte Dyspepsie (CARNO und CAROLI) imponieren kann. Weiterhin besteht ein allgemeines Schwächegefühl und eine charakteristische Abneigung gegen Fleisch. In etwa 50% der Fälle kann das Symptom der Abmagerung als Initialzeichen gewertet werden. Schmerzempfindungen bestehen in der Initialphase in etwa 50% der Fälle. Hierbei ist der geklagte Schmerz vage und wechselnd und verbreitet sich im ganzen Epigastrium und ist im allgemeinen therapeutisch unbeeinflußbar. Bei hochsitzenden Magenprozessen finden wir öfters Dysphagie oder Sodbrennen, das gelegentlich mit Singultus als Ausdruck der Zwerchfellbeteiligung kombiniert sein kann. Die Hautfarbe des Patienten zeigt eine wachsartige Blässe mit einem leidenden Zug im Gesicht. Erbrechen, Austrocknungserscheinungen mit Stehenbleiben der Hautfalten, idiomuskuläre Wülste beim Beklopfen des Musculus pectoralis finden sich besonders bei Pylorusstenosen in späteren Stadien.

Hämatemesis (siehe S. 31) ist beim Magenkarzinom nicht so häufig wie beim Ulkus. Gelegentlich kann das Bluterbrechen sich über lange Zeit erstrecken. MARKOFF hat die „Maladie ulcéreuse hémorrhagica" beschrieben. Eine große Magenblutung findet sich beim Karzinom nur etwa in 1—2% der Fälle von massiven Blutungen. Weitere Spätzeichen oder Zeichen der einsetzenden Frühmetastasierung sind z. B. die VIRCHOWsche Drüse in der linken Supraklavikulargegend oder DOUGLASmetastasen.

Jedem erfahrenen Kliniker ist es seit langem bekannt, daß man speziell beim Magenkarzinom immer wieder intermittierende Fieberreaktionen sehen kann. HARTMANN hat an der Heidelberger Klinik 271 Magenkarzinome untersucht und kommt zu folgendem Ergebnis:

Fieberfrei	Subfebrile Temperaturen	Intermittierende malariaähnliche Fieberparoxysmen	Fieber durch interkurrente Erkrankungen
173 = 63,8%	54 = 19,9%	20 = 7,5%	24 = 8,8%

Fieberanstieg bis 38 Grad	Fieberanstieg über 38 Grad	Regelmäßiger Rhythmus alle 3—5 Tage	Unregelmäßiger Rhythmus alle 2—6 Tage
40,8%	59,2%	34,4%	65,6%

Derartige Fieberanstiege werden als eine anaphylaxieähnliche Wirkung des autolytisch zerfallenden Eiweißtoxins im Karzinom gedeutet. In Unkenntnis dieser Tatsache richten viele Kliniker immer ihr Hauptaugenmerk auf eine okkulte Infektionskrankheit und gelangen erst sehr spät auf den Gedanken eines zerfallenden Tumors.

In Abb. 99 gibt WALTHER eine Übersicht über den Einfluß des Lebensalters auf die Metastasenbildung bei 500 Fällen von Magenkrebs. Aus dieser Übersicht gehen vor allen Dingen die Verhältnisse zwischen hämatogener und lymphogener Metastasierung hervor, wobei letztere immer die höheren Prozentsätze zeitigt. Das stille Intervall des Magenkarzinoms bzw. die sogenannte klinisch stumme Phase vor Ausbruch von klinisch manifesten Symptomen kann u. U. sehr lang sein. Im Durchschnitt nimmt man für den Magenkrebs etwa 2 Jahre an, wie dies aus den Erfahrungen der amerikanischen „Cancer Detection Center Studies" hervorgeht.

Einige pathologisch-anatomische Bemerkungen über den Magenkrebs seien hier vorausgeschickt. Wir müssen heute annehmen, daß der Magenkrebs seine Entstehung hauptsächlich äußeren Lebensbedingungen und Lebensgewohnheiten ver-

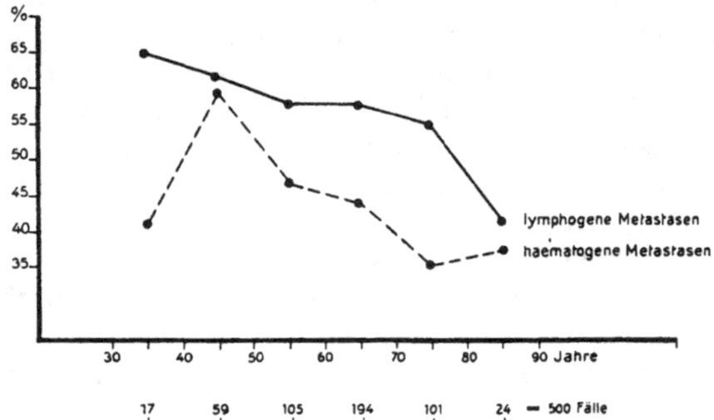

Abb. 99.
Einfluß des Lebensalters auf die Metastasenbildung bei 500 Fällen von Magenkrebs
(n. H. E. Walther)

dankt, die besonders den Magen beeinflussen. Das beinhaltet auch, daß diese Lebensbedingungen derart sind, daß sie vermieden werden können. Von KONJETZNY ist immer wieder die Reiz- und Entzündungstheorie bei der Entwicklung des Magenkarzinoms in den Vordergrund gestellt worden. KONJETZNY hebt besonders die Tatsache hervor, daß sich ein Magenkrebs nie in einem gesunden Magen entwickelt, sondern gern aus der Form der chronisch-atrophisch-hypertrophischen Gastritis mit ihren charakteristischen Schleimhautwärzchen und -grübchen (siehe Abb. 98) hervorgeht. Dieser Entscheidungsmodus gilt weitgehend auch für die übrigen präkanzerösen Zustände des Magens (siehe oben). Bei der früher so oft diskutierten sogenannten Linitis plastica handelt es sich um keine ätiologisch einheitliche Erkrankung, zumal entzündliche Ursachen und präkanzeröse Wucherungen zum gleichen Zustand führen. Hierbei besteht eine erhebliche Wandverdickung unter Beteiligung aller Schichten, wobei die Mucosa das Bild der hyperplastischen Gastritis bietet. Wenn wir heute an diesem Begriff noch festhalten wollen, dann beinhaltet er für uns im klinischen Denken eine Präkanzerose. KONJETZNY stellt folgende makroskopische Kriterien heraus:

1. Warzige, beetartige, kammartige oder polypöse Schleimhautverdickungen.
2. Umschriebene flächenhafte Wandverdickungen mit oberflächlichen serpiginösen Erosionen.
3. Große flächenhafte Erosionen mit deutlichem Schleimhautwall, die den Eindruck eines oberflächlichen Geschwürs machen.
4. Das muldenförmige flache Geschwür.

Es ist eine Erfahrungstatsache, daß die Prognose des Magenkarzinoms und damit die Entwicklungsgeschwindigkeit und der Operationserfolg weitgehend von makroskopischen Wachstumstypen des Tumors abhängig ist und nicht so sehr vom mikroskopisch-histologischen Befund. Diesen Tatsachen wird die sogenannte BORRMANN-Klassifikation des Magenkarzinoms gerecht (siehe Abb. 100). Aus dieser schematischen Klassifizierung geht hervor, daß der polypoide Tumor sich chirurgisch-prognostisch als sehr gut erweist, während das scharf begrenzte schüsselförmige Geschwür sich chirurgisch-prognostisch nur als gut verhält. Demgegenüber ist das karzinomatöse Geschwür mit nur teilweiser Begrenzung und der infiltrierende Magenkrebs in seiner chirurgischen Prognostik als sehr schlecht zu betrachten. Diesen Tatsachen muß man Rechnung tragen, wenn über das Schicksal des Patienten und je nach dem makroskopischen Wachstumstyp des Tumors über die Prognose beraten werden soll.

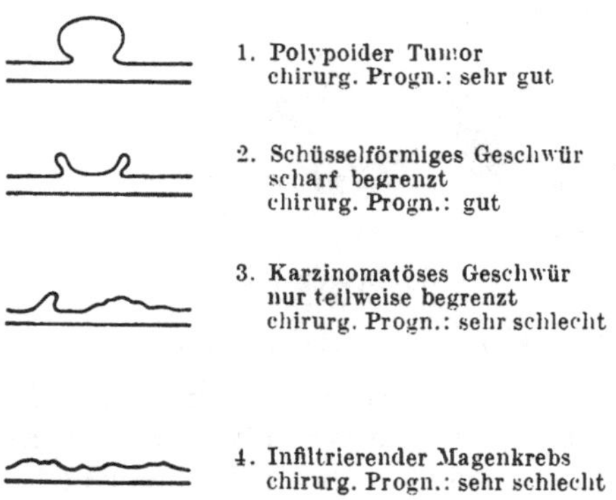

Abb. 100.
BORRMANN-Klassifikation des Magenkarzinoms (Prognose hängt ab vom makroskopischen Wachstum, nicht vom mikroskopischen Bau!)

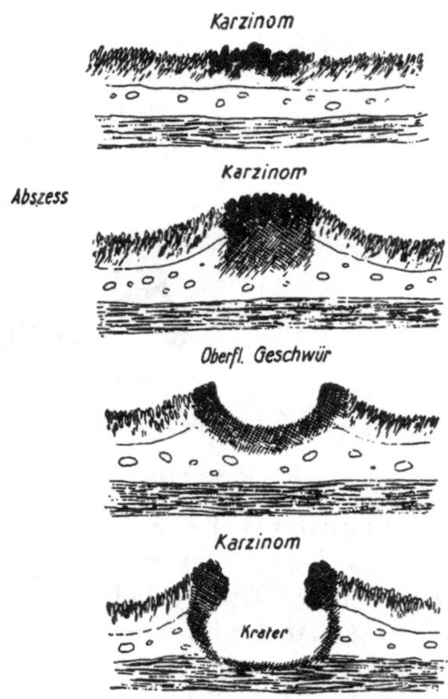

Abb. 101.
Entwicklung des ulzerierten Karzinoms

BUERMANN hat die Entwicklung des ulzerierten Karzinoms in einem Schema interpretiert, das in Abb. 101 wiedergegeben ist. Aus diesem Schema geht hervor, daß die Anfangsstadien nur einzelne kleine Schleimhautwärzchen sind, die sich dann gewissermaßen zu einem „Abszeß" erheben und dann durch Einschmelzung über ein oberflächliches Geschwür sich zum typischen Karzinomkrater auswachsen. Diesem typischen Entwicklungsgang muß in vollem Umfange Rechnung getragen werden, wenn wir uns bemühen wollen, das Karzinom in immer früheren Stadien zu erfassen.

Die klinische Symptomatologie des Magenkarzinoms und der Ausfall der verschiedenen technischen Untersuchungen variiert naturgemäß je nach der Lokalisation des Tumors im Magen. So finden wir beim Fornixkarzinom im klinischen Bild vorzugsweise Dysphagien, Schmerzen hinter dem Brustbein, eventuell auch Singultus oder larvierte Stenoseerscheinungen. Die Röntgendiagnostik muß die Möglichkeit der Kardiakarzinome besonders berücksichtigen und jeden Patienten in waagerechter oder Kopftieflage untersuchen.

Die Korpuskarzinome sind relativ leicht der Röntgendiagnostik zugänglich, besonders, wenn es sich um Initialformen von medullären oder polyoiden Karzinomen handelt. Beim Zirrhus fand DIETRICH neben dem symptomarmen Röntgenbefund in 50% Achylie, in 57% eine normale Blutsenkung und in 88% eine positive Benzidinreaktion.

Die Antrumkarzinome mit ihrer teils gastritischen Vorstufe sind durch ihre typischen Schleimhautdefekte und die recht frühen Stenoseerscheinungen charakterisiert, die im Gegensatz zu der benignen Stenose nur zu relativ geringen Ektasien führen.

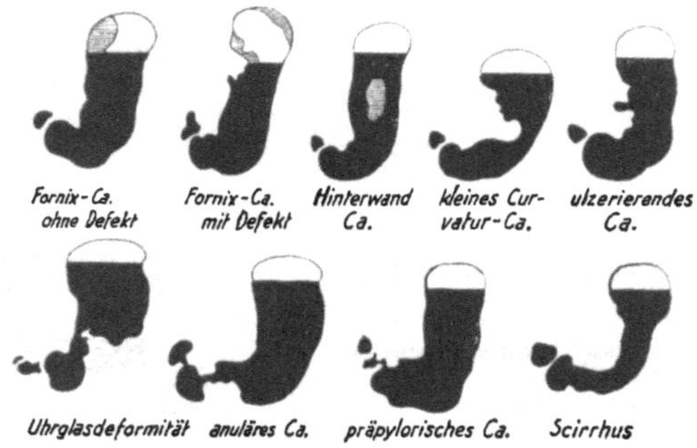

Abb. 102. Röntgenologische Typen des Magen-Ca.

c) Röntgendiagnostik des Magenkarzinoms

Der diagnostische Schwerpunkt in der Früherkennung des Magenkarzinoms liegt bei einer qualitativ einwandfreien Magenröntgenuntersuchung. Unsere heutigen Kenntnisse sind durch die Pionierarbeiten von BERG, FORSSEL u. a. außerordentlich gefördert worden, so daß selbst kleinste Schleimhautveränderungen mit ziemlicher Sicherheit erkannt und heute auch richtig gedeutet werden. Die bisherige röntgenologische Typisierung (siehe Abb. 102) befriedigt die heutigen Ansprüche nicht mehr. Die meisten der röntgenologischen Typen sind nicht mehr operabel und heilbar. In Deutschland sind von der Hamburger Schule die bereits erwähnten granulären und beetförmigen hyperplastischen Gastritisformen als erste erkennbare und darstellbare Magenpräkanzerosen herausgearbeitet worden. Nach diesen Erkenntnissen wissen wir heute mit Sicherheit, daß das beginnende Magenkarzinom primär ein endogastrales konstruktives Prinzip besitzt, dem dann erst nach einer weiteren Entwicklungszeit ein destruktives Prinzip folgt. Die einzelnen röntgenologischen Kriterien bestehen z. B. in den Funktionsstörungen, d. h. im wesentlichen in Störungen der Peristaltik, die beim infiltrativen Tumor wegfallen. Es sei aber betont, daß z. B. gerade bei beginnenden leichten Karzinomstenosen eine gesteigerte Peristaltik, die sogenannte Stenoseperistaltik, beobachtet werden kann. Auch eine Antiperistaltik wird als ein Frühsymptom gefunden. Die anatomischen Veränderungen sind, wie bereits oben angedeutet, teils polypös, teils fungös, teils diffus infiltrierend oder auf dem Boden einer malignen Degeneration eines Ulkus zu suchen. BÜCKER hat sein besonderes Augenmerk auf die Diagnose der sogenannten kleinen Magenkrebse gerichtet. Bei all diesen Situationen liegt der diagnostische Schwerpunkt bei einer höchst differenzierten röntgenologischen Schleimhautdiagnostik.

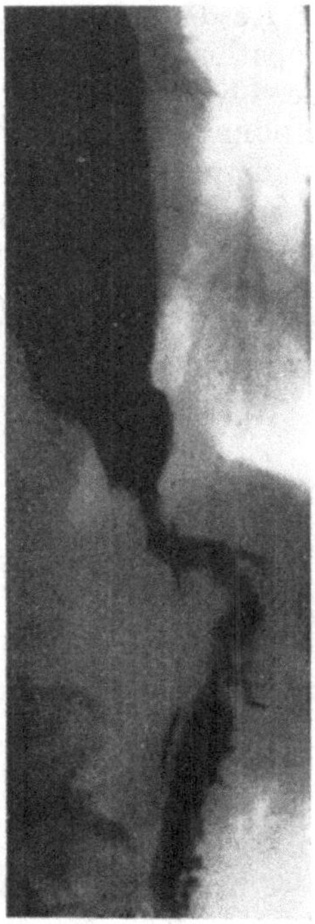

Abb. 103

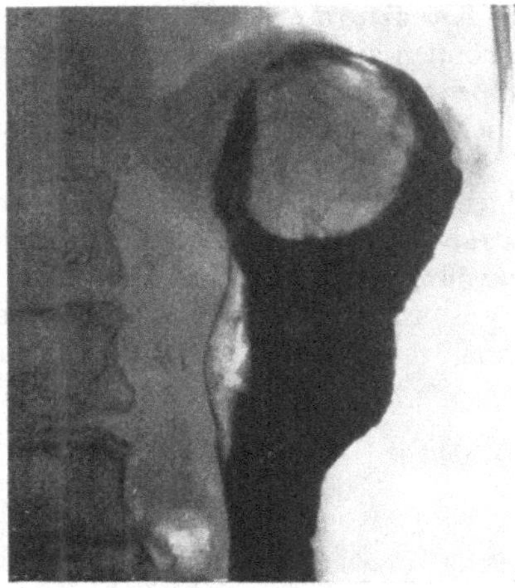

Abb. 104

Abb. 103. Hochsitzendes Fornixkarzinom mit Übergang auf die Cardia

Abb. 104. Fornixkarzinom, das plastisch nur bei Kopftieflagerung dargestellt werden kann

Abb. 105. Das gleiche Fornixkarzinom im Stehen

Abb. 106. Korpuskarzinom mit zirrhöser Wandinfiltration in Korpusmitte. Bei Prallfüllung des Magens keine Ausdehnung in Korpusmitte

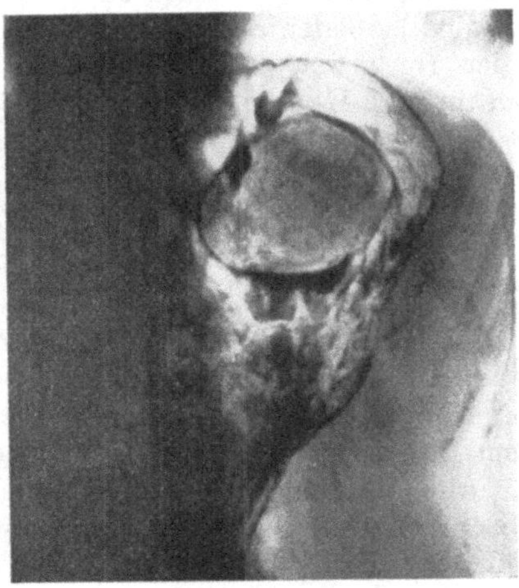

Abb. 105

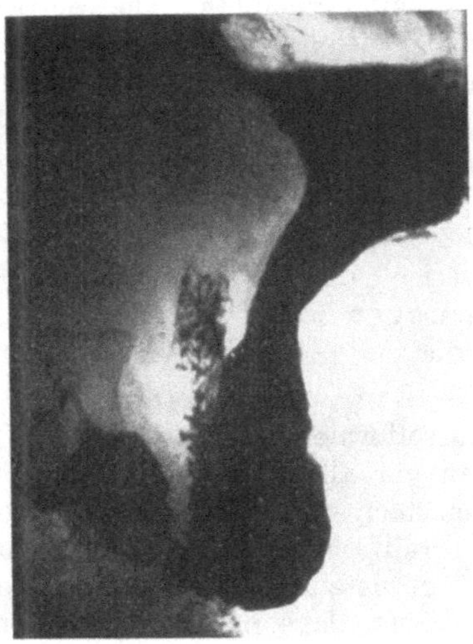

Abb. 106

Die Karzinome im Fornixgebiet gehen vielfach von der Kardia selbst aus. Hier können sich Schwierigkeiten ergeben, wenn man einen idiopathischen Kardiospasmus von einem symptomatischen bei einem beginnenden Kardiakarzinom unterscheiden muß (Nitroglyzerinprobe siehe S. 78). TESCHENDORF unterscheidet eine STRÜMPELLsche Form des Kardiospasmus mit einem dünnen Schattenband von einer zugebundenen Wurstform ohne sichtbares Schattenband bzw. Breistraße. Letzteres ist hauptsächlich der Fall, wenn Karzinome in Richtung der Speiseröhre wachsen. Bei waagerechter Lage läßt sich die Fornix- und Kardiagegend sehr gut ausstreichen. Es können selbst beginnende polypoide Tumoren leicht erkannt werden, während man sie bei stehender Untersuchung außerordentlich

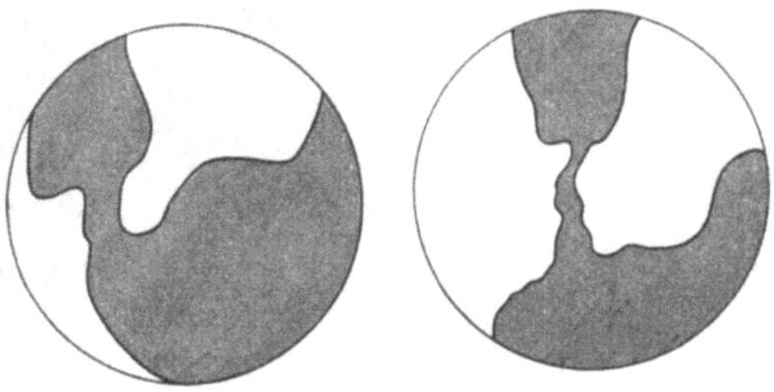

Abb. 107. Präpylorische Enge bei
Ulkusbasis Pyloruskarzinom

leicht übersehen kann. Bei polypoiden Tumoren kann man bei Kopftieflagerung den Brei gut um den Tumor herumlaufen lassen. Weiterhin achte man bei beginnenden Fornixkarzinomen auf das sogenannte HAMMERsche Symptom. Im allgemeinen verlaufen beim Gesunden die Schleimhautfalten der Vorder- und Hinterwand des Fornix so gleichsinnig, daß sie ineinanderpassen, während sie beim beginnenden Karzinom schon eine deutliche Störung des Reliefbildes hinterlassen. Für die Frühdiagnose des Kardiakarzinoms weist HENNING auf die große Leistungsfähigkeit der Ösophagoskopie hin, wobei insbesondere Patienten mit initialer Dysphagie der Ösophagoskopie genau so schnell zugeführt werden sollten wie der Röntgenuntersuchung. Die Betrachtung mit dem Ösophagoskop nach HENNING wird bei vielen Kardiakarzinomen eine weitere Klärung bringen. HENNING unterscheidet 8 Typen des Kardiakarzinoms (siehe Original). Jedenfalls besteht in der sinnvollen und kunstgerechten Handhabung der röntgenologischen und endoskopischen Untersuchungsmethode, die man noch mit der HENNINGschen Zelltupfsonde kombinieren kann, eine gute Möglichkeit zur Frühdiagnostik.

Die Diagnostik des Korpuskarzinoms ist durch die sattsam bekannten Kriterien der Wandinfiltration oder des Faltenabbruches, der Aussparungen oder Pelottensymptome relativ leicht zu fassen. Dies gilt vor allem für die polypösen Entwicklungsformen.

Die Ringwallkarzinome mit ihren zentralen Ulzerationen und bekannten Schüsselformen verursachen das Ballonreifensymptom. Schwierigkeiten bereiten vor allem die infiltrierend wachsenden und szirrhösen Karzinome, bei denen nach versuchter Reliefdarstellung vor allem Dehnungsproben des Magens mit Prallfüllung durchgeführt werden müssen. Alle diese Kriterien müssen bei einer gewissenhaften Magendurchleuchtung im Stehen und Liegen sowie in Bauch- und Rückenlage nach eingehenden Reliefstudien und abschließender Prallfüllung angelegt werden.

Im pylorischen Teil ist die Unterscheidung von einem kallösen Ulcus praepyloricum gegenüber einem malignen Prozeß nicht immer leicht. Es resultieren, wie in Abb. 107 gezeigt ist, präpylorische Engen, die bei einer Ulkusbasis doch meistens eine einigermaßen befriedigende Pyloruspassage gewährleisten, während sie beim Pylorus-

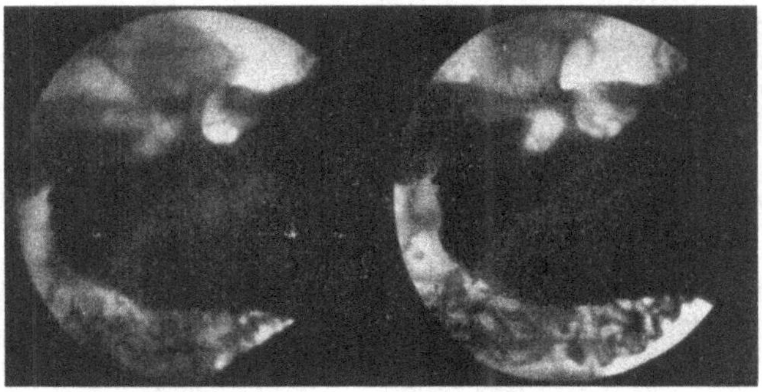

Abb. 108.
Zwei haselnußgroße Polypen in der präpylorischen Gegend als fakultative Präkanzerose

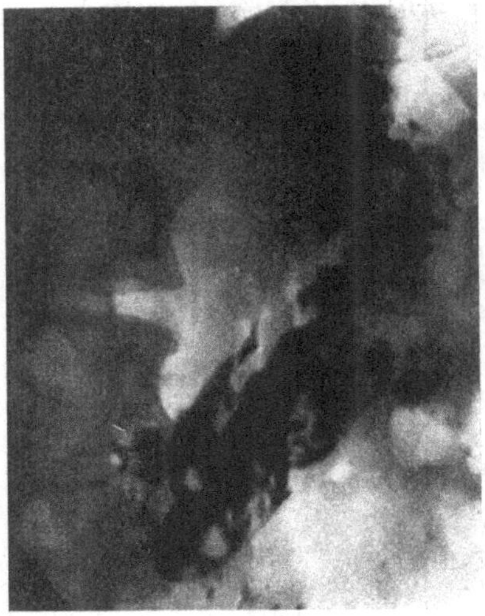

Abb. 109.
Ausgedehnte hochgradig-hyperplastische Gastritis. Ständige Kontrolle erforderlich!

karzinom häufig sehr dünn und starr infiltriert sind und demzufolge auch durch Spasmolytika nicht erweitert werden können. Auch TESCHENDORF bekundet die Schwierigkeit der Differentialdiagnose, die bei solchen chronisch-entzündlichen und beginnenden malignen Infiltrationen auftreten können. Mit Hilfe der Polygraphie gelingt es gelegentlich, sich ein Urteil über Peristaltik oder Wandstarre zu bilden. Analog liegen die Verhältnisse bei beginnenden szirrhösen Formen im Antrumteil, wobei der frühere Begriff der Linitis plastica noch hinzukommt.

Ganz besonderer Berücksichtigung bedürfen gewisse Gastritisformen, die ein sehr starkes autoplastisches Relief hinterlassen. Das beginnende Magenkarzinom braucht bekanntlich auch nicht von einem Punkt auszugehen, sondern kann sich in breiter Fläche in der Schleimhaut entwickeln (siehe oben u. Abb. 109 u. 98).

Diese eigentümlichen Grübchen, Drüsen und Epithelwucherungen, wie sie bei jeder chronischen Gastritis und ihren Folgezuständen zu finden sind, können fließend in ein Karzinom übergehen. Gerade diese Bildungen stellen einen wichtigen präkarzinomatösen Zustand dar, wenn sie nicht schon gar als eine krebsige Schleimhautwucherung aufzufassen sind. Daher ist die Überwachung einer derartigen chronischen Gastritis über Jahre hinaus eine unbedingte Forderung der Frühdiagnostik und damit auch der Krebsprophylaxe. SCHNEIDER zeigt folgende tabellarische Übersicht der Gastritis im Röntgenbild.

Tabellarische Übersicht der Gastritis im Röntgenbild

Befund-material Diagnostische Auswertung	Mosaikzeichnung (Relief)	Großkurvenrandbild (Zähnelung, Schummerung)	Funktion d. autonomen vegetativen Innervation u. motorischen Peristaltik	Intermediäre Saftschicht	Tendenz zu bzw. Prämonitorium für oder Begleiterscheinung bei
Normales Bild von Form und Funktion des Magens	zartes Reliefgitter, feine, leicht bogenförmig geschlängelte Längsfältelung	fehlt meist kaum erkennbar selten ganz feinschlägig	regelrecht normal	regelrecht gewöhnlich ausgebildet	—
Funktionelle Gastritis „Gastrismus" „Reizmagen"	geschlängelte Gitterzeichnung, zart gekrümmte Faltenlängsschlängelung, selten geringe, zarte Querschlängelung	meist feinschlägig, gelegentlich fehlend, selten etwas gröber, fast immer aber vorübergehend u. flüchtig, zeitl. wechselnd	meist normal zuweilen labil	meist normal wie oben, zuweilen auch verringert oder vermehrt	präulzerösem Symptomenkomplex
Organische hypertrophische Gastritis	Wulst- u. Strangbildung, Vergröberung u. Verbreiterung, grobe Schlängelung, Korkzieherwindung, Querfalten	mittel- u. grobschlägig, dauernd vorhanden (zeitlich unveränderliche) Zähnelung, Fransenrand	hypertonisch spastisch, labil selten	meist vergrößert, selten verkleinert oder normal	Ulkus
atrophische Gastritis	spärlich, nur noch als Rest nachweisbar	unbedeutend, ruinös, als Überbleibsel restig angedeutet	spärlich, schlaff hypotonisch atonisch	alle Formen normal vergrößert oder verkleinert	Karzinom

Ein besonders schwieriges Kapitel ist das Problem der malignen Entartung von chronischen Ulcera. Es besteht heute noch keine Einigung über die zahlenmäßigen Verhältnisse. Man nimmt im allgemeinen an, daß 5—15% der Magengeschwüre in ein Karzinom übergehen. Nach ROULET ist allerdings der Ulkuskranke im Hinblick auf eine etwaige Krebsentwicklung nicht mehr gefährdet als der Magengesunde. FISCHER schließt sich den Angaben von MCCARTEY und AVAREZ an, die annehmen, daß chronische Magengeschwüre mit einem Durchmesser von 2,5 cm und mehr fast immer krebsig sind und somit eine absolute Operationsindikation darstellen. Das Ulkuskarzinom entwickelt sich gleichfalls als reaktives Drüsengrübchen und aus Epithelwucherungen ganz analog wie bei der chronischen Gastritis. Das Ulkuskarzinom hat im allgemeinen eine schlechte

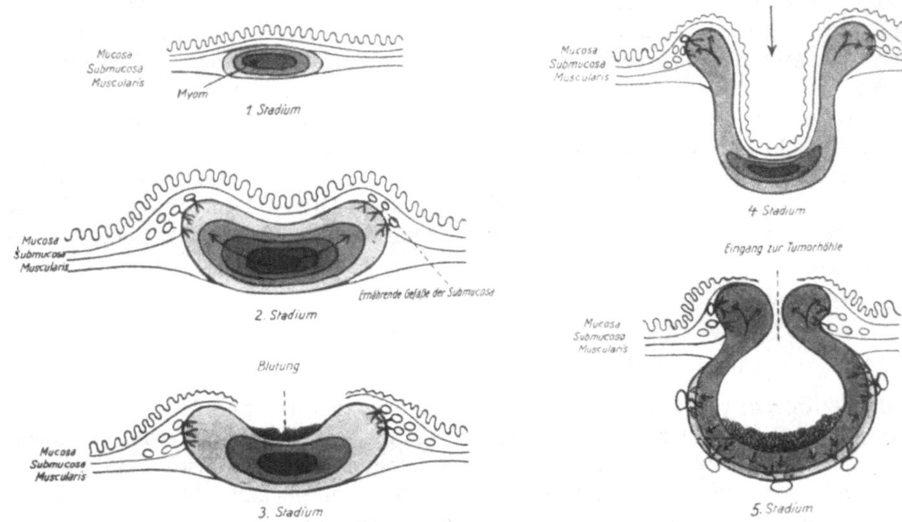

Abb. 110.
Entstehung des Divertikelmyoms
(n. Brunck)

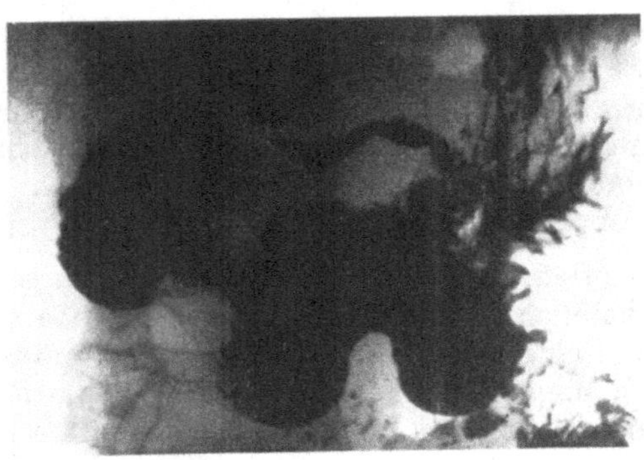

Abb. 111.
Ausgedehntes Divertikelmyom des Magens mit etwa 7 cm langem Gang und deutlich palpablem Tumor im Oberbauch. Operativ gesichert

Prognose, der Beginn des Malignewerdens ist nicht sicher zu fassen, so daß man bei chronischen Ulzera die Operationsindikation eher etwas früher und weiter fassen muß. An einem großen Material haben Ackermann und del Regato (siehe Abb. 97a) eine Krebswahrscheinlichkeit einer geschwürigen Veränderung am Magen im Prozentsatz angegeben, aus der sich eindeutig ergibt, daß geschwürige Veränderungen an der großen Kurvatur zu 100% maligne sind, in der präpylorischen Gegend 65%, in

Korpus-Mitte etwa 20% und an der kleinen Kurvatur sowie am Duodenalbeginn nur zu 10%. Gelegentlich können sogenannte Divertikelmyome differentialdiagnostisch gegenüber dem Karzinom Schwierigkeiten bereiten. BRUNCK hat sich mit der Entstehung der Divertikelmyome befaßt und unterscheidet zwei Arten, einmal die sogenannten primären Divertikelmyome, von LAUCHE als myomatöse Divertikel bezeichnet, die ein primäres Divertikel mit einem Myom in der Wand darstellen, und 2. die sekundären Divertikelmyome, die nur durch äußere Einflüsse ausgebeutelte einfache Myome sind. Hierbei spielt auch das ringwallartige Wachstum des äußeren Tumorrandes eine entscheidende Rolle. Das röntgenologisch auffällige Zeichen dieser Divertikelmyome sind die außerordentlich langen Gänge, wobei man gelegentlich im Magen den myomatösen Tumor fühlen kann. In Abb. 111 wird ein derartiger Fall wiedergegeben, den ich in Königsberg längere Zeit beobachtet habe und der dann operativ bestätigt wurde. Über Divertikelmyome des Magens mit entsprechend gastroskopisch eindrucksvollem Befund berichteten auch RATING und GEBAUER.

d) Klinisch-technische Untersuchungen für die Magenkarzinom-Frühdiagnostik

Zu den klinisch recht zuverlässigen Methoden gehört der Nachweis von okkultem Blut im Stuhl. Dieser Nachweis kann einmal mit Hilfe der chemisch-katalytischen Methoden oder spektroskopisch erfolgen. Die chemisch-katalytischen Nachweismethoden sind sehr labil und werden auch von geringen Mengen tierischer und pflanzlicher Porphyrine positiv. Es ist daher unbedingt erforderlich, vor Durchführung eines Nachweises den Patienten 3 Tage lang unter Vermeidung von Fleisch und grünen Gemüsen zu ernähren. Auf diese Weise werden am sichersten die obigen Fehlerquellen ausgeschaltet. Man achte auch auf andersartige Blutungen, wie z. B. Zahnfleischblutungen, Blutungen aus Ösophagusvarizen oder Hämorrhoidalvenen, wobei letztere schon makroskopisch durch ihre hellrote Farbe auffallen. Auch geringste Mengen von Eisen- oder Kupfersalzen können eine positive Blutnachweisreaktion geben, ebenso wie nach reichlichem Tomatengenuß positive Benzidinreaktionen gefunden werden. Die in der Klinik gebräuchlichste Methode sind die Benzidinprobe z. T. auch in der Modifikation nach SCHLESINGER und die Guajak-Probe nach WEBER-SCHUMM.

Als Folge der gehäuften Blutungen wird alsbald eine sekundäre Anämie beobachtet. Hierbei kann man z. B. vielfach eine Anämie vom Perniziosatyp als Frühzeichen und eine sekundäre Anämie als Spätzeichen beobachten. Im allgemeinen führen Magentumoren relativ häufig zu Blutbildveränderungen und zwar besonders dann, wenn schon Knochenmarkmetastasen vorliegen. Schwere hämorrhagische Diathese und symptomatische Thrombopenie beobachtete DEMLING beim Magenkarzinom.

Die sogenannte SALOMONsche Probe (Eiweißbestimmung in einem mit physiologischer Kochsalzlösung gespülten Magen, Ausführung siehe bei FRANKE-HILGETAG) und andere Eiweißbestimmungsmethoden im Magensaft sind in ihrem Wesen reine Spätzeichen. Sie fallen erst dann positiv aus, wenn der Tumor deutliche Zerfallserscheinungen aufweist. In ähnlichem Sinne sind auch die fermentativen Karzinomreaktionen z. B. v. NEUBAUER-FISCHER zu bewerten.

Die Blutsenkungsreaktion ist in den Frühstadien des Magenkarzinoms im allgemeinen nicht beschleunigt.

Die Magensäureuntersuchung ist in ihrer frühdiagnostischen Bedeutung sicher überschätzt worden. Die Anazidität kommt beim fortgeschrittenen Magenkrebs etwa in 90% der Fälle vor, aber sie gehört sicher nicht zu den Frühzeichen. In jedem Falle muß betont werden, daß eine einmalige Magenausheberung unzuverlässig ist, da sie oft zu fehlerhaften Ergebnissen führt. Auch hohe Salzsäurewerte sprechen nicht für ein Ulkuskarzinom im Magen. Hohe Salzsäuredefizite mit großen Differenzen im Vergleich zur Gesamtazidität wären zwar oft vorhandene charakteristische Symptome, aber diese fehlten im Frühstadium nur allzu häufig. Es muß also festgestellt werden, daß der Magenchemismus bei der Frühdiagnostik in hohem Maße versagen kann. Die Frühdiagnose des Magenkrebses wird durch den Magenchemismus weder erschüttert noch bestätigt.

Der so oft als charakteristisch herausgestellte Milchsäurebefund im Magensaft ist kein direktes Krebszeichen und schon gar kein Frühzeichen, da wir z. B. bei jeder akuten Gastritis Milchsäure im Magensaft finden können (HENNING). Auch der Nachweis der BOAS-OPPLERschen Milchsäurebazillen, d. h. jener langen fadenförmigen unbeweglichen und grampositiven Bazillen, ist nicht krebsspezifisch.

Gelegentlich kann der qualitative Blutnachweis im Magensaft von besonderem Interesse sein. Hierbei wird der unfiltrierte und gut umgerührte Magensaft mit 10prozentiger Sodalösung gegen Lackmuspapier neutralisiert. Im Ätherextrakt wird der chemische Nachweis von Blut dann am besten mit der Bencidinreaktion in der üblichen Weise durchgeführt.

e) Zytologie des Magensaftes

In letzter Zeit hat man der Zytologie des Magensaftes eine besondere Aufmerksamkeit gewidmet, um nach zytologischen Kriterien die normalen Deckzellen und Tumorzellen zu charakterisieren. Die HENNINGsche Magentupfsonde mag sich sicher hierfür eignen. Vielfach wird auch die MILLER-ABOT-Sonde benutzt, wobei der nüchterne Magen erst noch einmal gründlich durchgespült wird, hierauf wird der Ballon aufgebläht und zwischen Kardia und Pylorus hin- und hergezogen. Dieser Ballon wird vorher mit einer dünnen Schwammgummischicht überklebt. Auf diese Weise wird die Magenwand gewissermaßen abgebürstet. Das dem Ballon anhaftende Material wird dann in der üblichen Weise zur Untersuchung benutzt. Wir selbst haben uns vorzugsweise mit der Phasenkontrastmethode beschäftigt und finden bisher zytologisch z. T. zufriedenstellende Ergebnisse für die Frühdiagnostik, die aber noch keineswegs ausreichend sind. Im allgemeinen wird in der Literatur betont, daß beim Magen die peptische Verdauungskraft stört, so daß sich nur selten gut erhaltene Zellverbände erkennen lassen. Nach unseren Erfahrungen ist dies nicht der Fall. Fest steht aber, daß ein sicher positiver Tumorzellnachweis im Magensaft im Frühstadium auch kaum zu erwarten ist. Die in der Literatur wiedergegebenen hohen Prozentsätze an positiven zytologischen Befunden stammen sicher nur von Spätfällen (siehe GRAHAM und Mitarbeiter). GRAHAM gab in 15 von 24 Fällen von Magenkarzinom einen zytologisch positiven Befund an, während FRIEDRICH von 38% spricht. Die zytologischen Präparate werden in der üblichen Weise entweder nach Papanicolaou oder nach Standardfärbemethoden oder ungefärbt im Phasenkontrast beurteilt. Der Magen wird hierzu entleert und dann wiederholt gewaschen. Das letzte Waschwasser wird zentrifugiert und sodann das Sediment ausgestrichen und fixiert. Auf diese Weise gelingt es, die meisten positiven Resultate zu erhalten. Die Magenzytologie setzt gleichfalls eine sehr exakte Arbeitsweise voraus und könnte in Einzelfällen auch in der Frühdiagnostik des Magenkarzinoms von Vorteil sein. In Amerika hat man auch versucht, durch Fieberstöße u. dgl. die Abschilferung bösartiger Zellen für die zytologische Krebsdiagnose zu erhöhen. Die Schwierigkeit liegt immer bei den chronisch-entzündlichen Prozessen und bei den hyperplastischen Reaktionen. Ob sich die zytologische Untersuchungsmethode in der Zukunft durchsetzen wird, kann heute noch nicht mit Sicherheit entschieden werden. Bisher ist die Beurteilung noch nicht eindeutig (s. a. STOLL).

f) Gastroskopie

Eine sinnvolle Ergänzung der Röntgendiagnostik bildet in Zweifelsfällen die Gastroskopie. Diese Methode, die an der Leipziger Klinik besonders durch HENNING und Mitarbeiter ausgebaut wurde, stellt heute längst nicht mehr eine derartige Belästigung für den Patienten dar, wie sie es am Anfang war. Durch Einführung der flexiblen Gastroskopie ist die Technik wesentlich erleichtert, und durch die Monographien von GUTZEIT-TEIDTKE, KALK und BRÜHL sowie KORBSCH sind solide Kriterien der Befundbewertung erhoben worden. Der Vorteil der gastroskopischen Untersuchung liegt darin, daß wir lebendes und durchblutetes Gewebe betrachten, und daß wir durch die Gastroskopie einen röntgenologisch ausgesprochenen Verdacht bestätigen können. Bei entsprechend großer Übung mit dieser Methode (s. a. GUTZEIT-TEIDTKE) gelingt es, sichere Diagnosen zu stellen, vor allem wenn man gleichzeitig etwas Gewebe für die histologische Untersuchung oder mit Hilfe der HENNINGschen Zelltupfsonde Zellmaterial für die zytologische Untersuchung gewinnen kann. Die Gastroskopie ist in jedem Falle indiziert, bei dem ein Karzinomverdacht besteht, insbesondere auch wenn die Frage der Operabilität zur Entscheidung steht. Chronische Ulzera, Polypen und Schleimhautdetails sind vor allem geeignet. Demgegenüber bilden große Strumen, Aortenaneurysmen und Ösophagusvarizen, ferner eine starke Kyphoskoliose und hochgradige Kreislaufstörungen eine unbedingte Kontraindikation für eine Gastroskopie. Wir haben jedenfalls mit der Gastroskopie die Möglichkeit, eine endoskopische Karzinomfrühdiagnose zu stellen. In Tafel IV werden eine Anzahl typischer gastroskopischer Befunde wiedergegeben, die zugleich auch einen Einblick in die Leistungsfähigkeit der Methode gewährleisten. Die gastroskopische Frühdiagnose des Magenkarzinoms gehört jedenfalls zur Hauptdomäne dieser endoskopischen Methode. GUTZEIT vertritt die Ansicht, daß die gastroskopische Erkennung eines kleinen Karzinoms immer leichter sei als die eine gute Technik und eine große Übung erfordernde röntgenologische Frühdiagnose.

g) Chirurgische Indikation des Magenkarzinoms

Die chirurgische Behandlung des Magenkarzinoms, die von FINSTERER, KONJETZNY u. a. sehr gefördert wurde, bereitet in ihren Indikationsstellungen heute keine Schwierigkeiten mehr. Wichtig ist nur, daß man die von KONJETZNY herausgearbeiteten Präkanzerosen mit berücksichtigt. Hierzu gehören:

1. Ausgedehnte oberflächliche unregelmäßige oder serpiginöse Erosionen, meist mit mehr oder weniger deutlicher Wandverdickung in ihrem Bereich. Mehrfach habe ich sie in der Umgebung eines typischen chronischen Geschwürs gefunden.
2. Große, flächenhafte Erosionen mit deutlichem Schleimhautwall, die auf den ersten Blick ganz den Eindruck eines oberflächlichen Geschwürs machen.
3. Muldenförmige flache Geschwüre mit meist wenig ausgesprochener Randwulstbildung.

Wir müssen also bestrebt sein, diese Indikationen für die Operation mit zu berücksichtigen, wenn wir eine sinnvolle Krebsfrühdiagnostik betreiben wollen. Diese Tatsache muß heute jeder Internist und Praktiker anerkennen und dadurch mithelfen, die Verschleppungszeiten zu verkürzen. Ebenso muß sich der Röntgenologe über die weittragenden Folgen seiner Diagnostik im klaren sein. In der Krebsfrühdiagnostik kommt es darauf an, sich nicht auf unbewiesene oder erquälte Meinungen zu verlassen, sondern nur auf die durch Forschung bewiesenen Tatsachen. Vor allem darf man bei Betrachtung der Frühdiagnose des Magenkrebses die pathologisch-anatomischen Tatsachen niemals aus dem Auge lassen.

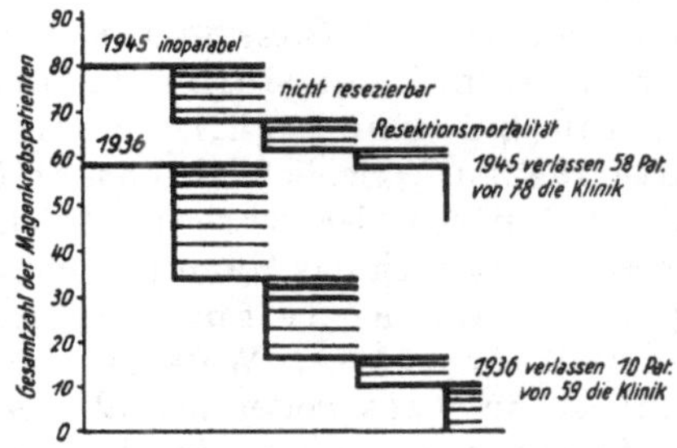

Abb. 112.
Vergleich der Wirksamkeit der chirurgischen Therapie des Magenkarzinoms 1936 und 1945 in der Minnesota-Universitätsklinik. Der Erfolg wird auf Frühdiagnostik und „second look"-Operation zurückgeführt
(n. Wangensteen)

Konjetzny sagt mit Recht, daß man bei der Frühdiagnose des Magenkrebses nicht von den ausgebildeten Krebssymptomen, sondern von den Erscheinungen der Gastritis ausgehen muß, denn der Magenkrebs entwickelt sich niemals in einer gesunden Magenschleimhaut (Konjetzny). Als Grundlage für den Magenkrebs sind die chronische Gastritis mit ihren Folgeerscheinungen, das chronische Magengeschwür von entscheidender Bedeutung. Savicki findet z. B., daß 60% aus einer Gastritis hervorgehen. Unter unseren heutigen Bedingungen müssen wir feststellen, daß der Magenkrebs noch viel zu spät in die Hand des Internisten, geschweige denn in die des Chirurgen kommt, denn über drei Viertel der in der Klinik diagnostizierten Magenkarzinome werden zu spät erkannt, so daß sie für eine Radikaloperation nicht mehr in Frage kommen (Brühl). Durchschnittlich liegt also die inoperable Quote bei 75—80%. Konjetzny vertritt den Standpunkt, daß es nur zwei Möglichkeiten für die erfolgreiche Bekämpfung des Magenkarzinoms gibt, und dies sind die Prophylaxe und die Radikaloperation im Frühstadium, denn die allein rechtzeitige Operation ist in der Lage, das Karzinom zu heilen, die Frühdiagnostik vorausgesetzt. Die eigentliche Frühdiagnose ist nach Lage der Dinge auch hier meist eine begründete Verdachtsdiagnose. Für eine erfolgreiche Frühdiagnostik liefert uns die Röntgendiagnose in etwa 90% sichere und zuverlässige Werte. Ein weiterer Schwerpunkt frühdiagnostischer Bemühungen beim Magenkrebs besteht in der Prophylaxe. Wir wissen, daß der Magenkrebs sein Entstehen hauptsächlich äußeren Lebensbedingungen verdankt, die besonders den Magen beeinflussen. Der Arzt hat also künftig darauf zu achten, daß diese Lebensbedingungen derart sind, daß sie vermieden werden können.

Auch der Erfolg der Operation wird durch die „second look operation" nach Wangensteen gefestigt. In USA wird das Prinzip der Reoperation in die Maßnahmen der nachgehenden Fürsorge gelegentlich eingespannt. Alle diese in ihren Auswirkungen guten Maßnahmen führen eben letzten Endes zu einem „new look" bei dem Krebsproblem. Abb. 112 zeigt einen Vergleich der Wirksamkeit der chirurgischen Therapie des Magenkarzinoms aus dem Jahre 1936 und 1945 in der Minnesota-Universitätsklinik. Der beachtliche Erfolg wird auf die frühdiagnostischen

Bemühungen und „second look operation" zurückgeführt. Unsere Aufgabe ist es also, die klinischen und röntgenologischen Anfangssymptome mit Zähigkeit zu ermitteln, sie straff diszipliniert zu verwerten und für den begründeten Frühverdacht einzubauen, um dadurch die radikale Operationsstatistik insbesondere auch unter voller Berücksichtigung der obengenannten Präkanzerosen wesentlich zu verbessern.

„Wo alle wichtigen Symptome, wie Tumor, hochgradige Kachexie, Milchsäure, Fehlen der freien Salzsäure, kaffeesatzartiges Erbrechen und dergleichen mehr vereinigt sind, da ist die Diagnose leicht, da hat sie aber nicht viel mehr Bedeutung als eine Leichendiagnose" (Riegel).

Demgegenüber sagt Curschmann vom Standpunkt des Internisten: „Es ist besser, zehnmal vergeblich laparotomiert zu haben, als einmal die Operation bei einem chirurgisch angehbaren Karzinom des Magens zu unterlassen." Schließlich kommt Mac Carty von der Mayo-Klinik zu dem Schluß, daß neben der wissenschaftlichen Krebsforschung und der Aufklärung der Bevölkerung doch das Hauptgewicht auf die Unterrichtung und Erziehung der praktischen Ärzte zur Erkennung der frühen Krebsstadien gelegt werden muß. Wir können Wangensteen nur beipflichten, wenn er feststellt, daß wir heute schon etwas weiter sind als der berühmte Kliniker Professor Friedreich vor 75 Jahren, der als gutes Mittel gegen den Magenkrebs den Condurango Dekokt empfahl.

Merksätze für die Frühdiagnostik des Magenkarzinoms

1. Gewichtsabnahme, schmerzhafte Dyspepsie und Fleischabneigung lassen immer an ein Magenkarzinom denken, besonders beim Mann über 40 Jahre. Nicht auf Lehrbuchsymptome warten!
2. Fieber spricht nicht gegen Karzinom, da 40% aller Magenkarzinome fiebern.
3. Jede Polyposis des Magens ist als eine potentielle Präkanzerose zu betrachten.
4. Jede chronische Gastritis, die sich über längere Zeit erstreckt, ist als Präkanzerose anzusehen, sie kann in seltenen Fällen sogar schon eine Kanzerose sein. Vorbeugung, konsequente Behandlung und strenge Überwachung einer chronischen Gastritis ist daher erforderlich. Man denke daher auch bei langer Anamnese immer an ein Karzinom. Die chronische atrophisch-hypertrophische Gastritis mit den charakteristischen beet- und warzenförmigen Schleimhautwucherungen ist bereits als sichere Präkanzerose zu betrachten.
5. Die Krebshäufigkeit des Magens bei perniziöser Anämie ist etwa achtmal größer als bei der Norm. Daher muß jeder Magen bei perniziöser Anämie laufend röntgenkontrolliert werden.
6. Ein chronisches Magengeschwür von mehr als 2,5 cm Durchmesser ist bereits als karzinomatös anzusehen. Es stellt somit eine absolute Operationsindikation dar. Auch bei röntgenologisch einwandfreiem Ulkus kann bereits histologisch ein einwandfreies Karzinom bestehen. Man denke daher stets an das Ulcus-Karzinom!
7. Bei der Anamnese achte man besonders auf bestimmte Lebensgewohnheiten, die chronische Reize am Magen setzen können.
8. Bei schmerzlosen Dysphagien und Druckgefühlen hinter dem Sternum denke man an ein Kardiakarzinom. Röntgenuntersuchung in Kopftieflage ist notwendig!

Gastroskopische Befunde

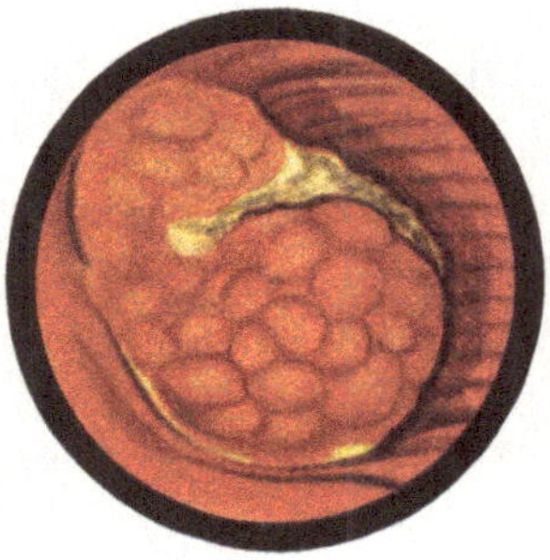

Knolliger Magenkrebs

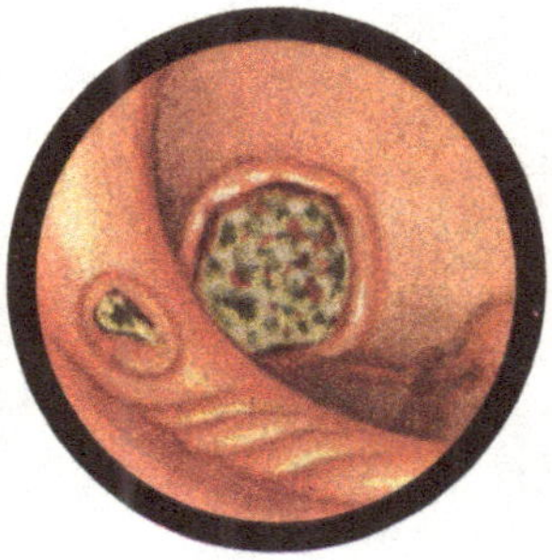

Ulzerierender Antrumkrebs

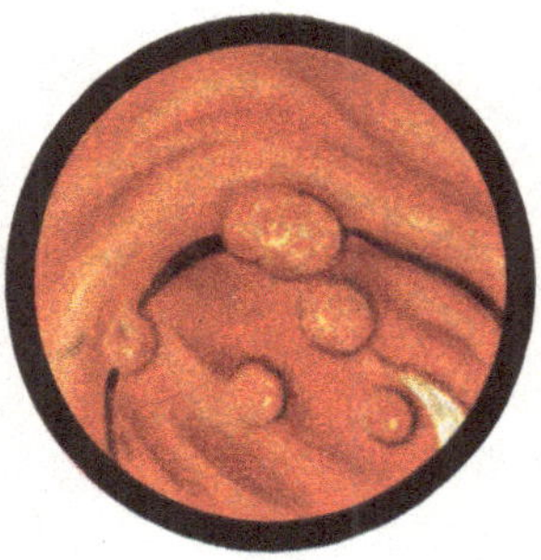

Multiple Polypen

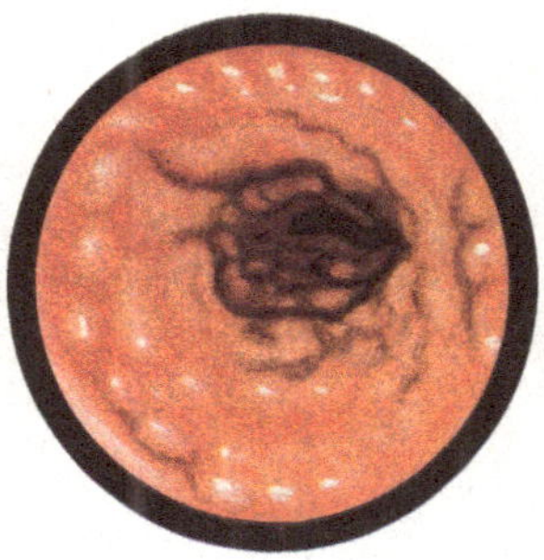

Karzinom

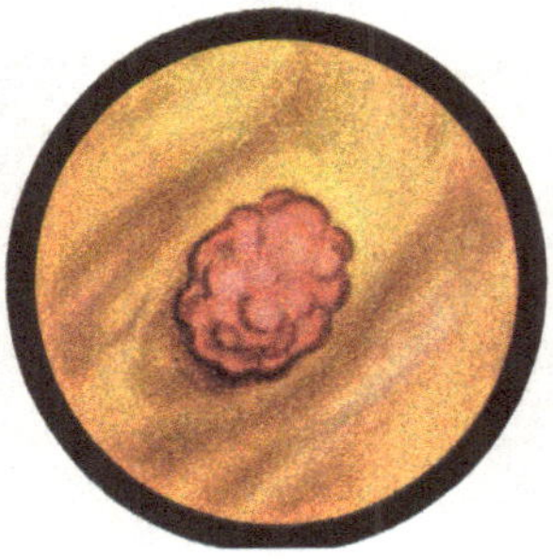

Polyp

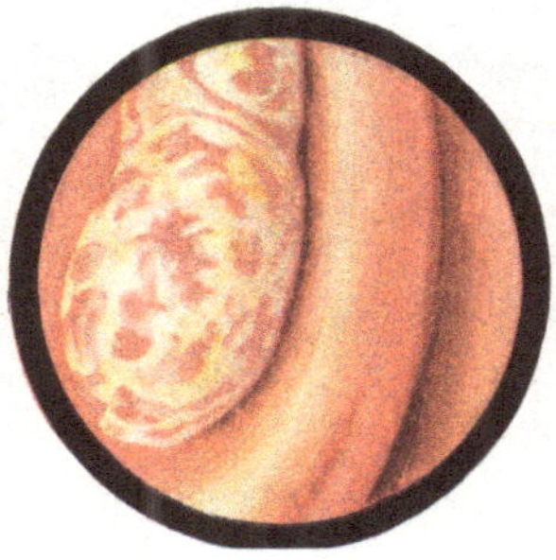

Kleines medulläres Ca.

4. Duodenalkarzinome

Die Schwierigkeiten der Diagnose von beginnenden Duodenalkarzinomen sind besonders groß, zumal gerade Tumoren im Duodenum außerordentlich selten sind und vielfach fehlgedeutet werden. HIRSCH hat aus der Leipziger Klinik gerade 3 Fälle von diesen seltenen Duodenalkarzinomen beschrieben. Die klinische Symptomatologie läßt über längere Zeit lokale Erscheinungen vermissen, zumal das Allgemeinbefinden zunächst nicht beeinträchtigt ist. In späteren Stadien kommen Gewichtsverlust, Schwächegefühl, Appetitlosigkeit und zunehmende Anämie hinzu. Erbrechen, Obstipation und Diarrhoe können auftreten. Recht

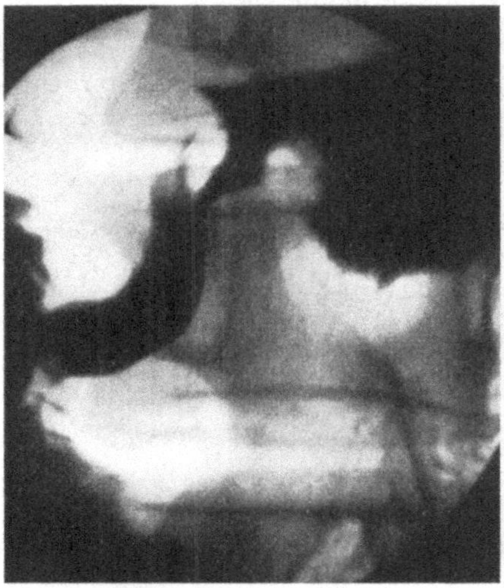

Abb. 113.

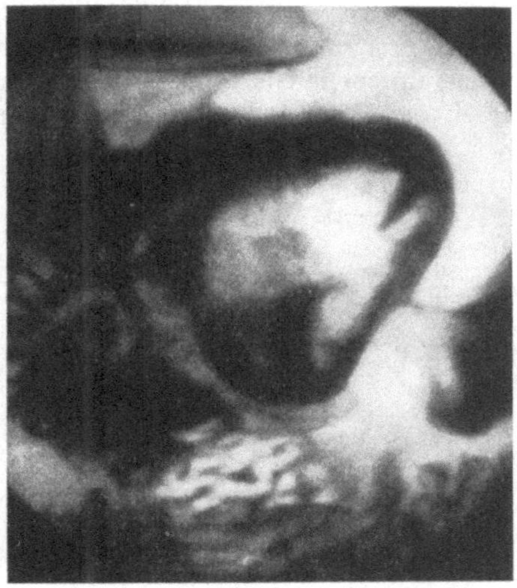

Abb. 114.

Abb. 113. Duodenalkarzinom mit starker Eindellung des obersten Duodenalabschnittes (operativ bestätigt n. Hirsch)

Abb. 114. Duodenalkarzinom mit Faltenabbruch und starker Wandkontur im Bulbus (operativ bestätigt n. Hirsch)

verläßlich ist die positive Benzidinprobe im Stuhl. Gelegentlich wurden Dysurie und Oligurie beobachtet. Die Röntgensymptome hat HIRSCH in folgender Weise charakterisiert:

1. Beachtung der Pylorus- und Duodenalpassage mit Kontrolle der Bulbusentfaltbarkeit und Füllungsgrad.
2. Spiegelbildungen in der Pars descendens duodeni können als Adhäsionen beobachtet werden und dürfen nicht mit Divertikeln verwechselt werden.
3. Abflachung des Duodenalknies.
4. Veränderungen des Schleimhautbildes mit Faltenabbruch, fehlender Querfältelung, veränderten Wandkonturen, Wandstarre, malignem Relief und gelegentlichen Obturationszeichen.
5. Selten kann man dünne Kontraststreifen oder eine konstante Impression an der Duodenalschlinge sehen.
6. U. U. Untersuchung im Pneumoperitoneum und Kontrastdarstellung der Nachbarorgane.

In Abb. 113/114 sind zwei Fälle von HIRSCH aus der Leipziger Klinik im Bild wiedergegeben.

Zur röntgenologischen Differentialdiagnose der Tumoren des Bulbus duodeni haben sich neuerdings BAUER und HARTWIG geäußert. Von den seltenen Tumoren des Duodenums seien noch die Adenome der BRUNNERschen Drüsen genannt. Die Ätiologie ist unklar. Man denkt an chronische Entzündungszustände. Sie lassen sich nur röntgenologisch durch runde Schattendefekte nachweisen. HUDSON und INGRAM haben soeben darüber berichtet.

5. Leber- und Gallenwegskarzinome

Die Abgrenzung von primären Leberkarzinomen und Lebermetastasen ist nicht immer leicht. Bekanntlich ist der primäre Leberkrebs außerordentlich selten und kommt nach EPPINGER nur in 0,4% aller Lebertumoren vor. Denn

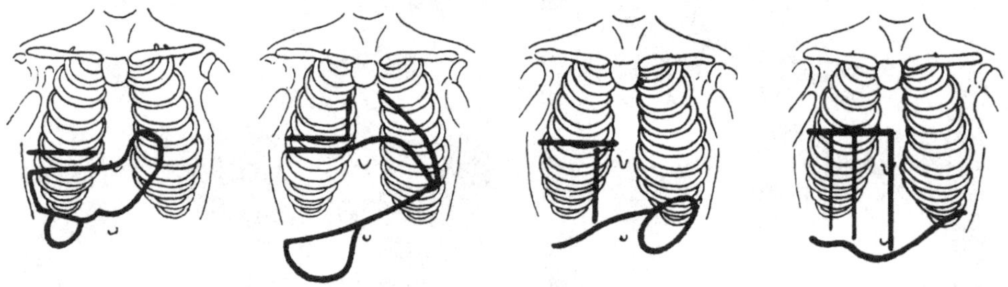

Abb. 115. Typische Palpationsbefunde im Oberbauch

schon VIRCHOW sagte, daß die Organe, die besonders oft von sekundären Geschwülsten betroffen werden, selten der Sitz von primären Tumoren sind. Bei den primären Tumoren handelt es sich meist um Leberzell- oder Gallengangskarzinome, meist als Cancer massiv oder nodulaire, gelegentlich finden wir aber auch das Szirrhuskarzinom. Ob die Zirrhose eine präkanzeröse Veränderung ist, ist schwer zu entscheiden, denn die Zirrhose ist sehr häufig und das Leberkarzinom in zirrhotischen Lebern relativ selten. Die großen metastatischen Lebern zeigen vielfache Zerfallserscheinungen, und zwar an der Oberfläche des Organs unter dem Bilde des bekannten Krebsnabels. KAUFMANN gibt für das Pankreaskarzinom 50%, für das Gallenblasenkarzinom 40% und beim Magendarmkarzinom 33% Lebermetastasen an. HULTQUIST berichtet auch über parasitäre Leberkarzinome. Die gutartigen Tumoren der Leber sind relativ selten wie z. B. Hämangiome, Fibrome, Teratome und Lipome. Bei den Adenomen unterscheidet EPPINGER zwei Formen, von denen die eine von den Leberzellen und die andere von den Gallengangsepithelien ausgeht.

Die Leber-, Gallen- und Pankreasgegend ist bekanntlich für die interne Diagnostik außerordentlich schwer zu objektivieren. In Abb. 115 sind schematisch die wichtigsten Palpationsbefunde aufgezeigt. Wir nennen in diesem Zusammenhang z. B. das COURVOISIERsche Zeichen (s. a. Abb. 116), d. h. eine prall elastisch vergrößerte Gallenblase, die wir beim Pankreaskopf- oder stenosierenden Papillenkarzinom fühlen können. Der besonders rechtzeitig sich entwickelnde sogenannte Schnürlappen (RIEDEL) gibt immer wieder zu Verwechslungen mit Tumoren Anlaß. Während wir schließlich beim primären Leberkarzinom eine nicht so sinnfällig vergrößerte Leber tasten können, ist die typische Metastasenleber außerordentlich stark vergrößert und z. T. grob höckrig. Vielfach kann man die

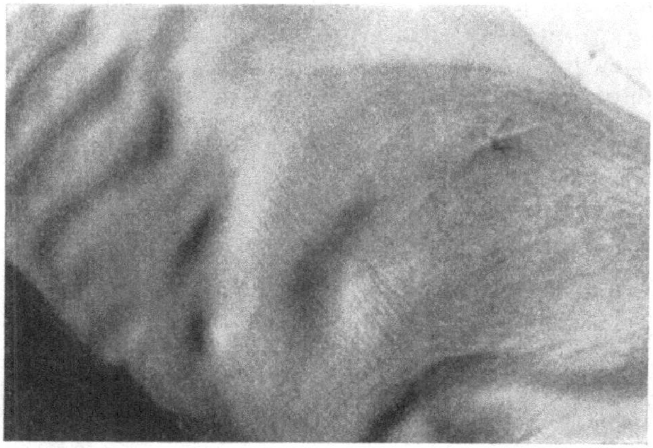

Abb. 116.
COURVOISIERsches Zeichen bei Pankreaskopfkarzinom
Die prall-elastisch gestaute Gallenblase ist im rechten Seitenbauch bereits deutlich sichtbar

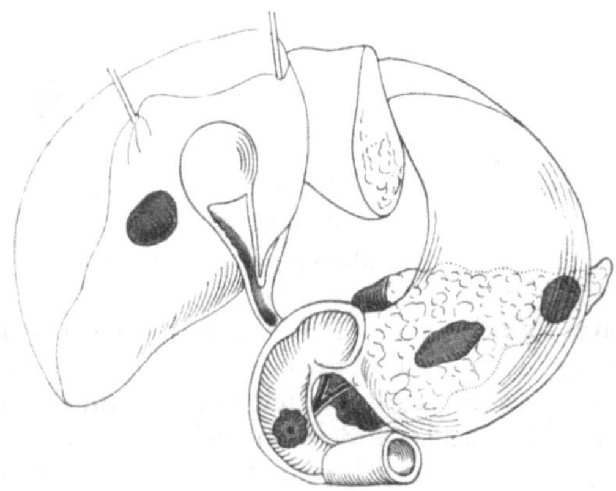

Abb. 117.
Wichtigste Tumorlokalisationen in der Leber-Gallen-Pankreasgegend

Krebsnäbel, d. h. zentrale Vernarbungen und Schrumpfungen am Krebsknoten fühlen, die sich unter der Oberfläche der Leber entwickeln.

In Abb. 117 sind schematisch die wichtigsten Lokalisationen von malignen Tumoren aufgezeigt, die in der Leber-Gallen-Pankreasgegend zu beobachten sind. Es sind dies einmal das Pankreaskopf-, Korpus- und Schwanzkarzinom, ferner das sogenannte Papillenkarzinom sowie die Gallenblasen- und Gallengangskarzinome und schließlich das solitäre seltene Leberkarzinom. Wir müssen bestrebt sein, unter dieser

Vielfalt der Möglichkeiten unsere Diagnostik so zu differenzieren, daß wir zumindest mit einiger Sicherheit dem Chirurgen für sein operatives Handeln einen Hinweis geben können.

a) Klinische Zeichen des beginnenden Leberkarzinoms

Die klinischen Zeichen beim Leberkarzinom sind weitgehend abhängig vom Ausgangspunkt des Tumors und seiner Wachstumstendenz. Wir wissen, daß auch bei großer Ausdehnung des Tumors ein völlig symptomloser Verlauf beobachtet werden kann, zumal die Tumorverteilung in der Leber sehr variabel ist. Fortschreitende Abmagerung, schlechtes Aussehen, vage Rückenschmerzen, Neigung zu Obstipation führen zu einem Ver-

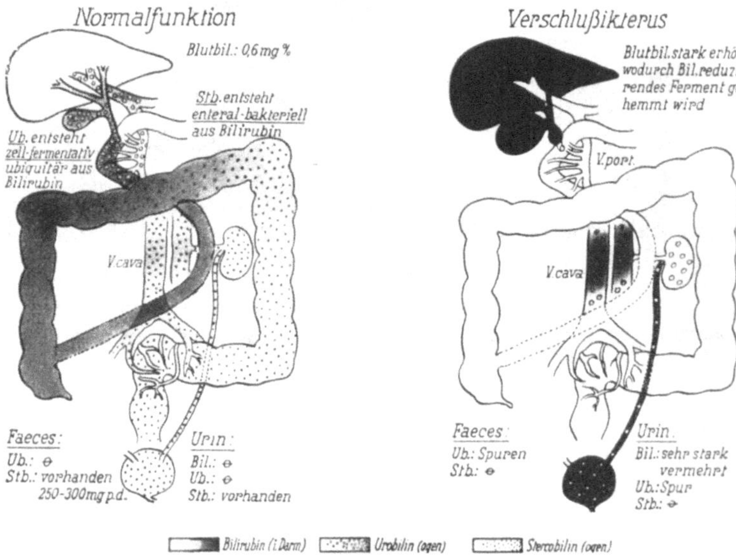

Abb. 118.

Mechanismus des Ikterus beim Verschlußikterus gegenüber dem normalen Verhalten

dacht auf ein Leberkarzinom. Blutsenkungsgeschwindigkeit ist meist deutlich beschleunigt, und oft besteht schon frühzeitig eine mäßige Anämie. Diese Signalsymptome werden hauptsächlich deshalb unterschätzt, weil der erstuntersuchende Arzt den Ikterus vermißt. Nur gelegentlich findet man leichte Vermehrung des Bilirubinwertes. Je nach dem Sitz des Tumors ist einmal mehr der rechte oder linke Leberlappen vergrößert. Als Spätzeichen entwickelt sich dann ein Aszites mit peritonealer Metastasierung. In derartigen Fällen kann der Serum-Aszites-Quotient diagnostisch wertvoll sein. An der Leipziger Klinik haben Schmid und später Seidel den Serum-N- und Aszites-N-Gehalt untersucht. Bei der Peritonitis carcinomatosa ergibt sich ein Serum N : Aszites N-Quotient von 1,6 mit einer Schwankungsbreite von 1,2—2,4. Ein derartig niedriger Quotient findet sich nur noch bei der Peritonitis tuberculosa von 1,5. Der kardiale Aszites-Quotient liegt bei 2, bei Leberzirrhose bei 4, bei Pfortaderthrombose bei 6 und bei der Hypoproteinämie bei 7. Wir können also in Zweifelsfällen, wenn wir einen derartig niedrigen Quotienten finden, berechtigte Schlüsse auf einen karzinomatösen Aszites ziehen.

Die Röntgendiagnostik im Leber-Gallenweg-Bereich bringt nur relativ selten eine Klärung. Besser steht es mit den chemischen Laboratoriumsmethoden. So finden wir öfters eine alleinige Urobilinurie. Besteht ein echter Verschlußikterus, so finden wir neben der starken Bilirubinämie eine starke Bilirubinurie mit Spuren von Urobilin in Harn und Fäces. Schematische Wiedergabe siehe Abb. 118. Im Farbcharakter besteht meist ein Verdinikterus, der bei längerem Bestehen sich in einen Melasikterus umwandelt. Das Wesen dieser mechanischen Ikterusformen liegt in einer Störung des Bilirubintransportes durch einen Tumor der Gallenwege oder durch einen Tumordruck von außen. Es hat sich daher der Begriff Verschlußikterus oder Okklusionsikterus eingebürgert. Bei einer derartigen Sachlage entwickelt sich eine Drucksteigerung in den Kapillaren mit Einrissen in die Gallenkapillaren und Übertritt des Gallenfarbstoffes in die Lymphräume, wobei die geschädigten Leberzellen noch eine vermehrte Durchlässigkeit haben im Sinne der sogenannten Parapedese, d. h. es resultiert die Ableitung der Galle in das Blut. Palpatorisch finden wir bei durch Tumoren bedingtem Verschlußikterus oft eine hochgradig gestaute und prall elastisch sich anfühlende Gallenblase (COURVOISIER). In der Mehrzahl der Fälle entwickelt sich die Gelbsucht bei einem Tumor langsam schleichend und ohne kolikartige Schmerzen im Gegensatz zum Steinikterus. Es gibt, wenn auch selten, sogenannte stille Gallensteine, die ohne Koliken zum Ikterus führen können. Bei einer derartigen kolikfreien Ikterusentwicklung denke man jedenfalls rechtzeitig an einen Tumor und auch rechtzeitig je nach der Lage des Einzelfalles an die Möglichkeit einer aktiven chirurgischen Therapie.

Auffällig beim Leberkarzinom ist ein frühzeitiger Kräfteverfall, bei dem dann häufig eine Stauungsleber oder eine Zirrhose angenommen wird. Schlechtes Aussehen, Obstipation, beschleunigte Blutsenkung und sekundäre Anämie werden meist fehlgedeutet. Milztumor, Hautblutungen und Ödeme sind beim beginnenden Leberkarzinom sehr selten. Charakteristisch ist aber die Schmerzfreiheit. Selbstverständlich wird man sich frühzeitig bemühen, bei palpablen Lebervergrößerungen die Lues durch die WASSERMANNsche Reaktion und den Echinokokkus durch das Echinokokkusantigen (Cutantest) abzugrenzen. Schwierigkeiten können lediglich Leberabszesse bereiten, da diese ebenso wie zerfallende Tumoren in gleicher Weise Fieber hervorrufen können.

Solange das Symptom Ikterus besteht, wird bei den diagnostischen Erwägungen an die Leber gedacht. Fehlt der Ikterus aber, und das ist bei vielen Lebertumoren der Fall, dann wird selten an die Leber gedacht. Der Ikterus gehört nicht zu den obligaten Symptomen des Leberkrebses, sofern der Tumor nicht von der Gallenblase oder den Gallengängen ausgeht. Typische Anfangssymptome des Leberkrebses fehlen meist, erst später fühlt man den harten Leberrand und eine zunehmende Konsistenz. Bei vergrößertem linken Leberlappen finden wir oft Metastasen eines Rektumkarzinoms. Beim primären und sekundären Leberkrebs werden etwa die Hälfte der Fälle eine peritoneale Aussaat im Sinne einer karzinomatösen Peritonitis aufweisen. Hierbei ist das Aszitespunktat oft hämorrhagisch und das spezifische Gewicht höher als 1015. Der Aszites ist z. T. chylös durch Ruptur der Lymphgefäße oder pseudochylös. In einigen Fällen finden wir Fieberreaktionen. In späteren Stadien zeigen sich eine Cholämie und Ödeme bei sonstiger Schmerzfreiheit. Bei Verdacht auf Melanosarkom der Leber vergesse man nicht, die TORMÄHLEN-Reaktion auf Melanin anzustellen. Beim Melanosarkom der Leber entwickelt sich selten ein Aszites, dafür aber sehr frühzeitig eine diffuse Aussaat besonders ins Gehirn.

Übersicht über die drei wichtigsten Ikterustypen

	Mechan. Ikterus (Steine u. Tumoren)	Parenchymikterus (Hepatose-Hepatitis)	Hämolyt. Ikterus (u. Symtomat. Formen)
Anamnese	bei Steinkolik und Schmerzen — bei Tumor: symptomlos	Dyspeptisches Vorstadium	Meist angeboren, selten erworben
Temperatur	bei Stein oft Temperatursteigerung	bei Hepatitis Temperatur im Anfang, bei Hepatose meist keine Temperatur	Keine Temperatur
Leber	Vergrößert und u. U. COURVOISIER-Symptom	Leber vergrößert und druckschmerzhaft	Normal
Galle im Duodenasaft	Fehlt	Wechselnd	Dunkle sog. pleiochrome Galle
Blut	Oft geringe Anämie	bei Hepatitis plasmazelluläre Reaktion	Retikulozytenvermehrung und verminderte osmot. Resistenz
Milztumor	Fehlt	Weicher Milztumor	Harter Milztumor
Haut	Biliverdin-Ikterus	Bilirubin-Ikterus	Flavin-Ikterus
Bilirubin im Serum	Stark vermehrt mit steter Zunahme bei Tumor, bei Stein oft wechselnd	Vermehrt	Wenig erhöht und nur ind. Bilirubin
Blutsenkung	Normal, bei Tumor beschleunigt	bei Hepatose normal, bei Hepatitis wenig erhöht	Wenig beschleunigt
WELTMANNsches Koagulat.-Band	Stumm bis verkürzt	Verbreitert	Verbreitert
Takata	Negativ	(+)	Positiv
Prothrombin	Vermindert	Vermindert	Vermindert
Großreaktion	Herabsetzung der unteren Flockung bis 1,7 ccm	Untere Flockung meist zwischen 0,5—1,0 ccm	Normale Flockung bei 0,2 ccm
Azorubin-S-Ausscheidung	Fehlt	Verzögert	Normal
Cholesterin	Über 300 mg-%	Unter 100 mg-%	Normal
Urin:			
Urobilinogen	(+)	++	(+)
Sterkobilinogen	0	(+)	++
Stuhl:	Acholisch	Nur in schweren Fällen acholisch	Dunkel und sterkobilinreich
Verschiedenes	Besonders bei Tumor Gewichtsabnahme	Bei Hepatitis entzündlicher STENONscher Gang	—

Bisher waren also die diagnostischen Möglichkeiten beim Leberkarzinom recht unbefriedigende. Durch die Einführung der Laparoskopie, die als Untersuchungsmethode harmloser als eine Probelaparotomie ist, wird man in Zukunft weiterkommen. Durch KALK und Mitarbeiter sowie SCHMIDT sind gute Darstellungen des laparoskopischen Bildes gegeben worden. Es gelingt mit Hilfe der Laparoskopie, die Oberfläche der Leber sowie ihre Farbe genau zu erkennen. Die Methode bewährt sich auch dann, wenn sonst eine Operationsindikation besteht, man aber durch laparoskopisch festgestellte Metastasen dem Patienten den zu späten Eingriff ersparen kann. Eben sind die laparoskopischen Tafeln von SCHMIDT (im Verlag von Hoffmann-La Roche, Grenzach) erschienen, deren Studium besonders empfohlen sei. Eine große internistische Fachklinik muß künftig mit der Laparoskopie vertraut sein.

Eine weitere diagnostische Methode ist die Ermittlung des Hepatogramms durch die Leberbiopsie. Wir benutzen hierfür die Leberpunktion einmal als sogenannte blinde Methode und als gezielte Leberpunktion. Bei der blinden Punktion wird die Leber ohne jeden Einblick in der Bauchhöhle anpunktiert und das Leberparenchym zu histologischen Untersuchungen aspiriert. Bei der gezielten Leberpunktion, die vor allem KALK entwickelte, wird die Punktionsstelle mit Hilfe des Laparoskopes bestimmt. Die Leberpunktion kommt aber nur in Frage, wenn die gesamte klinische und röntgenologische Diagnostik erschöpft ist. Man muß sich auch vorher vergewissert haben, ob die Gerinnung des Blutes ernstlich gestört ist und eine Hypoprothrombinämie erst mit Vitamin K beseitigt werden muß. Bei akut entzündlichen und fieberhaften Erkrankungen sowie bei Stauungslebern unterläßt man zweckmäßig die Punktion. Wegen der Gefahr eventueller Nachblutung muß der Patient 24 Stunden im Bett bleiben und gegebenenfalls auch für eine chirurgische Nachbehandlung bei Nachblutungsgefahr bereit sein. Auch hier bereitet wie bei allen zytologischen Methoden die Auswertung erhebliche Schwierigkeiten. Dies gilt vor allem für die retikulären Reaktionen bei der Hepatitis oder bei der Leberzirrhose, während die reinen Tumorzellen mit allen bekannten Kriterien noch relativ leicht erkannt werden können. Die große Variationsbreite und die reaktiven Veränderungen bereiten die größten Schwierigkeiten (TISCHENDORF). Jede Methode hat nur dort ihren Sinn, wo wir auch genau die Grenzen ihrer Möglichkeiten kennen.

Differentialdiagnostisch sind vor allem noch zystische Degenerationen der Leber in Betracht zu ziehen, die man leicht mit echten Tumoren verwechseln kann. Gelegentlich zeigen derartige Zysten Fluktuationen und bei Punktion eine gallige Beschaffenheit, wie der vor kurzem von UHLMANN publizierte Fall zeigt. Der Wert der Frühdiagnose beim Leberkarzinom ist also ein sehr relativer. Im allgemeinen wird es sich in der Mehrzahl der Fälle darum handeln, bei festgestellter Leberparenchymbeteiligung von einer weiteren aktiven Therapie abzusehen. Es sind zwar Fälle berichtet worden, wo einzelne isolierte und oberflächliche Metastasen erfolgreich entfernt wurden, aber das ist die große Seltenheit. Für die nächste Zukunft müssen wir uns jedenfalls in der Frage des Leberkarzinoms noch mit einer Resignation bescheiden.

b) Gallenblasenkarzinom

Neben den reinen Leberkrebsen spielt das Gallenblasenkarzinom eine wesentliche Rolle. Zweckmäßig unterscheidet man das reine Gallenblasenkarzinom, das Gallengangskarzinom und das Karzinom der VATERschen Papille. Bei der klinischen Analyse des Gallenblasenkrebses müssen wir

1. Symptome, die mit der Cholelithiasis zusammenhängen,
2. Symptome, die auf die durch den Tumor bedingten Lokalveränderungen zu beziehen sind, und
3. Symptome der Tumorkomplikationen

berücksichtigen.

Meist finden wir eine lange Stein- und Kolikanamnese. Im allgemeinen treten die Koliken langsam in den Hintergrund, und dafür entwickelt sich schleichend ein Ikterus mit den Zeichen des Verschlusses. In anderen Fällen bestand nur eine Kolik, der nach vielen Jahren ein leichter Ikterus folgen kann mit einem schnell zunehmenden Tumor oder einem verhärteten Leberrand. Es können Koliken in der Anamnese bestanden haben, sie brauchen es aber nicht. Hierbei tastet man die Leber meist als vergrößert mit höckriger Oberfläche bei bestehendem Biliverdinikterus. In derartigen Fällen muß man naturgemäß auch an die Möglichkeit von sogenannten Splittersteinen denken, bei denen man therapeutische Versuche mit Magnesiumsulfatspülungen im Duodenum, Spasmolytika und Pituitrin durchführen kann. Greift der Tumor auf die Pfortader über, dann stellt sich in etwa 20% der Fälle ein Aszites ein, teils durch eine Pfortaderkompression oder teils durch eine karzinomatöse Peritonitis (siehe oben).

Es bestehen fließend Übergänge von reinem Gallenblasen- zum Gallengangskarzinom, das histologisch meist ein Plattenepithelkrebs ist. Auch hier wird immer wieder das häufige Zusammentreffen mit Gallensteinen in der Anamnese bekundet. Wir müssen also annehmen, daß sich auch hier der maligne Tumor auf dem Boden der chronischen Entzündung bei permanenten Steinleiden entwickelt. Wir gehen also sicher nicht fehl, wenn wir sagen, daß die Cholelithiasis-Cholezystitis als ein präkanzeröser Zustand angesehen werden muß. Das weibliche Geschlecht, und zwar jenseits der 40iger Jahre, ist hierbei besonders beteiligt. Die Frühsymptome werden meist durch die Primärkrankheiten überstrahlt. Wir finden oft nur Müdigkeit, Blässe und Druck im rechten Oberbauch, ferner Gewichtsabnahme sowie ein langsam schleichend sich entwickelnder Ikterus ohne Fieber infolge Kompression der Gallenwege. Relativ früh finden wir Hilusdrüsenmetastasen, die die Pfortader komprimieren und dadurch einen Aszites einleiten. Eine sekundäre Anämie, ein negatives Cholezystogramm sowie in Zweifelsfällen die Zuhilfenahme der Laparoskopie geben weiteren diagnostischen Aufschluß. Aus dieser Erkenntnis heraus müssen wir also konsequenter als bisher Patienten mit einer Cholelithiasis im stillen entzündungs- und kolikfreiem Intervall dem Chirurgen zur Cholezystektomie anbieten. Die Vorstellung der Internisten in der Frage der Cholelithiasis war bisher nicht einheitlich. Es wurde an verschiedenen Stellen richtig und etwas aktiver in dieser Frage gehandelt, während man sich an vielen großen Kliniken mit der Diagnose begnügte und sich auf die Verordnung spasmolytisch-desinfizierender Mischpulver beschränkte. Wir müssen also für die Zukunft in der Frage der Cholelithiasis eine aktivere Stellung beziehen, da durch die Beseitigung der entzündungs- und steingereizten Gallenblase ein in hohem Grade präkanzeröser Boden aus dem Körper entfernt wird. Auch hier gilt es, die Patienten von der Notwendigkeit eines derartigen operativen Eingriffes zu überzeugen.

c) Karzinom der Vaterschen Papille

Handelt es sich um ein Karzinom der Vaterschen Papille, so entwickelt sich langsam und schmerzlos ein Ikterus, und zwar ohne Fieber und Koliken. Wenn der Ductus cysticus durchgängig ist, entsteht das Courvoisiersche Zeichen mit Erweiterung des Choledochus. Wir finden dann eine starke Stauungsdilatation der Gallenblase. Beachtenswert ist vor allem die Mikromelaena beim Papillenkarzinom besonders zur differentialdiagnostischen Abgrenzung gegenüber dem Steinverschluß. Der Verdinikterus geht dann langsam in den Melasikterus über. Wir finden einen acholischen Stuhl und bei längerer Dauer ein Absinken des Cholesterinspiegels im Serum. Die sogenannten cholämischen Blutungen infolge mangelnder Vitamin-K-Resorption können das Bild frühzeitig komplizieren. Die Differentialdiagnose gegen Steinikterus, besonders bei den seltenen sogenannten stillen Steinen, kann sehr schwer sein, so daß es sich empfiehlt, in diesen Fällen frühzeitig den Chirurgen zu Rate zu ziehen. Das Führungssymptom bei extrahepatischen Gallenwegstumoren ist wie gesagt, der totale Verschluß, dessen pathogenetische Deutung nicht immer leicht ist und uns vor schwere diagnostische Aufgaben stellt. Der Chirurg kann eventuell erst bei einer Probelaparotomie entscheiden, inwieweit derartige Papillenkarzinome noch operabel sind. Röntgenologisch gelang es mehrfach mit guten Kompressionsaufnahmen frühzeitig Papillenkarzinome darzustellen, die u. U. so klein waren, daß sie vom Chirurgen nicht gefühlt wurden.

6. Pankreaskarzinom

Die klinische Pankreasdiagnostik bereitet uns immer noch erhebliche Schwierigkeiten trotz zahlreicher guter monographischer Darstellungen z. B. von Stepp, Katsch u. a. Bei Sammlung von klinischen Fehldiagnosen machen die nicht erkannten Pankreaskrebse immer noch die Hälfte bis zwei Drittel der Gesamtfälle aus. Dies hat einerseits seinen Grund in der besonderen anatomischen Lage des Pankreas und 2. darin, daß die einzelnen Pankreaskrebse anatomisch oft keine besondere Größe erreichen und sich vorzugsweise erst durch Komplikationen bemerkbar machen. Wir können auch beim Pankreas primäre Krebse von sekundär-metastatischen Tumoren unterscheiden, besonders beim primären Gallenblasen- und Magenkarzinom. Gruber gibt an, daß auf 100 Krebse etwa 2—3 Pankreaskrebse fallen, wobei auch hier wieder das höhere Alter, besonders das 5. und 6. Lebensjahrzehnt, und das männliche Geschlecht überwiegen. Von der Gesamtzahl sind etwa zwei Drittel Pankreaskopfkarzinome und der Rest verteilt sich gleichmäßig auf Kopf- und Schwanzkarzinome.

a) Klinische Zeichen des Pankreaskrebses

Die klinischen Beschwerden beim Pankreaskarzinom sind außerordentlich vielseitig. Wir finden vor allen Dingen einen Gewichtsverlust mit Störungen des Appetits, Übelkeit, Neigung zum Erbrechen und Schwächegefühl. Im allgemeinen haben diese Patienten keine ausgesprochen negative Einstellung zum Fleischgenuß, wie etwa beim Magenkarzinom. Dagegen lehnen sie bewußt sehr fette Nahrung ab. Ferner finden wir unbehaglich drückende Schmerzen weniger linksseitig als vielmehr im ganzen Epigastrium, mit starkem Meteorismus, vielfach Diarrhoen und auch linksausstrahlenden Schmerz ohne Beziehung zur Mahlzeit. Die initiale „Pankreasdyspepsie“ verläuft mit massigen Stühlen von durchdringendem Geruch. Nach dem Erkalten des Stuhles zeigt sich vielfach ein glänzender stearinähnlicher Überzug aus ungespaltenem Fett (Steatorrhoe).

Man hatte bisher immer Hoffnung auf die Fermentdiagnostik gesetzt, jedoch sehr oft starke Enttäuschungen erlebt. Berger, Leubner sowie Katsch haben sich außerordentlich bemüht, für die Pankreasfermente spezielle Verlaufskurven zu ermitteln und den Pankreasfermenthaushalt im Blut, Duodenalsaft und im Urin zu überwachen. Wir finden aber beim Pankreaskarzinom teils einen Fermentüberlauf und teils einen Fermentschwund. Zumindest ist empfehlenswert, die einzelnen Fermentuntersuchungen in 2-Stunden-Portionen über längere Zeit anzustellen. Zur besseren Übersicht über die fermentative Pankreasfunktionsprüfung sei folgendes Schema gegeben:

Methoden zur Pankreasfunktionsprüfung

im Duodenalsaft	im Urin	im Blut	im Kot
Diastase	Diastase	Diastase	Kreatorrhoe
Trypsin	Trypsin	Lipase	Steatorrhoe
Lipase			Azotorrhoe
Bikarbonat			Trypsin
Chlorid			Diastase
Bilirubin			
Gallensäuren			

Klinisch wichtigste Amylasen in der Norm und bei krankhaften Bedingungen

Speichel	Duodenalsaft	Blutserum	Harn
Normal- 320 WE werte: s. 0,5 mg krist. a-Amylase	320–640 WE	8–32 WE 130–300 mg-% Reduktionswert nach OTTENSTEIN-BRINK BALZER 90–98 mg-% n. CHROMETZKA-ERLEMANN	16–32 WE
vermehrt M. Basedow Diabetes mell. Pankreasinsuff. vermindert bei Achylien	vermehrt bei Pankreaserkrankungen Amylase, Trypsin und Lipase gesteigert Wenn Amylase gesteigert und Trypsin und Lipase vermindert = Dissoziationsstörung	bei Pankreasschädigungen erhöht	Nach Überschreiten der Serumamylaseschwelle auch im Harn erhöht
		Erhöhung bei akuter Pankreatitis, Pankreasverschluß sowie Nekrose und Apoplexie des Pankreas	

(Einzelausführungen siehe bei FRANKE-HILGETAG.)

Je nach dem Entwicklungstyp braucht beim Pankreaskopfkarzinom anfangs noch kein Ikterus zu bestehen. KAPLAN und ANGRIST haben die verschiedenen Möglichkeiten der Ikterusentwicklung dargestellt (siehe Abb. 119), wobei einmal der Gallengang überhaupt nicht oder nur geringfügig komprimiert wird, ferner kann sich das Pankreaskarzinom nach der Wirbelsäule zu entwickeln und einen Ikterus durch Bedrängung des Gallenganges von hinten hervorrufen. Die typische Form ist die anuläre Stenose des Choledochus mit davor liegender Dilatation, die dann alsbald zum Ikterus führt. Schließlich kann ein massiver Tumoreinbruch in den Gallengang erfolgen und einen zeitweisen, in der Mehrzahl der Fälle aber zunehmenden und remissionslosen Ikterus verursachen. Hat sich ein Ikterus entwickelt, so geht er im allgemeinen schnell in den sogenannten Melasikterus über. Infolge des völligen Gallenverschlusses ist die Darmresorption weitgehend eingeschränkt. Im Stuhl finden sich reichlich Fettsäurenadeln. Als Ausdruck der mechanischen Stauung beobachten wir dann das COURVOISIERsche Zeichen (siehe Abb. 116), d. h. wir fühlen eine prall elastisch gestaute Gallenblase, die sich bei mageren Bauchdecken sehr oft auch schon durch Inspektion erkennen läßt.

Bei Korpus- und Kaudatumoren fehlt auch in späteren Stadien meist der Obturationsikterus bei gelegentlichem linksseitigen Palpationsbefund. Öfter finden wir Bluterbrechen und Blutstühle. Magen-Darm-Blutungen sind typisch für Pankreasschwanzkrebse, vielleicht durch kleine Venenkompressionen oder Thrombosen.

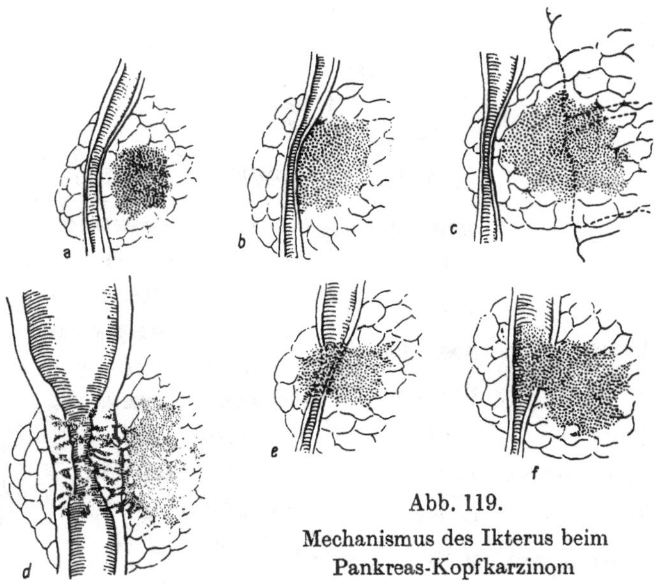

Abb. 119.
Mechanismus des Ikterus beim Pankreas-Kopfkarzinom

a) P. Ca. ohne Kompression des Gallenganges b) P. Ca. mit Einengung des Gallenganglumens
c) P. Ca. mit Entwicklung nach W. S. mit Bedrängung des Gallenganges von hinten und Ikterus
d) P. Ca. mit annulärer Stenose (Typisch) e) P. Ca. mit annulärer Stenose und Ikterus
f) P. Ca. mit Tumoreinbruch in den Gallengang und zeitweiliger Verschluß (nach Kaplan und Angrist)

BUTTER hat das Material der Leipziger Klinik in den letzten 30 Jahren durchuntersucht und zwar im ganzen 105 Fälle ermittelt, die alle entweder operativ oder autoptisch bestätigt sind. Hiervon entfielen 56 auf das männliche und 49 auf das weibliche Geschlecht.

Lebensalter	Anzahl der Fälle	Lokalisation im Pankreas		Ikterus
31—40	2	Kopfteil	64	42
41—50	17	Korpusteil	27	11
51—60	32	Kaudateil	14	4
61—70	35		105	57
71—80	17			
81—90	2			

BUTTER hat gleichfalls an allen Fällen als Hauptsymptome des Pankreaskrebses den Gewichtsverlust, Schmerz und Appetitlosigkeit ermittelt. Die Stuhlbeschaffenheit ist wechselnd, häufiger wird über Obstipation als über Durchfall geklagt. Blutsenkung, Blutbild und Temperatursteigerungen waren uncharakteristisch. Kohlehydratstörungen, Fermententgleisungen wurden nur in einem kleinen Teil ermittelt.

Silver und Lubliner haben an einem etwa gleich großen Material die Symptome des Pankreaskopfkarzinoms (57 Fälle) und die Symptome des Pankreaskorpus-

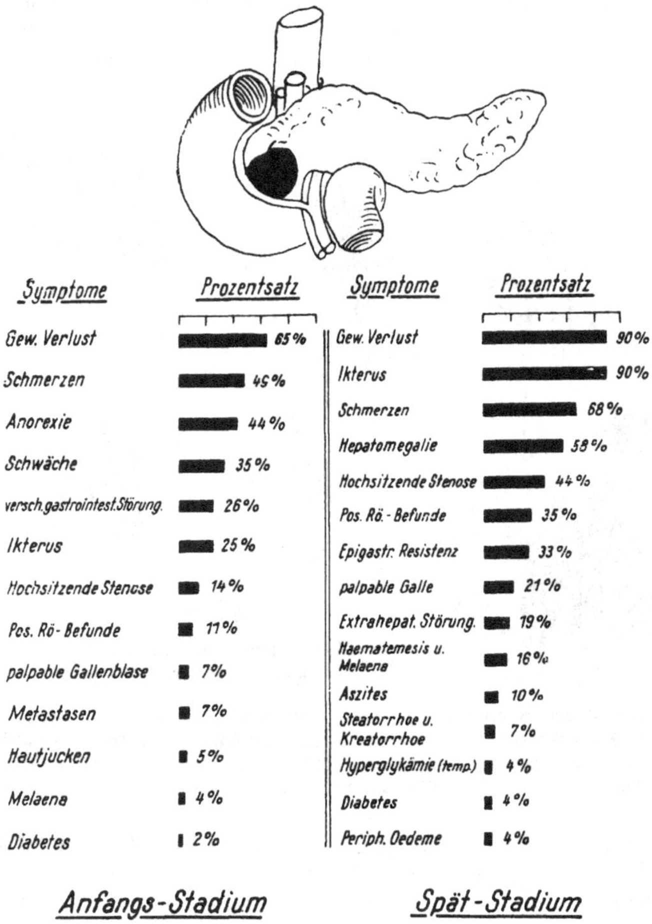

Abb. 120.
Symptome des Pankreas-Kopfkarzinoms (57 Fälle)
(n. Silver u. Lubliner)

karzinoms (43 Fälle) eingehend analysiert und vertreten etwa die gleiche Auffassung wie beim Leipziger Krankengut. Bereits bei den für die Frühdiagnostik so wichtigen Initialstadien sind die beiden Symptome Gewichtsverlust und Schmerzen mit großer Regelmäßigkeit vorhanden. Bezüglich der Einzelheiten und übrigen Symptome siehe Abb. 120 und Abb. 121.

Neben den klinisch-chemischen Methoden läßt die Röntgendiagnostik des Pankreaskarzinoms naturgemäß sehr oft im Stich. Bei beginnendem Kopfkarzinom finden wir oft eine Verlagerung des präpylorischen Magenabschnittes links oben mit Impression von rechts unten bei gleichzeitiger Kompression des absteigenden Duodenums. Beim Korpuskarzinom finden wir entweder eine Kompression des Magens von hinten oder eine Verlagerung des Antrums von unten (siehe Abb. 122). Bei bestimmten Formen des Pankreaskarzinoms, die sich nach der Wirbelsäule hin entwickeln, kann man auf der Queraufnahme einen erhöhten Abstand der Pankreaslage von den Wirbel-

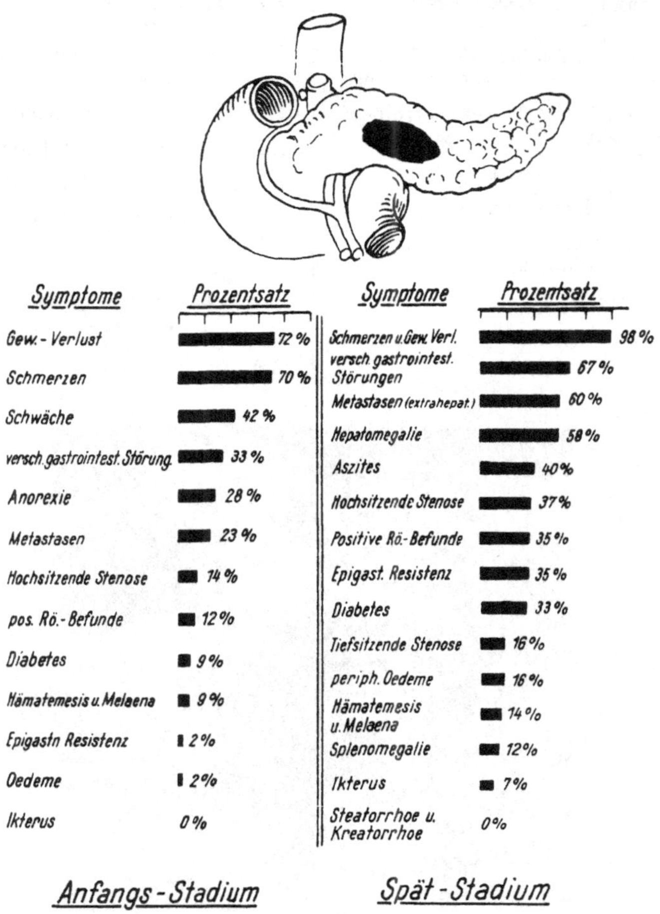

Abb. 121.
Symptome des Pankreas-Korpuskarzinoms (43 Fälle)
(n. Silver u. Lubliner)

körpern erkennen. Alles das sind aber keine eigentlichen Frühsymptome, sondern meistens Zeichen eines fortgeschrittenen Pankreaskrebses. BEELER und KRIKLIN haben an der Mayo-Klinik bei 167 Pankreaskarzinomen auch nur in 70 Fällen (= 41,9%) röntgenologische Befunde erheben können. Je nach der Lage des Falles werden Deformitäten, Füllungsdefekte, Stenosen, Ulzerationen, Verengerungen und Erweiterungen am Magen und Duodenum beobachtet. Es besteht eine große Variationsbreite der röntgenologischen Pankreassymptomatik.

Die Frühdiagnostik des Pankreaskrebses stützt sich also hauptsächlich auf die klinischen Beschwerden sowie auf die Stuhl- und eventuellen Fermentuntersuchungen.

In der Mehrzahl dieser Fälle ist die Frühdiagnostik eben nur ein klinisch begründeter Verdacht. Bei der praktischen Alltagsdiagnostik spielt auch immer die Frage, ob es sich um einen Tumorverschluß handelt, eine bedeutende Rolle. In Anlehnung an S. A. PORTIS geben wir folgende differentialdiagnostische Übersicht:

Tumorverschluß bei Pankreaskarzinom	Steinverschluß des Pankreasausführganges
Besonders Männer zwischen 40 und 50 Jahren, meist ohne vorhergehende Kolik	Meist Frauen, die schon alte Steinkoliken hinter sich haben
Intensive Gelbsucht, z. T. mehr Verdin- und Melascharakter	Plötzlich einsetzende Kolik
Große Gallenblase (Courvoisier)	Mäßige Gelbsucht mit Intensität wechselnd
Keine spezifische Druckpunkte	Kleine, nicht palpable Gallenblase
Oft acholischer Stuhl mit Defizit an Eiweiß und Fettverdauung	Druckpunkte über Pankreas-Duodenalgegend
Mögliche Glykosurie	Einfache Acholie ohne Veränderung der Fett- und Eiweißverdauung
	Irreguläre Emaciatio (Abmagerung)
	Kein Zucker im Urin

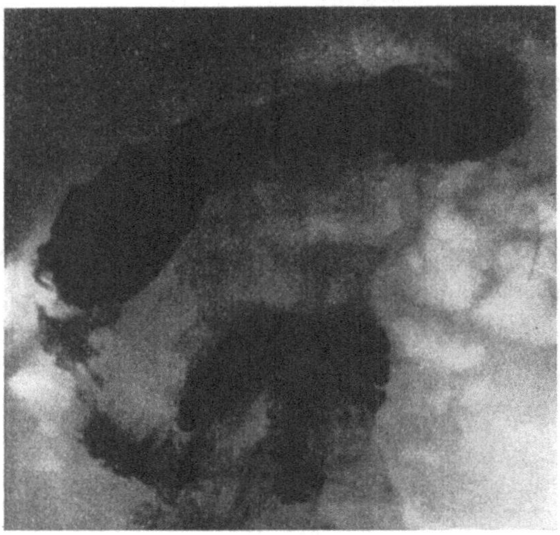

Abb. 122. Typische Hochdrängung des Magens sowie mäßige Ausweitung der Duodenal-A-Schleife bei ausgedehntem Pankreaskarzinom

Differentialdiagnostisch muß man noch Pankreaszysten mit ihren zahlreichen topischen Entwicklungsmöglichkeiten berücksichtigen. Diese Zysten kommen relativ häufig vor und imponieren sehr oft als ein Tumorsyndrom. Man unterscheidet Retentionszysten, Autodigestionszysten und Zysten aus traumatischen Extravasaten. Die größten Zysten sind die Zystadenome. Echinokokkenzysten sind selten. Sowohl in der klinischen als auch röntgenologischen Diagnostik können diese Pankreaszysten durch die Vielzahl ihrer Lagemöglichkeiten schwer gedeutet werden. Eine Übersicht über die Lagemöglichkeiten von Pankreaszystoiden nach KÖRTE und z. T. nach PRIMROSE und GRUBER wird in Abb. 123 gegeben.

Bei dieser höchst unbefriedigenden Sachlage für die Pankreasfrühdiagnostik ist es für uns eine vordringliche Aufgabe, diesem noch so im Dunkeln liegenden Krankheitsbild eine besondere Aufmerksamkeit zu widmen. Die Semiotik ist, wenn man sie an einem größeren Krankengut kritisch übersieht, eben doch eine andere, als sie in den Lehrbüchern im allgemeinen dargestellt sind. Gewichtsverlust und Schmerzen sind die häufigsten allgemeinen Pankreassignalsymptome. Diesem diffusen Schmerz im Oberbauch, der nicht immer die typische Linksausstrahlung zeigt, müssen wir besonderer Beachtung widmen. Eine aktive Zusammenarbeit mit dem Chirurgen sowie vermehrte Probelaparotomien werden dazu beitragen, einmal den diagnostischen Prozentsatz an richtigen Diagnosen zu erhöhen und dadurch, wenn auch im bescheidenen Maße, mehr Menschen mit Pankreaskrebsen einer operativen radikalen Heilung zuzuführen.

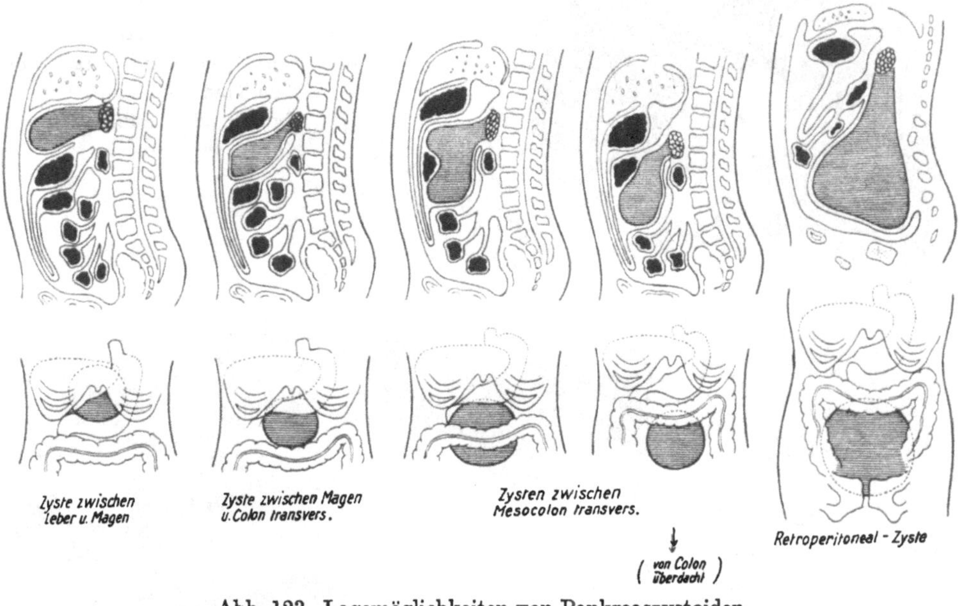

Abb. 123. Lagemöglichkeiten von Pankreaszystoiden

7. Karzinome des Darmes

Es ist eine feststehende Tatsache, daß der Dünndarm verhältnismäßig wenig von malignen Tumoren befallen ist. Das Verhältnis von Dünndarmkarzinomen zu Dickdarmkarzinomen beträgt etwa 1:20. Wenn Tumoren im Dünndarmbereich festgestellt werden, so handelt es sich meist um Sarkome besonders im Kindesalter. Der klinische Verlauf ist hier im allgemeinen ein sehr schneller und stürmischer. Die Stenose fehlt oft, da eine frühzeitige Zerstörung der Muskulatur erfolgt. Wir fühlen meist einen schnell wachsenden Tumor mit entsprechend röntgenologisch erkennbarem Defekt. Die gewissenhafte Röntgenologie mit exakter Reliefdiagnostik ist die Methode der Wahl. Die gezielte Schleimhautdiagnostik kann hier feinste Veränderungen wie Schleimhautfaltenabbruch, Wandstarre u. dgl. erkennen, wenn sich die klinischen Zeichen früh genug bemerkbar machen. Wie bereits betont, sind eigentliche Dünndarmtumoren außerordentlich selten. In Abb. 124 ist solch eine seltene Beobachtung eines Dünndarmkarzinoms

(Beobachtung von Dr. GAUL, Dirigierender Arzt der Röntgenabteilung des Martin-Luther-Krankenhauses Berlin) wiedergegeben. Klinisch bestanden die Symptome eines hochsitzenden Ileus. Patient wurde erfolgreich operiert und ohne Metastasen geheilt. Für die röntgenologische Dünndarmuntersuchung eignet sich besonders die Barium-Eismischung. Wir kennen aber auch eine Reihe von Tumoren im Dünndarmgebiet, die von der Mesenterialwurzel ausgehen und den Dünndarm nur

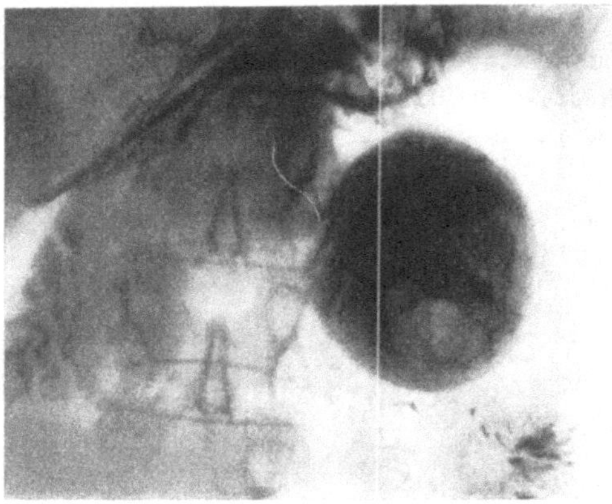

Abb. 124. Seltenes Dünndarmkarzinom mit deutlicher Stenose und Ektasie vor dem Tumor bei klinisch bestehendem Subileus (n. Gaul)

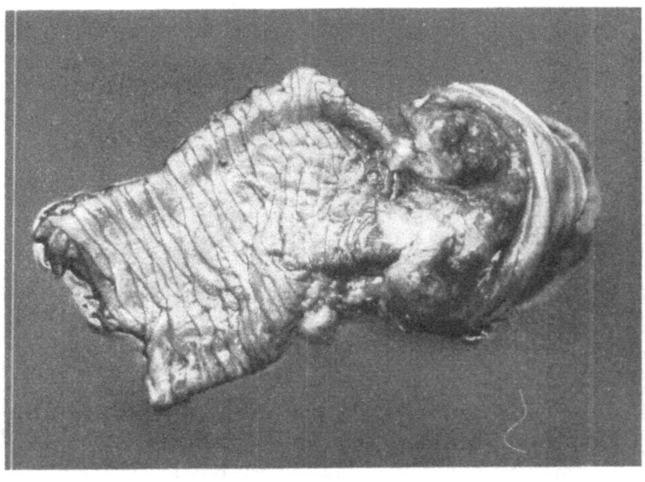

Abb. 125. Resektionspräparat von Abb. 123. Histologisch handelt es sich um ein Adenokarzinom des Dünndarmes!

mechanisch verdrängen. Meist handelt es sich hierbei um ileomesenteriale Lymphosarkome, gelegentlich auch abdominelle HODGKIN-Formen. Charakteristisch bei Dünndarmprozessen ist, daß wir frühzeitig eine hypochrome Anämie finden. Nicht so selten ist auch die isolierte Dünndarmenteritis mit entzündlichen Adhäsionen, die in ihrem Heilungsverlauf gewissenhaft kontrolliert und gegen einen malignen Prozeß sicher abgegrenzt werden muß. Man erkennt sie besonders durch die sogenannte stehende Dünndarmschlinge. Im allgemeinen müssen wir feststellen, daß sich spezielle frühdiagnostische Zeichen für einen Dünndarmtumor nicht mit Sicherheit herausarbeiten lassen.

Im Bereich des Dickdarmes finden wir maligne Neubildungen in einem großen Umfange, die hier wiederum eine ganz charakteristische Verteilung offenbaren. Böhme und Hamson geben folgende Zahlenwerte an: Bei einem Material von 1457 Dickdarmkrebsen waren 6,2% im Coekum, 3,30% im Colon ascendens, 2,94% an der rechten Flexur, 4,51% im Transversum, 2,40% an der linken Flexur,

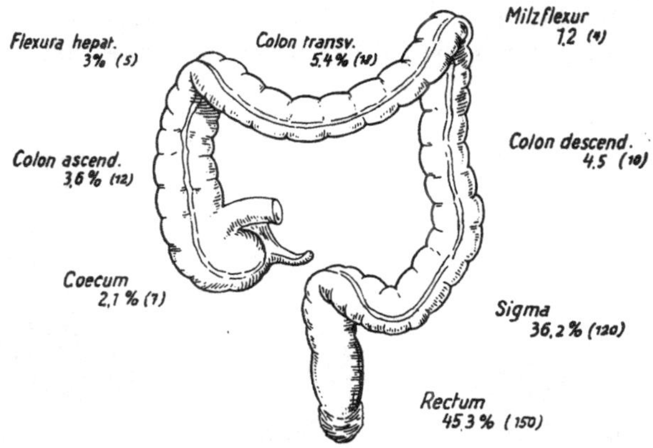

Abb. 126.
Relative Frequenz der Dickdarmkarzinome (331 Fälle)
(n. Lubliner)

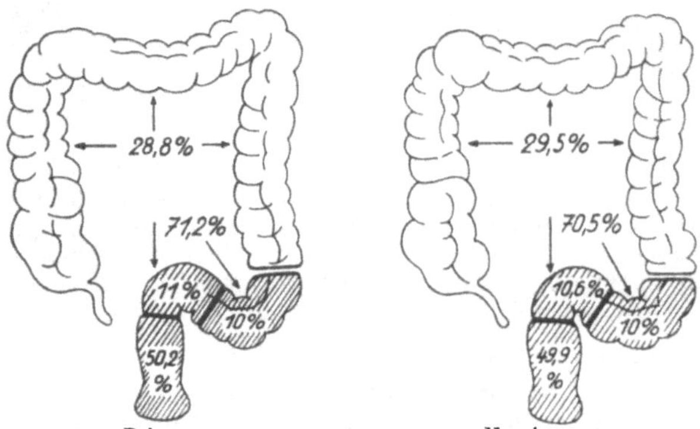

Polypen Karzinome

Abb. 127.
Die Verteilung von Polypen und Karzinomen in den verschiedenen Darmabschnitten
(n. Buie und Mitarbeiter)

3,97% im Colon descendens, 12,42% im Sigma und 53,32% im Rectum sowie schließlich 0,06% im Anus, d. h. rund drei Viertel aller Dickdarmkrebse finden sich im Sigma und Rectum. Diese Zahlenverhältnisse werden auch von anderen Autoren ziemlich gleichsinnig angegeben. So berichtet auch Lubliner über 331 Fälle von Dickdarmkarzinomen von denen über 80% im Sigma und Rectum lokalisiert waren (siehe Abb. 126).

Es ist weiterhin eine bekannte Tatsache, daß wir im Colon ein sehr häufiges Zusammentreffen zwischen einer Polyposis des Dickdarmes und dem Dickdarmkarzinom finden. Es ist heute auch eine längst gesicherte Tatsache, daß die Dickdarmpolypen als eine Präkanzerose anzusehen sind und dementsprechend auch in der Beurteilung anders bewertet werden müssen, wenn die Frühdiagnostik des Kolonkarzinoms bessere Erfolgsstatistiken zeitigen soll (siehe Abb. 127). In der Mehrzahl der Fälle ist der Übergang von absolut gutartigen Polypen in relativ gutartige Polypen mit der Tendenz der malignen Entartung sowie schließlich in die rein bösartigen Polypen nur eine Funktion der Zeit. Die Übersicht von SCHMIEDEN und WESTHOUS (Abb. 128) zeigt diese Verhältnisse typisiert und offenbart zugleich die fakultative Tendenz zur malignen Degeneration. BUIE und Mitarbeiter haben

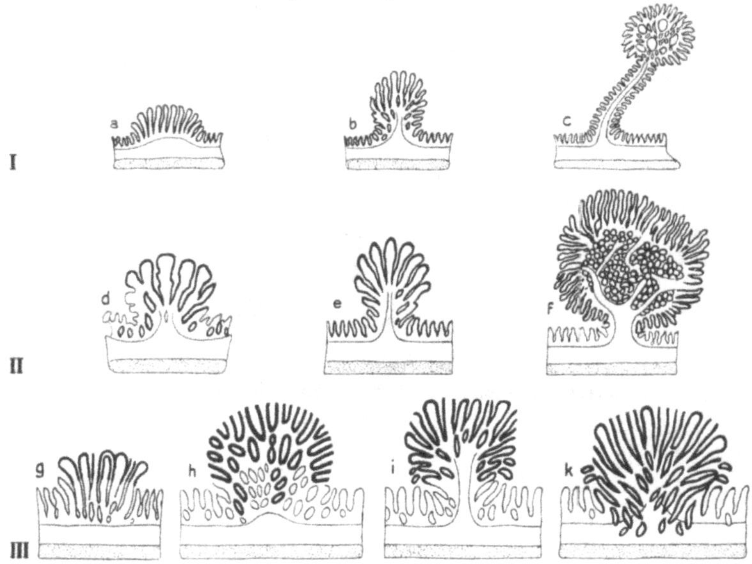

Abb. 128. Einteilung der Dickdarmpolypen (n. Schmieden u. Westhous)
Gruppe I: Gutartige, nicht entdifferenzierte Polypen. Gruppe II: Relativ gutartige oder bösartige entdifferenzierte Polypen mit organoidem Aufbau und später mit großer Regelmäßigkeit eintretender karzinomatöser Entartung. Gruppe III: Besonders bösartige Polypen mit ungeordnetem Aufbau und sehr frühzeitiger, fast absolut sicherer karzinomatöser Entartung

die Verteilung von Polypen und Karzinomen in den verschiedenen Darmabschnitten untersucht und finden hierbei interessanterweise für die Polypenbildungen im Sigma und Rektum fast die gleichen Zahlenverhältnisse wie beim Karzinom. Es ist natürlich einleuchtend, daß zwischen Polyposis und Karzinomatosis ein direkter Zusammenhang bestehen muß (siehe Abb. 127).

Für die klinische Kasuistik ist es erforderlich, die pathologisch-anatomischen Typen der Dickdarmtumoren zu kennen, die auch zugleich eine gewisse prognostische Bewertung zulassen. A.W. FISCHER unterscheidet im wesentlichen vier Typen (siehe Abb. 129), und zwar 1. einen breitbasig polypösen Tumor mit Wandinfiltration am Tumorstiel, 2. ein kleines zirrhöses Karzinom mit zentraler Dilatation des Darmes, 3. ein tellerförmiges nicht stenosierendes Karzinom und 4. ein zirkuläres Karzinom gewissermaßen als Mischform. Gegenüber diesen reinen malignen Tumoren ist die Unterscheidung zwischen entzündlichen Tumoren vielfach sehr schwierig oder unmöglich. Dies gilt besonders für die Divertikulitis mit Übergang zum Divertikulitistumor, ein Entwicklungsgang, der gleichfalls von A.W. FISCHER in Abb. 130 typisiert wurde. Weder klinisch noch röntgenologisch dürfte es gelingen, diese beiden Tumorformen exakt zu unterscheiden. Allein der Chirurg mit Probelaparotomie und Probeexzision kann hier die Entscheidung fällen.

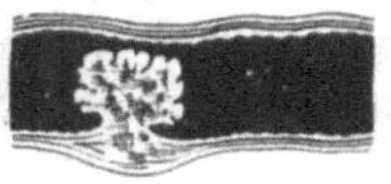

Breitbasig-polypöser Tumor mit Wandinfiltration am Tumorstiel

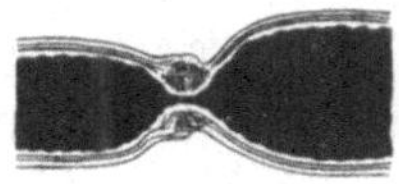

Kleines zirrhöses Karzinom mit zentraler Dilatation des Darmes

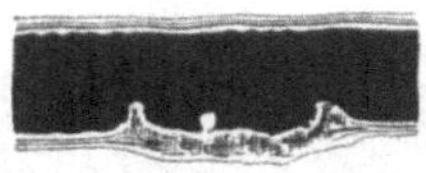

Tellerförmiges, nicht stenosierendes Karzinom

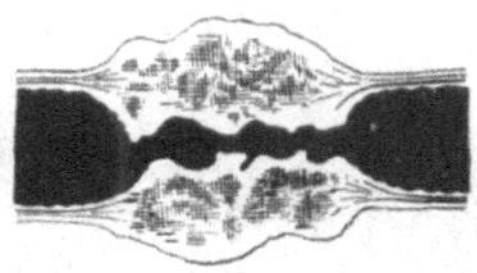

Zirkuläres Karzinom (Mischform)

Abb. 129. Dickdarmtumoren

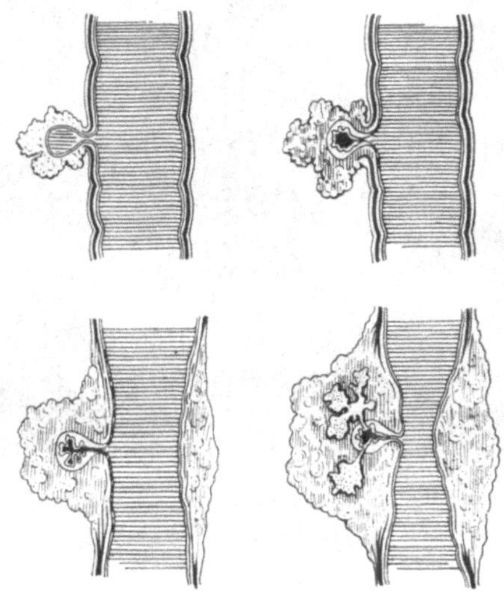

Abb. 130.
Schema der Divertikulitis mit Übergang zum Divertikulitistumor
(n. A. W. Fischer)

Die klinischen Frühsymptome des Kolonkarzinoms sind oft verwaschen oder fehlen vollkommen. Im allgemeinen finden wir Schwächegefühl, unbestimmte Leibschmerzen und Blässe. Erst später kommt es zu einem Gewichtsverlust, Appetitmangel sowie Gurren und Plätschern im Darm. Bereits von Mikulicz hat schon die klinischen Zeichen des Dickdarmkarzinoms in drei Stadien eingeteilt, und zwar:

1. das Stadium der klinischen Latenz,
2. das Stadium der gastrointestinalen Erscheinungen,
3. das Stadium der Stenoseerscheinungen.

Das Studium der klinischen Latenz kann vor allem durch Zufall entdeckt werden. Swartz betont auch, daß die Patienten, bevor sie Krebssymptome beim Kolonkarzinom haben, sich ausgesprochen wohlfühlten. Auch diese Beobachtung deckt sich mit den allgemeinen Krebsinitialzeichen, wo gerade zu Beginn Gewichtszunahme, offenbar durch hypophysär-interrenale Korrelationen, zu beobachten sind. Gewichtszunahme und Wohlbefinden schließen also ein Dickdarmkarzinom nicht aus.

Die Symptome des 2. Stadiums entscheiden über Leben und Tod des Kranken. Die in diesem Stadium geäußerten Klagen sind nur zum geringsten Teil auf den eigentlichen Krankheitsherd zu beziehen. Dieses Stadium wird von Allgemein-

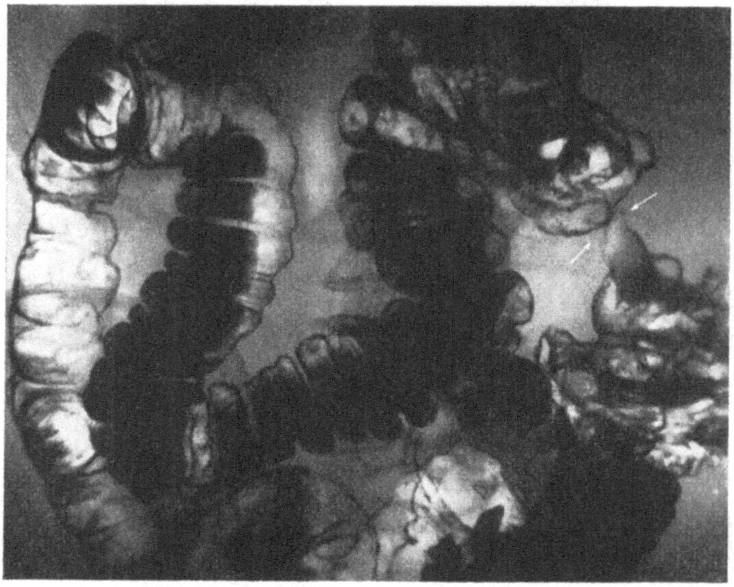

Abb. 131. Stenosierendes Dickdarmkarzinom im oberen Colon descendens, nach Luftaufblähung des Colons

erscheinungen beherrscht. Unbehagen, Krankheitsgefühl, Müdigkeit, Völlegefühl sowie Druckgefühl nach dem Essen sind bekannte Symptome. Ferner wird ein stark riechender Meteorismus, daneben aber auch „versetzte Winde“ bei blassem Aussehen als besonders charakteristisch betrachtet. Auch die Obstipation kann als ein plötzliches Frühsymptom gefunden werden. Etwa 80% aller beginnenden Kolonkarzinome zeigen Stuhlunregelmäßigkeiten, vielfach als Stuhlspritzer bekannt. In etwa 20% aller Fälle können auch Fieberreaktionen beobachtet werden. Zahlreiche Fälle zeigen Leukozytosen. Besonders hervorzuheben ist, daß die Blutsenkung in über einem Drittel der Fälle nicht beschleunigt ist bzw. auffällig lange normal bleibt. Lenz hat diese Tatsache auch an 114 Fällen der Leipziger Klinik bestätigt und vertritt die Auffassung, daß zumindest in einem gewissen Prozentsatz die sonst fiebererzeugenden Tumorabbauprodukte mit dem übrigen Darminhalt nach außen abgeschieden werden und somit keine Rückwirkungen auf die Eiweißverhältnisse des Körpers ausüben.

Beim Stadium 3 ist eine klinisch manifeste Stenose relativ leicht zu diagnostizieren. Ist dieser Zeitpunkt erreicht, dann ist meist kein operabler Zustand mehr vorhanden.

Die einzelnen Tumorerscheinungen variieren naturgemäß weitgehend nach ihrem Sitz. So wissen wir, daß z. B. Coecumkarzinome leicht mit einer chronischen Appendizitis oder auch Ileitis terminalis verwechselt werden können. Aszendenskarzinome zeigen vor allem starke und isolierte Blähungen des Coecums durch eine frühzeitig eintretende Stenosierung. Flexurenkarzinome werden durch mangelnde Zugänglichkeit im allgemeinen später diagnostiziert. Auch hier sind sekundäre Anämie und Coecumblähung wichtige Signalsymptome. Die Querkolonkarzinome sind relativ häufig tastbar und zeigen eine gute Verschieblichkeit. Hier finden wir häufiger Stenoseerscheinungen. Die Karzinome im Sigma und Rektum haben oft zirrhösen Charakter, die Stenosen bei diesen Tumoren beginnen früher, wobei man oberhalb der Stenose oft die Kotmassen deutlich fühlen kann. Sigma- und Rektumkarzinome sehen wir vielfach unter der Maske einer symptomatischen Ischias. Bei periproktalen Abszessen besteht Verdacht auf ein latentes Rektumkarzinom. Vor allem besteht dieser Verdacht am häufigsten bei Hämorrhoidalleiden. LERCH hat auch den Bauchdeckenabszeß als erstes Symptom eines durchgebrochenen Darmkrebses betont. Bei diesen Erscheinungsformen finden sich im allgemeinen keine auffällig veränderten Stühle, Stenosezeichen u. dgl. Die Fälle von Sigmoiditis, Proktitis, nervösem Darmkatarrh sind solange laufend zu kontrollieren, bis man sich von der Harmlosigkeit des Prozesses überzeugt hat.

Von den technischen Untersuchungen ist die Prüfung auf okkultes Blut im Stuhl unerläßlich. Es empfiehlt sich zunächst, bei den bluthaltigen Stühlen zwischen einem Teerstuhl und einem Blutstuhl zu unterscheiden. Bei dem Teerstuhl handelt es sich um eine schwärzliche Verfärbung des Stuhles mit gelegentlichem dunkelroten Schimmer durch mehr oder weniger verdauten Blutfarbstoff. Neben den Magen- und Darmulzera sowie der Leberzirrhose gehört bekanntlich das Magenkarzinom zu den Krankheiten, die am beständigsten einen Teerstuhl hinterlassen. Beim sogenannten Blutstuhl kann schon makroskopisch eine mehr oder weniger große Menge beigemischten Blutes beobachtet werden. Das Blut ist um so heller, je tiefer es im Darm der Stuhlsäule beigemischt ist.

Zu Teerstühlen kommt es bei Blutungen aus Mund, Nase, Pharynx, Ösophagus und Magen, ferner bei Volvulus, Invagination, Strangulation, Thrombose und Embolie der Mesenterialgefäße, Tumoren der Gallenwege und besonders bei Pankreasschwanzkarzinom. Von den Infektionskrankheiten sind besonders Typhus und Tuberkulose, daneben auch Würmer anzuführen. Bei Blutungen aus dem Kolonbereich sind die Kolitis, Proktitis, Gonorrhoe, Leukämie, Milzbrand, Amyloidose, Lues, Quecksilbervergiftung, Appendizitis, vor allem aber eine Polyposis intestini und das Kolonkarzinom als wichtigstes zu nennen. Schließlich können auch extraintestinale Erkrankungen zu einer Blutbeimischung im Stuhl führen, wie z. B. die Hämoptoe bei Lungenerkrankungen, ferner die Hämophylie und andere hämorrhagische Diathesen, z. B. auch cholämische Blutungen sowie Sepsis und gastrointestinale Erkrankungen. Das sogenannte frischrote Blut, das lehrbuchmäßig für Hämorrhoiden charakteristisch ist, finden wir auch in gleicher Weise beim Sigmakarzinom. Wenn zentrale Stuhlpartikeln auch Blut enthalten, dann wird der Tumorverdacht nur erhärtet.

Die Benzidinreaktion wird in folgender Weise durchgeführt: Der Stuhl wird in dünner Schicht auf einen Objektträger oder auf den weißen Rand eines Porzellantellers mit einem Holzspatel ausgestrichen. In einem Reagenzglas wird eine erbsengroße Menge Benzidin mit 2 ccm Eisessig aufgeschwemmt und dann 3 oder 4 Tropfen 30prozentiger Perhydrollösung hinzugegeben. Mit diesem Reagenzgemisch wird die Stuhlprobe übergossen. Bei positiver Reaktion zeigt sich spätestens in 1 oder 2 Minuten eine intensive Blaufärbung, die um so eher eintritt, je mehr Blut im Stuhl vorhanden ist. Wenn die Blaufärbung erst später auftritt oder sich von vornherein ein mehr grünlicher Farbton zeigt, so ist die Reaktion nicht beweisend. Es ist selbstverständlich, daß vor Durchführung einer Stuhluntersuchung auf Blut Fleisch und grünes Gemüse in der Ernährung vermieden werden müssen. Ebenso müssen die anderen Fehlerquellen, wie Zahnfleischblutungen, Blutungen aus Ösophagusvarizen oder Hämorrhoidalblutungen ausgeschlossen sein.

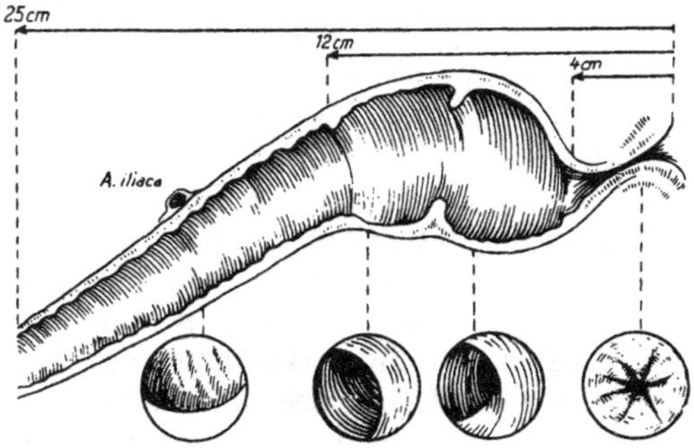

Abb. 132.
Proktoskopische Befunde in verschiedenen Höhen
(n. Strauss)

Der Schwerpunkt der Diagnostik von Kolonkarzinomen liegt bei der Röntgenologie mit Hilfe der Kontrastfüllung oder noch besser mit kombinierter Luft- und Bariumkontrastfüllung. Man kann auf diese Weise exakte Reliefaufnahmen herstellen und kleinste Karzinome frühzeitig erkennen. Die Röntgendiagnostik des Dickdarmreliefs ist heute in ähnlicher Weise wie die Magenschleimhautdiagnostik entwickelt und läßt auch präkanzeröse Reliefveränderungen rechtzeitig erkennen. Im Rahmen der Röntgenuntersuchung muß den polypösen Schleimhautveränderungen eine besondere Beachtung geschenkt werden, denn sie sind es gerade, die als potentielle Präkanzerosen angesehen werden. Derartige Kranke müssen in beständiger Beobachtung bleiben. Bei lokalisiertem Auftreten von Polypen sind wir gezwungen, eine palliative Operation durchzuführen. Eine Probelaparotomie ist auch angezeigt. wenn es sich um Stenosen handelt, deren Charakter nicht sinnfällig erkannt werden kann.

Digitale Untersuchung des Rektum

Wie oben bereits mehrfach betont, befinden sich drei Viertel aller Dickdarmkrebse im Sigma und Rektum. Es ist daher unerläßlich, auch nur bei geringstem Verdacht die digitale Untersuchung des Rektums vorzunehmen. Gerade durch Versäumen der digitalen Rektumuntersuchung entgehen viel Karzinome des Rektum (und Sigma), aber auch der Prostata, unserer Aufmerksamkeit. Der größte Teil dieser Dickdarmtumoren kann bei der besonderen Prädilektion im letzten Darmabschnitt sicher getastet werden. Für die Krebsfrühdiagnostik muß es daher als unbedingter Kunstfehler angesehen werden, wenn diese einfache Untersuchungsmethode versäumt wird.

Rektoskopische Befunde

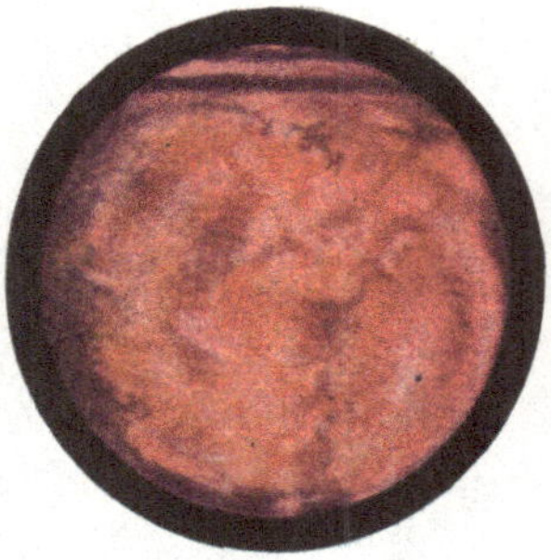

Polyposis

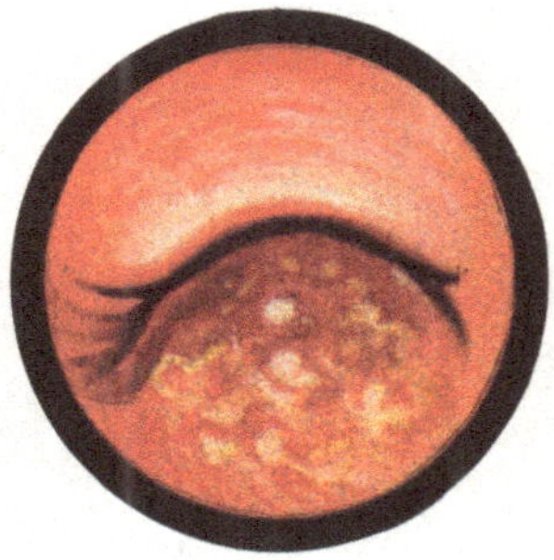

Polypöses Sigma-Ca.

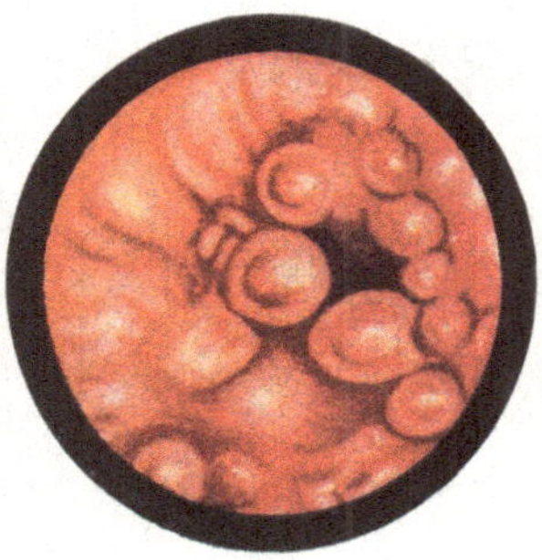

Polyp

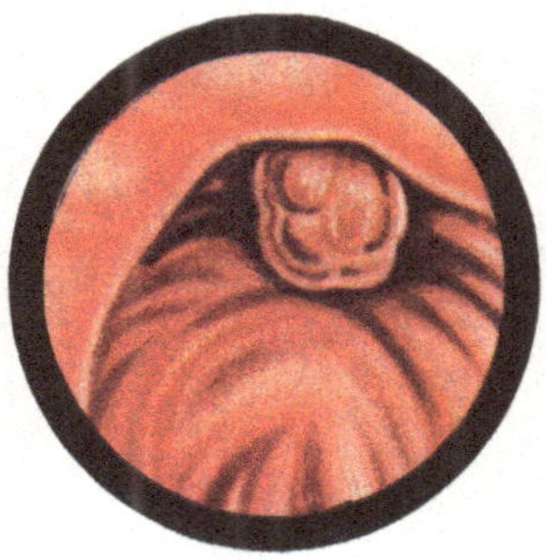

Polyposis

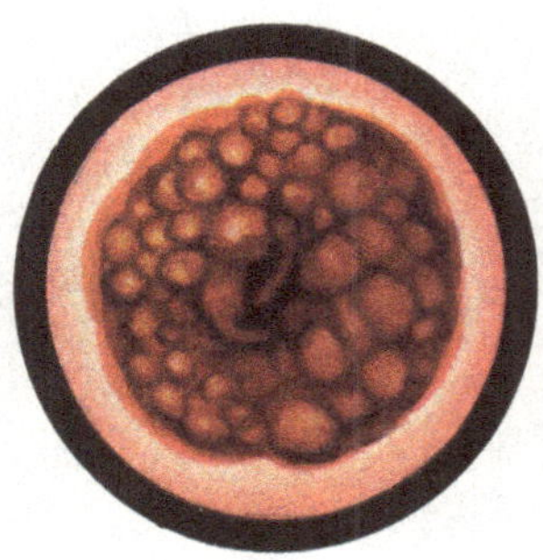

Colitis ulcerosa (tumorähnlich)

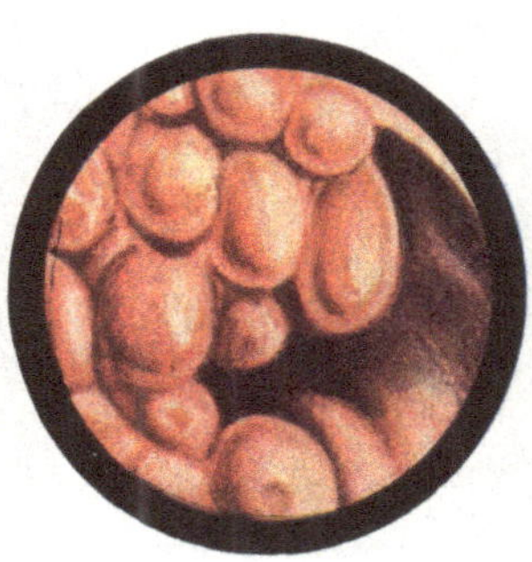

Proctitis granulosa hämorrhagica

Walter de Gruyter & Co., Berlin

Der digitale Palpationsbefund wird in sinnvoller Weise durch die rektoskopische Untersuchung ergänzt, denn wir besitzen in der Rektoskopie die wichtigste Waffe zur Differentialdiagnose von Rektalblutungen. Die Rektoskopie sollte daher wesentlich mehr als bisher durchgeführt werden, bevor sinnvolle klinische Tumorzeichen vorhanden sind. Auf Tafel V sind eine Reihe typischer Befunde bei der Rektoskopie wiedergegeben, vor allem Beispiele für jene Grenzfälle, die wir zwischen benigne und maligne stellen. Für den Anfänger bereitet die Orientierung durch das Rektoskop noch Schwierigkeiten. Es sei daher eine Skizze über proktoskopische Befunde in verschiedenen Höhen nach STRAUSS wiedergegeben, die die Verhältnisse bei der Rektoskopie sinnfällig erläutern (siehe Abb. 132).

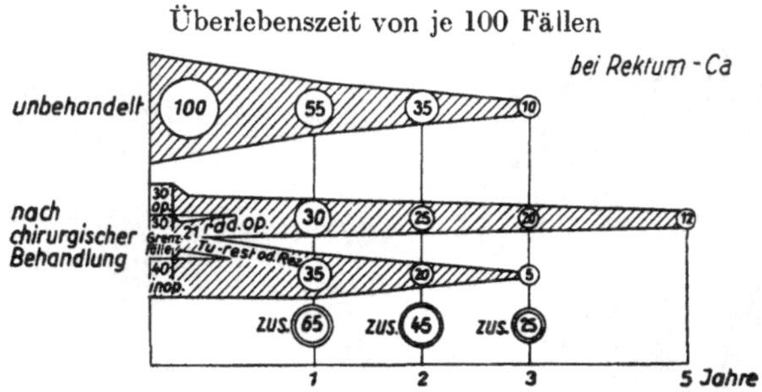

Abb. 133. Schicksal von je 100 unbehandelten und operierten Rektumkarzinomkranken (n. Oeser)

Neuerdings ist auch erfolgreich versucht worden, die Methoden der Zytologie mit den Methoden der Rektoskopie zu kombinieren. Es erscheint jedenfalls zweckmäßig, bei der Rektoskopie mit Hilfe eines Tupfers zytologisches Material aus den verdächtigen Bezirken abzustreichen und mit den bekannten zytologischen Kriterien zu bewerten. Für polypöses Zellmaterial ist die Methode der Probeexzision vorzuziehen, da man hier den gesamten Zellverband zur Verfügung hat.

Wir sehen also, daß für den Internisten neben den Problemen des Lungen- und Bronchialkrebses besonders der Magen-Darm-Kanal mit den großen Verdauungsdrüsen im besonderen bei der Krebsentwicklung beteiligt ist. Unsere Aufgabe ist es, die Prädilektionen, die Ausbreitungstypen und die charakteristischen Frühsymptome richtig zu erkennen und zu bewerten. Auch beim Darmkanal sei in allen unklaren Fällen unser Leitsatz, besonders im krebsgefährdeten Alter, alles solange als maligne anzusehen, bis man vom Gegenteil überzeugt ist. Wenn auch die operativen Bedingungen im Verdauungskanal sehr unterschiedliche sind, so steht doch fest, daß wir durch die Frühdiagnostik und die Verkürzung der allgemeinen Verschleppungszeit durch eine gewissenhafte und zielbewußte Arbeit sehr viel Gutes stiften können, um das Leben der betroffenen Kranken zumindest über Jahre hinaus zu verlängern.

In Abb. 133 gibt OESER eine Übersicht über die Lebenszeit von je 100 unbehandelten und operierten Rektumkarzinomkranken, aus der hervorgeht, daß die chirurgische Therapie die erfolgreichste ist. Sie ist aber um so erfolgreicher, je besser und je sicherer unsere Frühdiagnostik fundiert ist. Die meisten Fehldiagnosen sind auf eine mangelnde Untersuchung zurückzuführen. Obstipation, Darmspasmen, „Darmgrippe" und ähnliches sind wichtige Frühsymptome, die nicht bagatellisiert werden dürfen. Die Komplikationen wie Ileus, Invagination, Durchbrüche, Aszites mit Tumorzellen u. dgl. sind Spätzeichen, die für frühdiagnostische Bemühungen uninteressant sind.

C. Übrige innere Organe

1. Tumoren der Nieren und abführenden Harnwege

An der Frühdiagnostik der abführenden Harnwege ist der urologische Facharzt, in gleicher Weise aber auch der Internist und der Chirurg und der Gynäkologe beteiligt, so daß hier aus dem internistischen Blickfeld einige Worte gesagt sein sollen. Die wichtigsten Tumorformen der Niere sind: die hypernephroiden Tumoren, die Karzinome, die Sarkome und embryonalen Adenosarkome. Die üblichen Lehrbuchsymptome der Nierentumoren sind die Hämaturie, der fühlbare Nierentumor, Nierenschmerzen, Metastasen und Kachexie (BOSHAMER). Fast alle diese Symptome

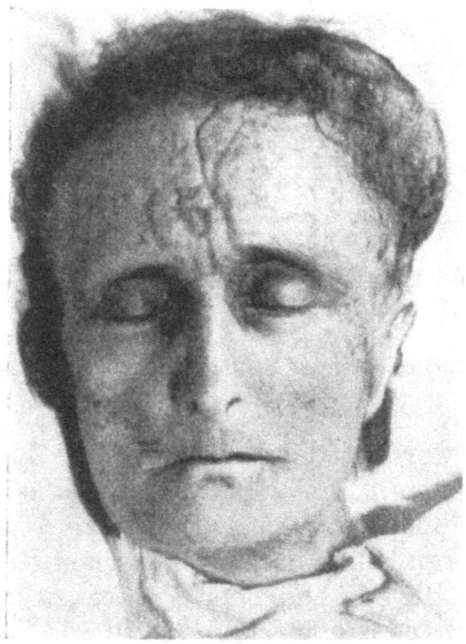

Abb. 134.
Frühe Hypernephrommetastase am linken Schädel. Primärtumor zu diesem Zeitpunkt noch nicht erkannt

muß man aber als Spätsymptome ansehen. In der stummen Anfangsphase finden wir bei malignen Neubildungen der Niere meist keine Schmerzen und können auch nur in den seltensten Fällen einen Palpationsbefund erheben. Der Kliniker wird aber einen Verdacht auf einen Nierentumor äußern, wenn permanent eine Mikrohämaturie besteht und wenn gleichzeitig eine Tuberkulose ausgeschlossen ist. Die Frühdiagnose und die Diagnosensicherung ist stets nur durch die röntgenologische Untersuchung, die mit den endoskopischen Methoden kombiniert ist, möglich. Wegen der schärferen Zeichnung ist die Pyelographie vorteilhafter als die Urographie. Bei beginnenden Karzinomen sind Funktionsstörungen der Niere im Anfang relativ selten. Wir bekommen aber auch aus dem Pyelogramm recht frühzeitig Hinweise. JOSEPH hat vor über 20 Jahren die pyelographischen Zeichen von Nierentumoren in folgender Weise umrissen: 1. gewaltsame Verschiebung der Niere aus ihrem Lager, 2. Veränderung der Nierenkelche und 3. Füllungsdefekte im Nierenbecken. Diese drei klassischen Kriterien sind nur für fortgeschrittene Tumorstadien gültig. BOSHAMER umreißt für die Frühdiagnostik die Symptomatik vom Standpunkt des Urologen folgendermaßen: 1. Partielle und totale Füllungsdefekte, 2. Verlängerung und Ausziehung der Kelche (Tulpen- oder Kallaform), 3. Verkürzung und Verstümmelungen der Kelche sind sichere Tumorzeichen, zumal wenn sie mit einer der folgenden Erscheinungen kombiniert sind: 4. Verlagerung des Nierenbeckens, 5. Erweiterung des Nierenbeckens und der Kelche, 6. unscharfe und unregelmäßige Konturen, 7. Verlagerung einzelner Kelche und 8. Erhöhung der Distanz zwischen Nierenbecken und Nierenschatten. Sollte eine der Nieren funktionsgeschwächt sein, so läßt sich dieses leicht durch die Indigokarminausscheidung ermitteln.

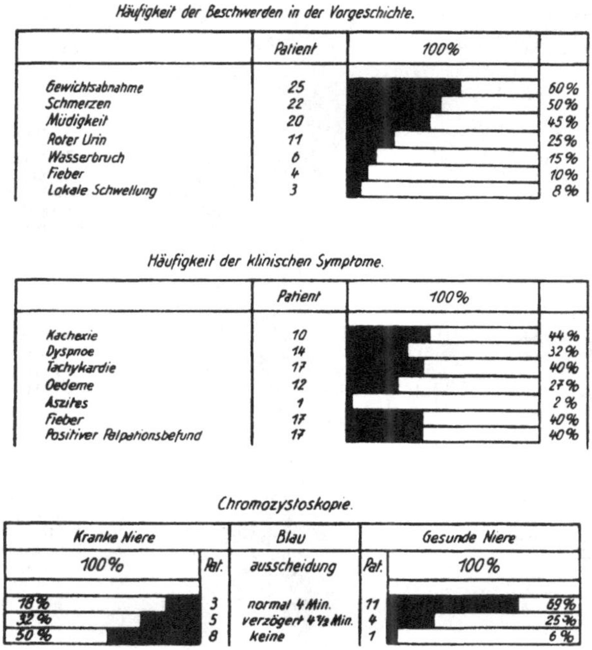

Abb. 135.
Übersicht zur Klinik der Hypernephrome (42 Fälle)
(n. Lenkei)

Bei der Urinuntersuchung ist auf Oligurie, Polyurie, Verminderung der Harnstoffmenge, Hämaturie, Methämoglobinurie und Tumorzellen zu achten. Wied hat versucht, die Zytodiagnostik aus dem Urinsediment für die Krebsfrühdiagnostik zu verwerten. Es wird jedoch darauf hingewiesen, daß auch physiologische Zellveränderungen im Urinsediment anzutreffen sind, deren Struktur vom Bau der Krebszellen keineswegs differenziert werden können. Zytologische Krebsdiagnosen ohne klinische oder histologische Bestätigung sollen daher nach dem heutigen Stande der urologischen Zytologie niemals allein eine Operationsindikation darstellen. Zurzeit sind die normalen Zellverhältnisse sowohl im üblichen gefärbten Präparat als auch im Phasenkontrastbild noch zu wenig geklärt.

Beim Hypernephrom können vielfach plötzlich auftretende massive und zunächst schmerzlose Blutungen beobachtet werden, die u. U. durch Ureterenverstopfung mit einer Kolik einhergehen können, im Gegensatz zu den plötzlichen schweren Kolikschmerzen bei einer Nierensteinkolik.

Aus der Züricher Klinik hat Lenkei in den letzten 20 Jahren 42 Fälle von Hypernephrom analysiert (siehe Abb. 135). Von den Beschwerden in der Vorgeschichte fallen vor allem Gewichtsabnahme, Schmerzen und Müdigkeit durch ihren Häufig-

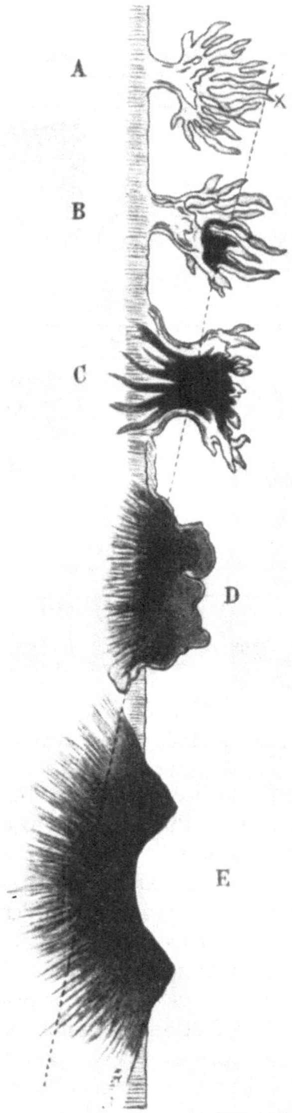

Abb. 136. Haupttypus des Krebswachstums nach zystoskopischer Betrachtungsweise

(n. Strehle)

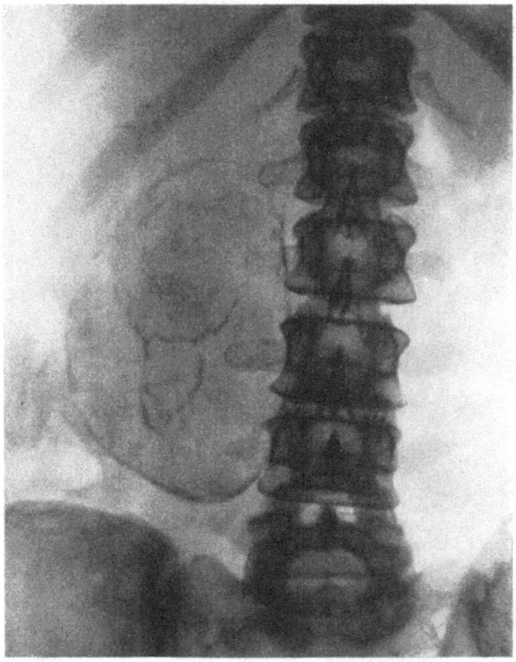

Abb. 137.
Großer Tumor im rechten Mittelbauch. Kein Hypernephrom, sondern große hydronephrotische Sackniere

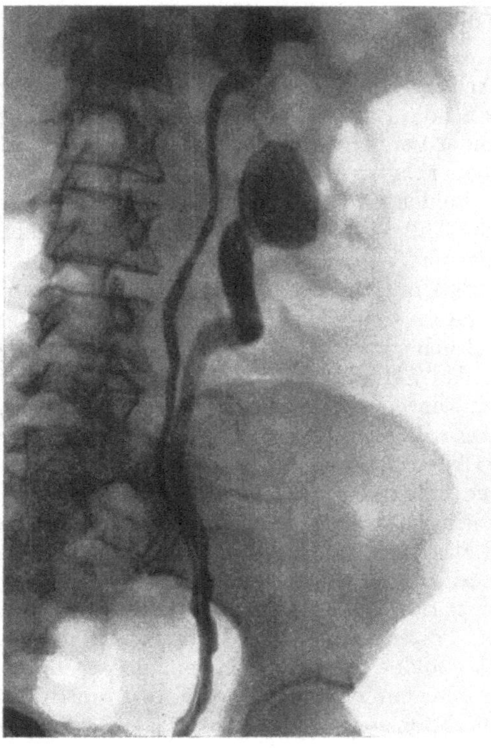

Abb. 138.
Deutlich palpable Nierenvergrößerung. Kein Tumor, sondern stark vergrößerte Niere mit doppelten Ureteren, wobei im unteren Nierenbecken ein großer Nierenstein besteht

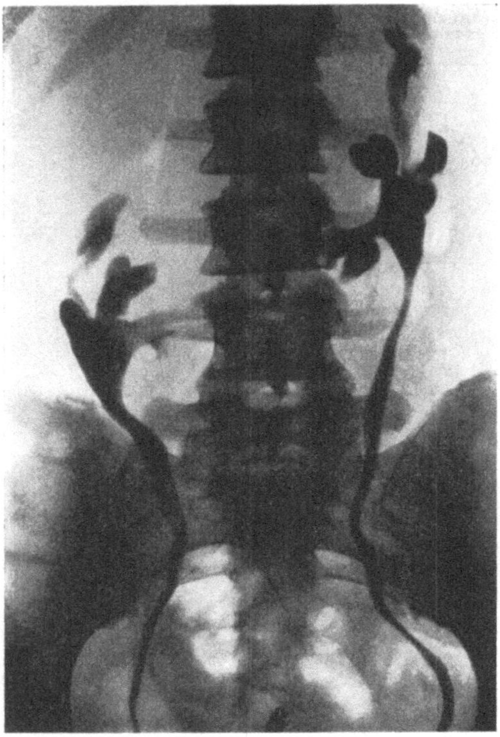

Abb. 139.
Deutlich palpabler Tumor im Mittelbauch, etwa in der Gegend des 4. Lendenwirbels. Kein Tumor, sondern große Hufeisenniere

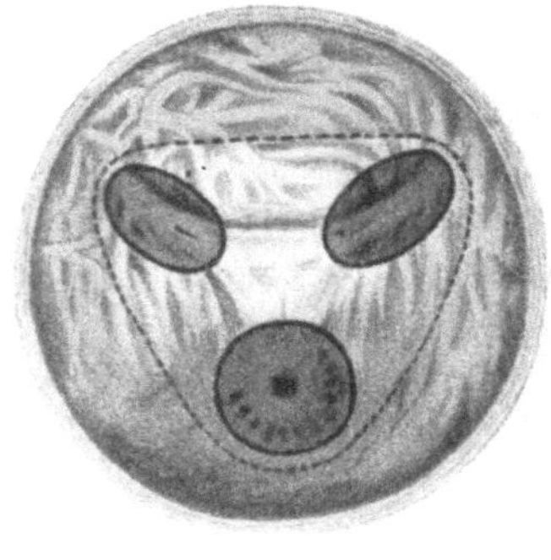

Abb. 140.
Lieblingssitze des Blasenkrebses

keitsgrad auf. Die Häufigkeit der klinischen Symptome geht gleichfalls aus der Lenkeischen Übersicht hervor. Ebenso sind die Ergebnisse der Chromozystoskopie an gesunden und kranken Nieren miteinander verglichen. Das männliche Geschlecht wird von den Hypernephromen fraglos bevorzugt. Auch Lenkei betont, daß die Hämaturie ausgesprochen paroxysmal sei. Leider wird auch manchmal erst die große Knochenmetastase z. B. am Schädel (siehe Abb. 134) erkannt, wenn klinisch noch kein Verdacht auf ein Hypernephrom besteht.

Wir müssen also resigniert feststellen, daß mit unseren heutigen Methoden nur ganz wenige Fälle von Nierentumoren durch ein frühzeitiges bzw. rechtzeitiges operatives Eingreifen geheilt werden, zumal sich gerade die häufigen Hypernephrome durch eine frühzeitige Metastasierung in das Skelettsystem auszeichnen.

Bei den Blasenerkrankungen haben wir gleichfalls die Hämaturie als ein führendes Symptom, das uns zur weiteren diagnostischen Klärung in Form der Zystoskopie veranlaßt. Die richtige frühdiagnostische Bewertung beim beginnenden Blasenkarzinom setzt eine große Erfahrung voraus. In der Farbtafel VI sind verschiedene Erscheinungsformen wiedergegeben. Neuerdings wird auch die Blase vermehrt mit Kontrastmitteln, und zwar besonders in Form der sogenannten Perabrodilpfütze untersucht, die für die Tumorlokalisation eine Aufklärung bringen kann. Auch in der Blase finden wir das gleiche Bild der Entwicklung von einem völlig benignen und z. T. gesteilten Polypen bis zum breitbasigen malignen Tumor. Alle derartigen polypösen und polypoiden Frühzeichen der Blase gehören frühzeitig in die Hand des chirurgischen oder urologischen Facharztes, um durch eventuelle blutige oder elektrische Operationsverfahren eine spätere maligne

Tafel VI

Cytoskopische Befunde

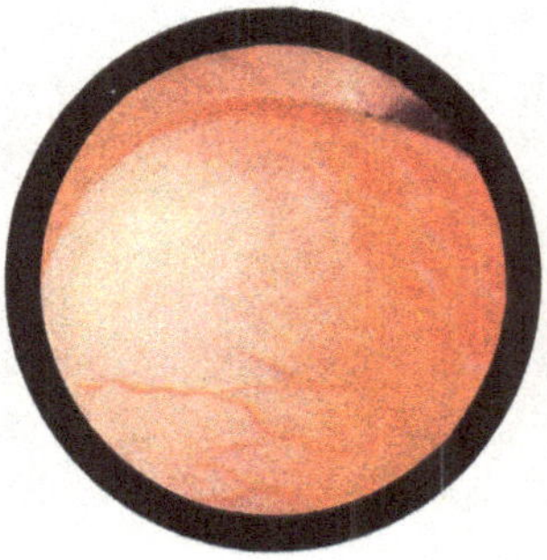

Ureterzyste

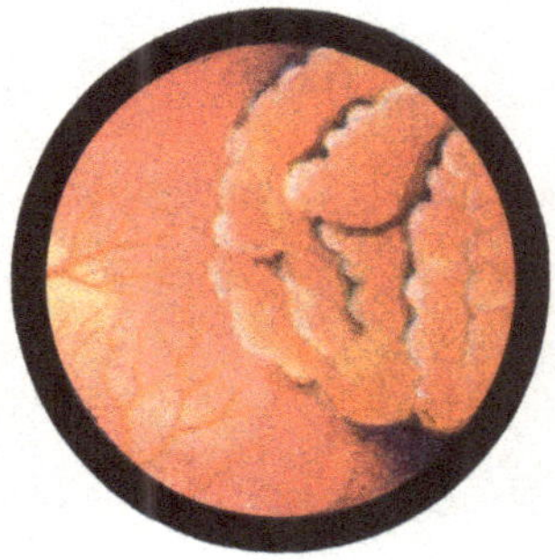

Blasenkarzinom

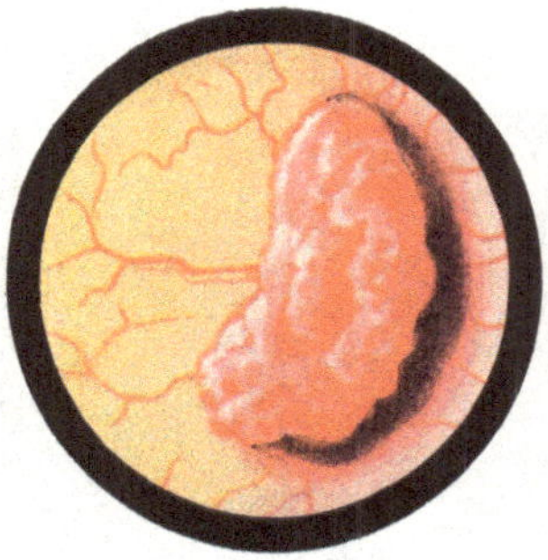

Breitbasiges Papillom (benigne)

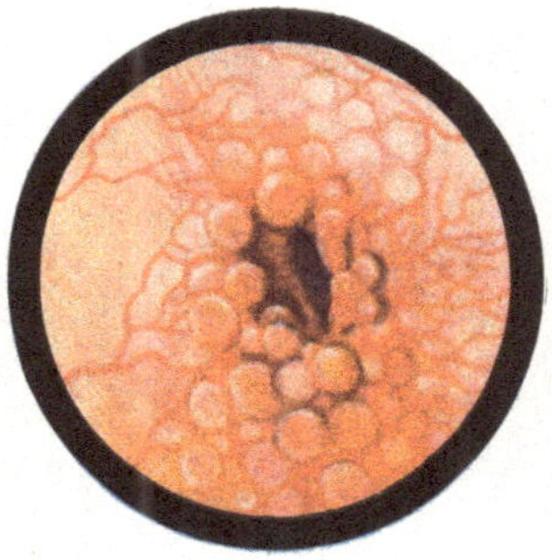

Orificium in bullösem Ödem

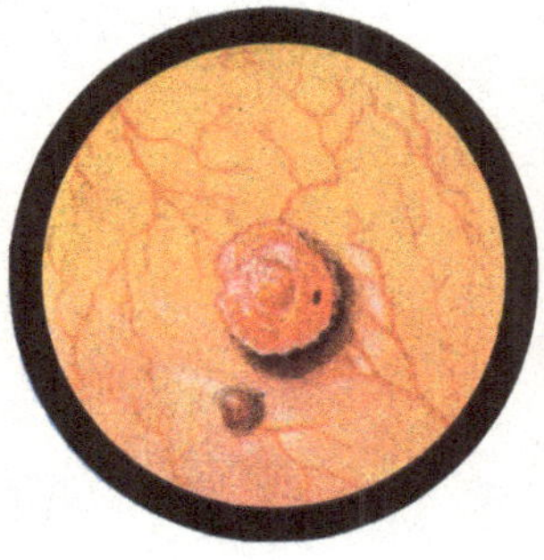

Zwei dünne, gestielte Papillome

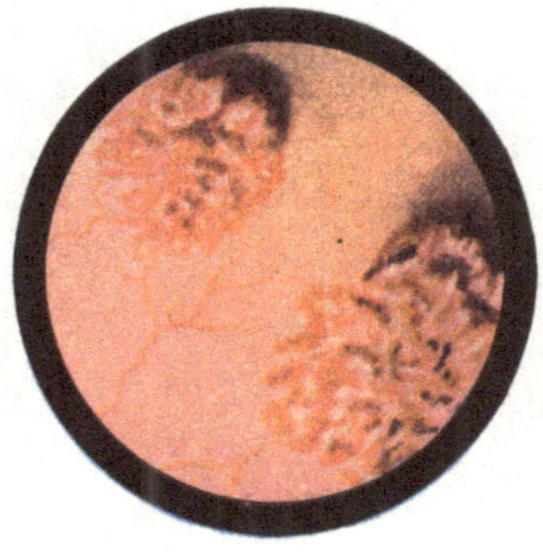

Gestielte Blasenpapillome

Walter de Gruyter & Co., Berlin

Degeneration zu vermeiden. In Abb. 136 sei nach STREHLE ein schematisierter Übergang vom zarten Papillom über das starre Papillom zum Zottenkrebs, sodann zum Knollenkrebs und schließlich zum Schüsselkrebs wiedergegeben. Aus diesem Schema geht einleuchtend hervor, daß auch für die Bedingungen der Blase das Problem benigne und maligne lediglich von einem verschieden großen Zeitfaktor abhängt. Man wird auch hier gut tun, bei zweifelhaften Befunden auf das engste mit dem urologischen Fachkollegen zusammenzuarbeiten. In Abb. 140 ist noch eine Lokalisation der Lieblingssitze des Blasenkrebses aufgezeigt, die sich vor allem um die

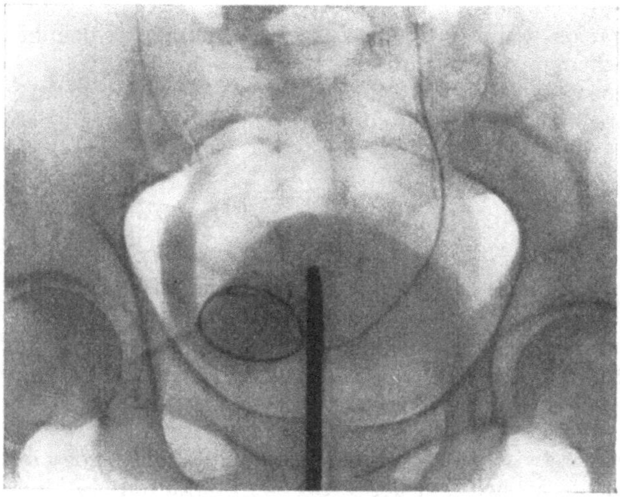

Abb. 141.
Etwa mandarinengroße Ureterocoele rechts

beiden Ureterenorifizien und das Urethralorifizium gruppieren. Von PFLAUMER wurden folgende Kriterien für einen gutartigen und für einen bösartigen Blasentumor zusammengestellt:

1. Als Zeichen des gutartigen Blasentumors:
   a) Schmerzlose, massige Blutung vor Auftreten anderer Symptome. Oft große Intervalle zwischen den einzelnen Blutungen;
   b) fehlende Allgemeinerscheinungen, gute Erholung von der Blutung;
   c) meist aseptische Blase;
   d) Miktionsstörungen nur bei Sitz des Tumors am Blasenhals;
   e) keine Metastasen;
   f) zarter, feinverästelter Bau, leicht beweglich und flottierend, dünngestielt;
   g) meist solitäre Tumoren;
   h) keine Miterkrankung der Blasenschleimhaut;
   i) gut ansprechend auf Elektrokoagulation.

2. Als Zeichen des bösartigen Blasentumors:
   a) Gelegentlich massige, meist aber chronische geringe Blutung. Der ersten Blutung gehen oft Miktionsbeschwerden, Neuralgien und Blasenschmerzen voraus. Abscheidung von Schleim und Fibrin;

b) Schwäche, fahle Gesichtsfarbe, bald einsetzende Kachexie, fortschreitende Anämie;
c) Neigung zur Blaseninfektion;
d) Miktionsstörungen, Restharn, Stenose und Inkontinenz bedingt durch die Wandinfiltration;
e) lokale und in vorgeschrittenen Fällen Fernmetastasen. Erkrankung der Leistendrüsen, Infiltration des perivesikalen Gewebes;
f) körnige Oberfläche, starr, breit aufsitzend, unbeweglich und oft mit Fibrin und Nekrosen bedeckt;
g) oft multiple Tumoren;
h) Infiltration, bullöses Ödem, radiäre Falten der Schleimhaut als Ausdruck der Schrumpfung der Blasenwand;
i) schlecht ansprechend auf Elektrokoagulation, geringe Koagulationswirkung, langsame Abstoßung der Nekrosen, schnell nachwachsend.

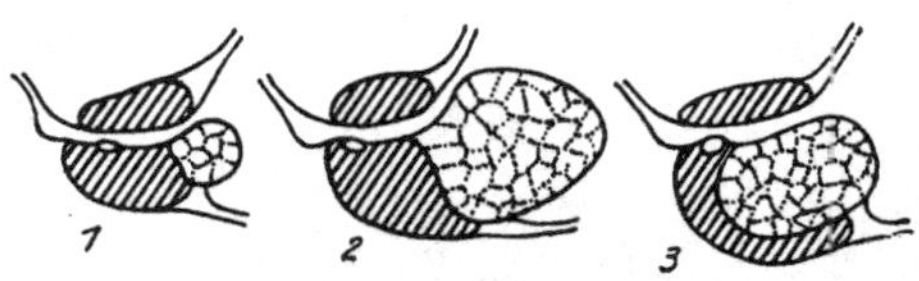

Abb. 142.
Formen der Prostataadenome
1. Uvula vesicae, 2. Intravesikale Form, 3. Subvesikale Form
(n. M. Boshammer)

Die Beziehungen zwischen Prostatahypertrophie und Prostatakrebs enthalten schwierige Probleme hinsichtlich der Frage der okkulten Karzinome. Boshamer unterscheidet drei Formen der Prostataadenome, und zwar die 1. Uvula vesicae, 2. die intravesikale, 3. die subvesikale Form (siehe Abb. 142). Blatt unterscheidet für die klinische Symptomatologie 1. benigne Hypertrophien, 2. histologisch auf Karzinom suspekte Hypertrophien, 3. maligne entartete Adenome und 4. Prostatakarzinome. Allemann fand bei 280 operierten Prostatahypertrophien in 5% ein malignes Wachstum. An Hand der Literatur wird gezeigt, daß es sich bei diesen Fällen nicht um eine krebsartige Entartung der Prostatahypertrophie handelt, sondern um ein Einwuchern des Krebses von der Außendrüse. Der Prostatakrebs wächst im 7. und 8. Jahrzehnt nur noch sehr langsam. Allemann empfiehlt daher, zwischen Prostatakarzinom als anatomischem Tatbestand und zwischen Karzinom als Krankheit (v. Meyenburg) zu unterscheiden.

Bekanntlich wird die Diagnose des Prostatakarzinoms vorwiegend durch den Tastbefund, d. h. also eine harte Drüsenkonsistenz, höckrige Beschaffenheit und Verwachsungen mit der Rektumschleimhaut gestellt. Der Zeigefinger im Rektum gehört daher immer zu den frühdiagnostischen Methoden beim Prostatakarzinom. Der Palpationsbefund wird dann auf das Sinnvollste durch den zystoskopischen Befund ergänzt. In Tafel VI sind eine Reihe typischer zystoskopischer Befunde wiedergegeben, die das Grenzgebiet von benigne und maligne aufzeigen. Auch mit Hilfe der Röntgenkontrastmittel-Methoden gelingt es, Tumoren der Prostata zu charakterisieren. Die saure Serumphosphatase, die heute so stark in der Diagnostik des Prostatakarzinoms betont wird, ist nur dann erhöht, wenn es zu einem Einbruch in die Blut- und Lymphbahn gekommen ist, oder wenn bereits Knochenmetastasen bestehen. Wir müssen also sagen, daß es sich bei einem erhöhten Serumphosphatasewert schon um ein Spätsymptom des Prostatakarzinoms handelt. Es soll nicht verschwiegen werden, daß wir in der ärztlichen Praxis leider bereits häufig Knochenmetastasen als erste Symptome von undiagnostizierten Prostatakrebsen kennen. Denn gerade das Prostatakarzinom hat sehr starke osteophile Tendenzen.

In neuester Zeit hat man auch mit gewissen Anfangserfolgen versucht, eine zytologische Karzinomdiagnostik bei Urogenitaltumoren im Exprimat zu treiben. Als Material zur Karzinomdiagnose wird der Prostataausstrich nach Drüsenmassage benutzt. Ohne Zweifel gelingt es auf diese Weise, zytologische Anhaltspunkte zu gewinnen. PETERS und JOUNG berichten, daß sie nach erfolgreicher Östrogentherapie des Prostatakarzinoms keine Krebszellen mehr im Ausstrich fanden, sondern höchstens degenerierte Tumorzellen. Beim diagnostisch gesicherten Prostatakarzinom spricht das Verschwinden von Tumorzellen zumindest für den therapeutischen Erfolg. GÜTTER und HASCHECK haben sich mit der zytologischen Färbetechnik bei Prostatasekret und Harnsedimentausstrichen beschäftigt, wobei sie neben der Papanicolaoufärbung eine von WOOLNER und MCDONALD modifizierte Hämatoxilin-Eosinfärbung als besonders geeignet ansehen. Diese Methode erfordert folgenden Arbeitsgang:

1. 2 Minuten Hämatoxylin (nach BÖHMER);
2. Abspülen mit Wasser;
3. Differenzieren in 0,5prozentigem HCl durch 2—3maliges Eintauchen;
4. Abspülen und Auswaschen in fließendem Wasser durch 5 Minuten;
5. halbe Minute in eine Lösung von Lithiumkarbonat tauchen (gtt. III einer gesättigten wässerigen Lösung von Lithiumkarbonat auf 75 ccm Aqua destillata);
6. Abspülen und Auswaschen in fließendem Wasser durch 10 Minuten;
7. halbe Minute in wässerige Eosinlösung eintauchen;
8. kurz in Wasser spülen;
9. für etwa eine Minute in 95prozentigem Alkohol;
10. kurz in Karbolxylol tauchen;
11. feucht eindecken mit Damarlack.

Die Kriterien der zytologischen Karzinomdiagnose decken sich mit den bekannten Kriterien für Tumorzellen, wobei man aus den morphologischen Zustandsbildern vielfach den Krankheitsverlauf und den therapeutischen Effekt beurteilen kann. Auch bei dieser Methode bestehen die gleichen morphologischen Grenzfälle. Auf Grund unserer heutigen Kenntnis wird man sich hüten, sich nur auf die Zytodiagnostik zu verlassen.

2. Neoplasien der Milz

Echte primäre Tumoren der Milz sind außerordentlich selten, zumal die Milz offenbar gewisse antiblastische Fähigkeiten besitzt. Außer den bekannten klinischen Kriterien der Größen- und Konsistenzbeurteilung der Milz wird dieses Organ heute vermehrt zytologisch untersucht. Durch die Technik der Milzpunktion gelingt es leicht, Material für die zytologische Untersuchung zu erhalten. Die geeignetste Punktionsstelle liegt im allgemeinen 5—7 cm lateral vom Rippenbogenrande zwischen der vorderen und der mittleren Axillarlinie im 9. oder eventuellen 10. Interkostalraum. Im allgemeinen kann man heute die Milzpunktion als eine ungefährliche Untersuchungsmethode ansehen, vorausgesetzt, daß eine Reihe von Vorsichtsmaßnahmen beachtet wird. Hierzu gehört, daß erstens nur bei einer wirklich vergrößerten Milz punktiert wird. Fälle, die z. B. an einer hämorrhagischen Diathese leiden, sollen wegen möglicher Blutungskomplikationen nicht punktiert werden. Die Punktion muß selbstverständlich unter streng aseptischen Kautelen erfolgen. Bei frischen infektiösen oder septischen Milzschwellungen sowie bei schmerzhaften Kapselspannungen ist es zweckmäßig, die Punktion nicht auszuführen. MOESCHLIN teilt die neoplastischen Milzaffektionen in folgende Unterformen ein: 1. lymphatische Leukosen, 2. myelische Leukosen, 3. Paramyeloblastenleukosen, 4. Polycythaemia vera, 5. Erythroleukosen und Erythroblastosen, 6. Retikulosen. Es ist einleuchtend, daß der besondere Vorteil der Milzpunktion und der anschließenden zytologischen Untersuchung bei den aleukämisch verlaufenden Lymphadenosen ihren besonderen Wert besitzt. In dem Material der Leipziger Klinik verfügten wir über zahlreiche Einzelbeobachtungen, bei denen lediglich ein isolierter Milztumor bestand, der in seinem Wesen allein durch die Milzpunktion aufgeklärt werden konnte. Vor allem sind aleukämische Lymphadenosen und aleukämische Myelosen zu nennen. Für die Initialformen dieser Erkrankungen ist daher die Milzpunktion unerläßlich. Die besondere Schwierigkeit liegt nur in der zytologischen Klassifizierung. Hierfür sei das Splenogramm in der Monographie von MOESCHLIN bestens empfohlen. Die diagnostische Bedeutung der Milzpunktion bei den Paramyeoblastosen ist wesentlich geringer, ebenso bei der Polycythaemia vera, bei den Erythroleukosen und -blastosen. Dagegen sind primäre Retikulosen und Retikuloendotheliosen wieder wesentlich geeigneter für die Milzpunktion. Das Lymphosarkom ist im Milzpunktat relativ leicht zu erkennen an der ausgesprochenen Zellpolymorphie, Plasmabasophilie mit schmalem Plasmasaum und großen Nukleolen sowie zahlreichen Mitosen. Es braucht nicht besonders betont zu werden, daß wir zahlreiche Splenomegalien mit Milztumoren verwechseln, wie dies bei den Splenomegalien bei der Amyloidose oder bei den Lipoidosen der Fall ist.

3. Neoplasien der blutbildenden Gewebe

VIRCHOW hat vor über 100 Jahren den Begriff der Leukämien inauguriert und ist auch zugleich für den blastomatösen Charakter dieser Erkrankung eingetreten. In neuerer Zeit hat sich besonders ROHR für die Tumornatur der Leukämien eingesetzt und empfahl für die Neoplasien des blutbildenen Gewebes den Begriff der Leukose und Hämoblastose zu benutzen und von einer Leukämie nur bei einer Ausschwemmung neoplastischer Leukosezellen ins Blut zu sprechen. Solange also das Wesen einer Leukose ungeklärt ist, solange muß naturgemäß auch ihre Semiotik Schwächen haben. TISCHENDORF betont, daß der Tumorbegriff für das hämapoetische System einer grundsätzlichen Erweiterung bedürfe. Die Leukosen, d. h. also Neoplasien der blutbildenden Gewebe, treten in leukämischen und erythrämischen Erkrankungen systematisiert, multilokulär als Gewebsneubildungen der einzelnen Blutgewebsparenchyme mit Übergangsformen auf. Es handelt sich um eine Gewebswucherung, die sich unbeschränkt und irreversibel ausbreitet, wenn auch gewisse periodische Schwankungen vom Charakter scheinbarer Remissionen beobachtet werden. Kompliziert wird die Sachlage weiterhin dadurch, daß die embryonalen Blutbildungsstätten, insbesondere die Leber und Milz wieder aktionstüchtig werden und u. U. die extramedulläre Blutbildung völlig überragen kann. Hinzu kommt, daß die extramedulläre Hämatopoese auf das embryonale Blutbildungsorgan beschränkt bleiben kann, gewissermaßen als aleukämische Form und somit die Ausschwemmung zu einer echten Leukämie nur ein fakultatives Symptom ist. Die einzelnen Beziehungen zu den klinischen Erscheinungsformen sind nach ROHR in den Abb. 143 und 144 wiedergegeben.

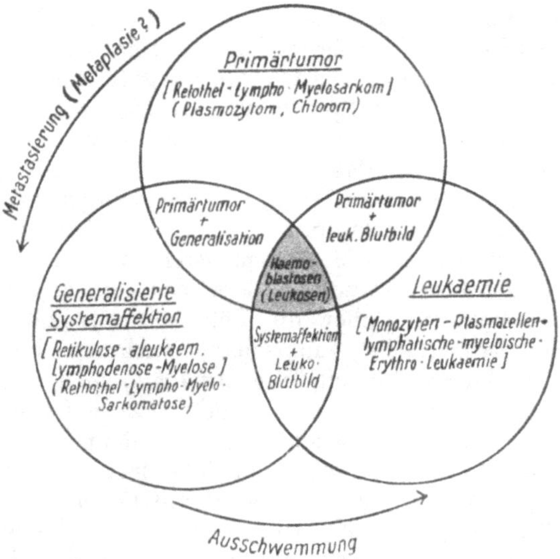

Abb. 143.

Erscheinungsformen der Hämoblastosen

(n. Rohr)

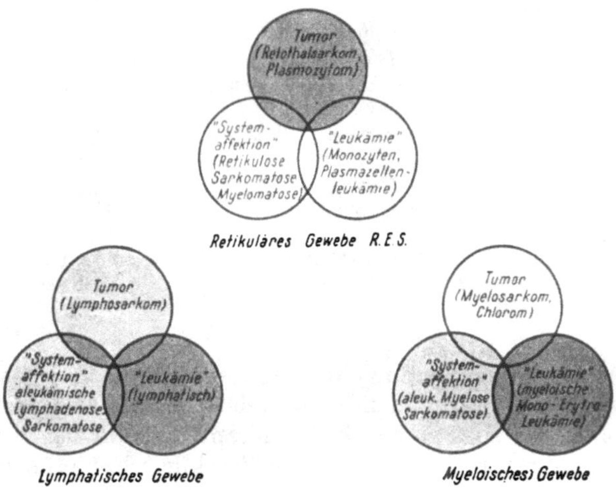

Abb. 144.

Beziehungen des Grundgewebes zum klinischen Formenbild der Hämoblastosen

(Helle Ringe bedeuten seltenes,
hellgraue Ringe gelegentliches und dunkelgraue Ringe häufigstes Vorkommen

(n. Rohr)

Gegenüber dem echten Leukosebegriff muß der Begriff einer myeloischen, lymphatischen, plasmazellulären oder normoblastischen Reaktion streng getrennt werden. Wir fassen also heute die Leukosezelle als Tumorzelle des blutbildenden Gewebes auf. Die am weitesten differenzierten Formen sind die chronischen Leukämien und die am wenigsten differenzierten Formen die Myeloblastosen bzw. Paramyeloblastosen mit ihren verschiedenen Spielformen. ROHR betont auch mit Recht, daß die Generalisationsphase der Leukosen tumorbedingt ist und der hämatogenen Metastasierung entspricht, während das Leukämischwerden mit der Neoplasie nichts zu tun hat, sondern organstrukturbedingt ist und weitgehend mit der Proliferationstendenz des befallenen Organes zusammenhängt. Von prinzipieller Wichtigkeit ist es, die Begriffe Metastasierung und Metaplasie streng voneinander zu trennen. Isomorphie bedeutet nicht Isogenie. In der Praxis wird das ganze Bild nur dadurch schwierig, daß die mesenchymalen Zellen die Fähigkeit zu einer omnipotenten Metaplasie besitzen und mannigfache Funktionen annehmen können. Solange unsere therapeutischen Waffen zur Bekämpfung der Leukämien und insbesondere der Myeloblastosen so außerordentlich dürftig sind, solange ist der Wert einer gewissenhaften Frühdiagnostik ein durchaus relativer, denn wir müssen leider bekennen, daß jede Myeloblastose, und sei sie noch so früh erkannt, immer eine infauste Prognose besitzt, wenn auch sehr selten Remissionen beobachtet werden können. Bei diesen Fällen dürfte es sich wohl meist um starke myeloblastische Reaktionen handeln. Es gelingt uns zwar heute, z. B. durch ACTH oder durch Aminopterin die Myeloblasten zahlenmäßig weitgehend zu verdrängen. Allerdings stirbt der Patient dann nicht mehr an einer Myeloblastose, sondern an einer Knochenmarksaplasie.

Knochenmarkneoplasien

Neoplasien des Markparenchyms = myelogene Leukosen	Neoplasien des retikulo-histiozytären Systems	Markfremde Neoplasien
Chron. Myelosen akute und chronische Paraformen	Plasmozytom	Markmetastasen von Karzinomen
Monozytenleukämie	Retikulom	Sarkomen
Eos. und baso. Leukosen	Generalisierte Retikulohistiozytose	Hypernephromen
Erythrämie	Retikulosen	Metastasen von akuten extramedullären Leukosen (Zellen können im strömenden Blute nicht leben)
Erythroleukose	Retikulo-Sarkomatosen	
Erythroblastomatose	EWING-Sarkom	

Die einfachsten diagnostischen Bedingungen finden wir bei den blastomatösen Erkrankungen des eigentlichen blutbildenden Gewebes. Wenn das erythroblastische Gewebe maligne proliferiert, so ergibt sich das Krankheitsbild der Erythrämie (siehe Polycythämia vera), bei der wir bekanntlich klinisch die GAISBÖCKsche Form von der VACQUEZschen Form unterscheiden. Nach NAEGELI ist bekanntlich der Polyzythämiebegriff streng von dem Polyglobuliebegriff zu trennen, da letzterer als eine rein sekundäre Koorlationserscheinung zu werten ist. Während wir die Erythrämie relativ selten finden, sehen wir die Erkrankungen des myeloblastischen Gewebes in ihrer akuten, subakuten und chronischen Verlaufsform relativ häufig, einschl. gewisser Sonderformen (z.B. das seltene Chlorom). Morphologisch können sich nur bei den Myeloblastosen gewisse Schwierigkeiten bei den atypischen Formen ergeben, die wir als Paramyeloblastosen zu klassifizieren gewöhnt sind. Nach dem Vorschlag von ROHR unterscheiden wir hierbei vier Formen: die monozytoiden, promyelozytoiden und die polymorphen Paramyeloblastosen und schließlich die Mikromyeloblasten. Gerade die letztere Untergruppe kann erhebliche Schwierigkeiten in der Abgrenzung gegen lymphatische Zellelemente

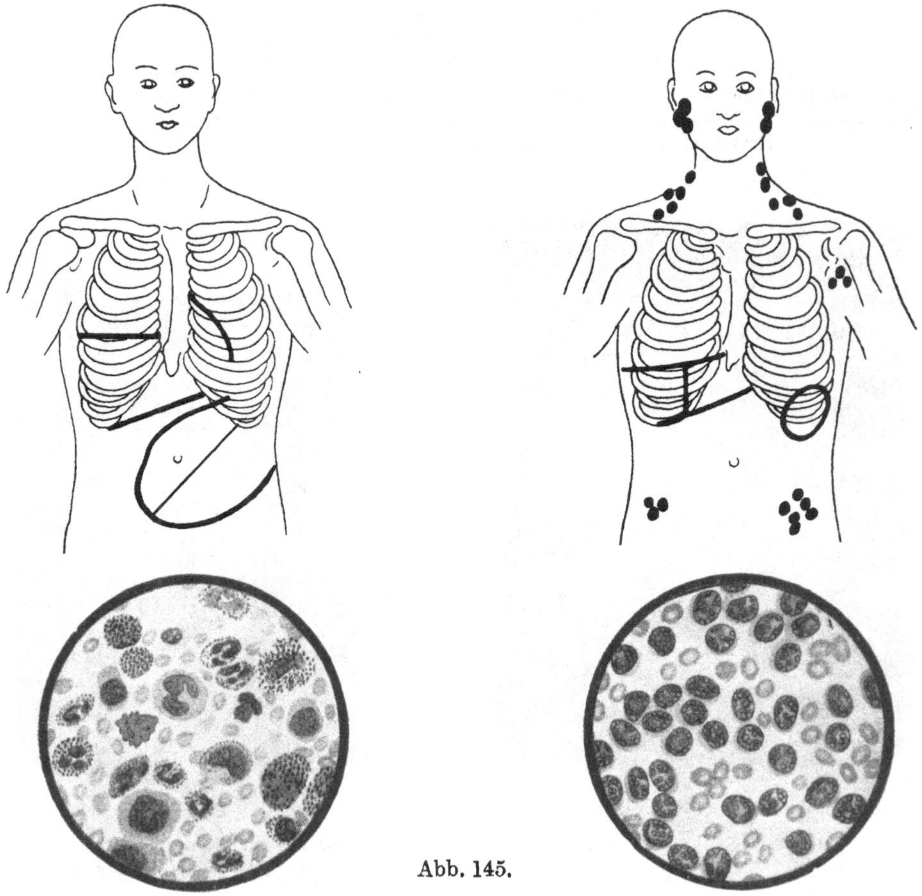

Abb. 145.

Chron. myeloische Leukämie — Chron. lymphat. Leukämie

bilden. Unter maligner einförmiger Leukose (SANDKÜHLER) verstehen wir eine Sonderform einer akuten Leukämie, die sich von vornherein nicht sicher als lymphatisch oder myeloisch einordnen läßt. Klinisch bestehen noch Milz- und Drüsenschwellungen sowie Hautinfiltrate und eine myeloische Markinsuffizienz. Bei den ausgereiften Formen ist die Unterscheidung in myeloische und lymphatische Neoplasien sowohl im Blutbild als auch im klinischen Verhalten sehr leicht (siehe Abb. 145).

Ein schwieriges Kapitel stellen die mannigfachen Markreaktionen dar, die gelegentlich im Rahmen der Krebsfrühdiagnostik zugleich ein Halt für weitere krebsfrühdiagnostische Bemühungen bedeuten. Diese Beziehungen können etwa wie folgt dargestellt werden:

Markreaktionen

Mark zellarm = hypoplastisch

Mark hyperplastisch = Erythroleukämie zur differentialdiagnostischen Abgrenzung

Knochenmarkskarzinose

Myeloische Reaktion — Erythroblastische Reaktion — Thrombopenische Reaktion mit Hypoplasie der Megakaryozyten, manchmal auch Thrombozythämie

(Myeloische und Erythroblastische Reaktion:) Erythroleukämische Reaktion

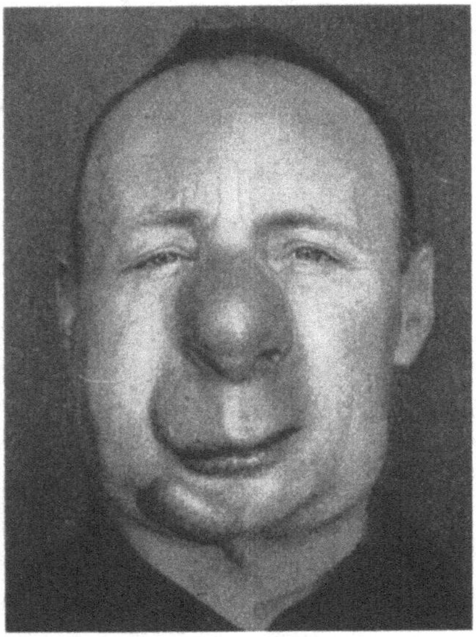

Abb. 146.
Tumorartige lymphatische Leukämie

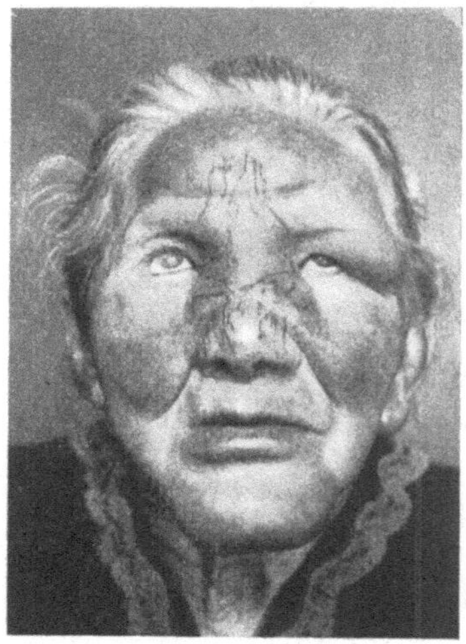

Abb. 147.
Lymphatische Leukämie mit diffusen Hautinfiltraten im Gesicht

Bei der Analyse der verschiedenen Knochenmarkskarzinosen wird heute die rein mechanische Verdrängung als Ursache abgelehnt, dagegen kommen nur Reiz- und Fernwirkungen mit extramedullärer Blutbildung in Frage, und zwar sowohl bei osteoklastischen als auch bei osteoblastischen Metastasen (H. Wendt). Seltener sind die Erythroblastenreaktionen und die Thrombozythämie, häufiger dagegen eine *Vermehrung der plasmazellulären Retikulumzellen*. Wir fanden ganz allgemein bei Karzinomen in 25% der Fälle eine Vermehrung der Plasmazellen im Sternalmark. Wendt befürwortet eine weitgehende Ähnlichkeit der Blutveränderungen bei Knochenmarkskarzinose mit der osteosklerotischen Anämie (Typ Heuck-Assmann) und der Anaemia leucoerythroblastica mit Myelosclerosis (Typ Vaugnan), die als eine Fehldifferenzierung im Sinne von polyblastischen Retotheliosen gedeutet werden.

Die Diagnostik chronischer lymphatischer Erkrankungen machte bisher keinerlei Schwierigkeiten, sofern es sich nicht um organgebundene aleukämische Formen handelt, die z.B. leicht durch eine Milzpunktion geklärt werden können. Entsprechend der NAEGELIschen Ansicht hat man die Existenz von akuten Lymphadenosen in Deutschland vielfach stark angezweifelt. Es steht aber für heute außer Zweifel — so wie es auch im angelsächsischen Schrifttum immer wieder betont wird (z.B. CUSTER u. a.) —, daß es rein akute Lymphadenosen gibt. Es sind aber auch uns Fälle bekannt, bei denen über längere Zeit chronische Lymphadenosen bestanden haben, die dann in eine akute lymphatische Leukämieform schnell und final auslaufen (Fälle von UHLMANN). Wir kennen übrigens auch zahlreiche Metamorphosen bei der myeloischen Reihe, die z. B. mit hochgradiger Leukopenie bis zur Agranulozythose, die nach 4—6 Wochen plötzlich in akute Myeloblastosen umschlugen. An beginnende Lymphadenosen denke man vor allem bei tumorartigen oder diffusen Infiltraten im Gesicht (siehe Abb. 146/147). Schließlich sei auch der Beginn einer Lymphadenose unter dem Bilde des sogenannten MIKULICZ-Syndroms (symmetrische Schwellung der Tränen- und Speicheldrüsen) hervorgehoben.

Im Nachfolgenden sei eine Synopsis der akuten Leukosen sowie die differentialdiagnostischen Kriterien bei den chronischen Verlaufsformen wiedergegeben, so wie sie mein Doktorand JANSEN auf Grund der jüngsten Literatur gerade erarbeitet hat.

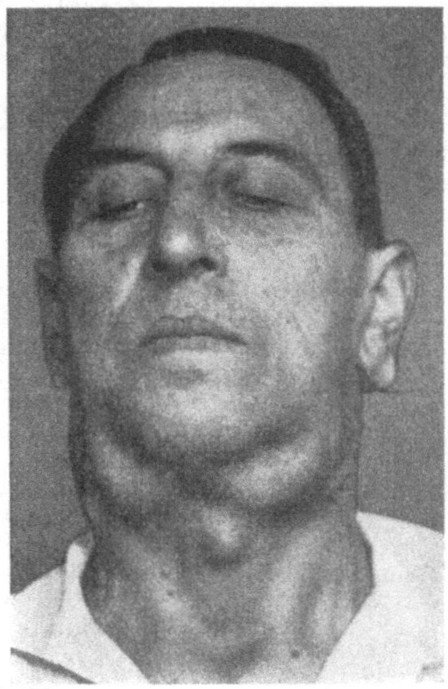

Abb. 148.
Lymphatische Leukämie mit typischen Halsdrüsenschwellungen

Synopsis der akuten Leukosen

Klinische Daten	Akute Myelosen	Akut verlaufende Lymphadenosen
Krankheitsdauer	Im Durchschnitt 3—4 Wochen	Durchschnittlich 1—2 Monate
Befallene Altersklassen	Befallen werden gleichmäßig alle Altersklassen	Vorwiegend 0—10 Jahre alte Kinder und seltener erwachsene Menschen
Klinischer Verlauf	Äußerst foudroyant, unter den Zeichen einer aplastischen Anämie oder Sepsis mit multiplen Hämorrhagien und Schleimhautnekrosen	Wie akute Myelosen, nur in abgeschwächter Form
Äußere Untersuchung	Hochgradig anämisch, Leber, Milz und Lymphknoten gering vergrößert bei besonders schnellen Verläufen kaum nachweisbar	Lymphatischer Apparat meist deutlich vergrößert

Synopsis der akuten Leukosen (Fortsetzung)

Klinische Daten	Akute Myelosen	Akut verlaufende Lymphadenosen
Hämatologisch Periphere Blutwerte	Starke Anämie, meist hypochrom. Thrombopenie. Leukozyten durchschnittlich 100000; extrem 3000 und 30000. Bei Kindern bis zu 500000	Wie akute Myelosen Leukozyten bei Kindern oft bis zu 1 Million ansteigend
Differentialblutbild	Überwiegend bis zu 80% unreife myeloische Zellformen. Fehlen fast aller granulozytären Zwischenstufen = Hiatus leucaemicus. Starke Verminderung der Lymphozyten und Monozyten	Überwiegend bis zu 95% lymphatische Zellen, meist einheitlich differenziert

Differentialdiagnostische Kriterien

	Chronische Myelose	Chronische Lymphadenose
Äußere Untersuchung	Reduzierter Allgemeinzustand, Haut blaß, relativ späte Neigung zu Hämorrhagien. Leber hart und mehrere Querfinger breit vergrößert. Milz stark vergrößert, hart, oft bis ins kleine Becken reichend. Geringe weiche Drüsenschwellungen, Krankheitsdauer durchschnittlich 2 Jahre	Reduzierter Allgemeinzustand, Haut blaß, frühe Neigung zu Hamorrhagien. Leber und Milz gering vergrößert. Generalisierte, weiche, gut differenzierbare Drüsenschwellung. Neigung zu Unterhautgeschwülsten, besonders im Gesicht
Hämatologisch	BSR beschleunigt. Peripher 50000 bis 500000 Leukozyten. Differentialblutbild: bis zu 80% myeloische Zellen mit sämtlichen granulozytären Reifungsstufen; Variationsreichtum in Kern und Protoplasma; Peroxydase positiv. Thrombozyten anfangs 2–3-fache der Norm, später Thrombopenie und Lymphopenie. Im Vorstadium Eosinophilie und Basophilie	BSR stark beschleunigt. Peripher durchschnittlich 20000 bis 100000 Leukozyten. Differentialblutbild: Granulozytopenie, bis zu 98% lymphatische Zellen, meist reife, ausdifferenzierte Lymphozyten; Peroxydase negativ. Frühzeitige Thrombopenie und alle Zeichen der aplastischen Anämie
Pathologisch-anatomisch	Zunahme des myeloischen, Verdrängung des lymphatischen Gewebes im ganzen Körper. Milz stark, Leber relativ vergrößert: geringe Hyperplasie der Lymphknoten; Knochenmark schmutzig graurot, pyoid, im Ausstrich CHARCOT-LEYDENsche Kristalle. Leber: myeloisches Gewebe im Kapillarbereich; Milz: myeloische Hyperplasie der roten Pulpa. Allgemein starke Kernpolymorphie des myeloischen Gewebes	Zunahme des lymphatischen, Verdrängung des myeloischen Gewebes. Starke Reifungstendenz der lymphadenotischen Wucherungen ohne Keimzentrenbildung. — Leber und Milz gering vergrößert, Knochenmark pyoid, lymphadenotisch durchwuchert. Leber: Lymphozytenansammlungen in den GLISSONschen Dreiecken. Milz: lymphadenotische Infiltration der roten Pulpa

Differentialdiagnostische Kriterien

	Chronische Myelose	Chronische Lymphadenose
Zytologie der weißen Blutzellen	Vorherrschen des Myeloblastentyps, ausgesprochene Zellpolymorphie. Vereinzelt im Plasma stäbchenförmige Einschlüsse, mit Azofarbstoffen rot anfärbbar = AUERstäbchen. Neben typischen Myeloblasten oft sehr reichlich atypische Formen, z. T. mit gelappten Kernen von monozytoidem Habitus, meist mehrere Nukleolen enthaltend = Paramyeloblasten. Daneben kleine Zellen etwa von der Größe kleiner Lymphozyten, oft beinahe nacktkernig = Mikromyeloblasten. Peroxydase in seltenen Fällen positiv BRACHET-Test positiv	Überwiegend ausdifferenzierte Zellen vom Lymphozytentyp. — Im Kern selten 1—2 Nukleolen. Zelle Peroxydase negativ BRACHET-Test negativ Wenig große Lymphoblasten oder „Paralymphoblasten" mit hellblauem Protoplasma und gelapptem Kern Bei Tumoren der lymphatischen Organe oft starke Ausschwemmung von ähnlichen Zelltypen. Werden oft als sarkomatöse Tumorzellen angesehen
Bluthistaminwerte	Stark erhöht. — Jede Erhöhung über 100 mg% spricht für ein myeloisches Geschehen	Im Bereich der Norm (normal: 2—8,5 mg%)
Fermentreaktionen	BRACHET-Test (Ribonukleaseprobe) bei allen myeloischen Zellen positiv Proteolyse-Versuch nach LOOK: starke Proteolyse	BRACHET-Test bei lymphatischen Zellen negativ
Pathologisch-anatomisch	Ist z. Zt. keine genaue Differenzierung chronischer und akuter Leukosen möglich. Allgemeine Zeichen der Sepsis und aplastischen Anämie. — Myeloische und lymphatische Organe oft auffallend wenig verändert	Wie bei akuten Myelosen

Großes praktisch-klinisches Interesse verlangt die frühzeitige Erkennung der Lymphogranulomatose mit ihren typischen lokalistischen Prädilektionen, bei der an sich bekannten Symptomatologie. Praktisch bedeutsam ist vor allem, daß man es gelernt hat, auch die einzelnen Formen der Lymphogranulomatose nach ihren klinischen Merkmalen und ihren pathologisch-anatomischen Kriterien zu differenzieren. Bisher wurde im allgemeinen in der deutschen Literatur nur von einer Lymphogranulomatose schlechthin gesprochen, bei der wir eine durchschnittliche Lebensdauer von 3—5 Jahren annahmen. Wenn man jedoch eine Unterteilung in das sogenannte HODGKIN-Sarkom (mittlere Lebensdauer 1 Jahr) das übliche HODGKIN-Granulom (mittlere Lebensdauer 3½ Jahr) und das HODGKIN-Paragranulom (mittlere Lebensdauer 11 Jahre) durchführt, so zeigt sich, wie vorsichtig man bei der Beurteilung eventueller Therapieerfolge und vor allem hinsichtlich der Prognose sein muß. Aus der Zusammenstellung von OESER sind weitere Einzelheiten zu entnehmen.

Formen der Lymphogranulomatose

	nach klinischen Merkmalen (u. a. GILBERT 1939, DIEKER 1946)	nach path.-anat. Kennzeichen (JACKSON, H. u. PARKER, F. 1947)
+ Grad der Bösartigkeit –	ausgesprochen langsam verlaufende Form lange Zeit lokalisiert bleibender Effekt nach mittleren Röntgendosen durchschnittliche Lebensdauer: 11 Jahre	HODGKIN-Paragranulom
	mittlere chronische Form rd. $^2/_3$ mit intermittierendem Fieber häufig neutrophile Leukozytose + Lymphopenie rd. $^1/_3$ mit hypochromer Anämie Etappenförmiger Krankheitsablauf 1. Stadium = einzelne Lymphome in einer Region; sehr strahlenempfindlich 2. Stadium = mehrere Lymphome in verschiedenen Regionen; geringer strahlenempfindlich, zu Rückfällen neigend 3. Stadium = Generalisation; kaum strahlenempfindlich durchschnittliche Lebensdauer: 3½ Jahre	HODGKIN-Granulom
	akute, rasch verlaufende Form fast gleichzeitige Erkrankung vieler Lymphknoten in verschiedenen Regionen infiltrativ in Umgebung eindringend, besonders in Haut und Knochen flüchtiger Effekt der Röntgenbestrahlung trotz höchster Dosen durchschnittliche Lebensdauer: 1 Jahr	HODGKIN-Sarkom

(n. Oeser)

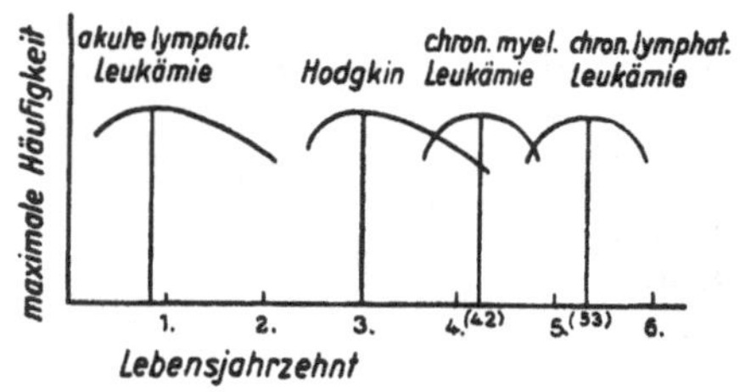

Abb. 149.
Altersverteilung der malignen Lymphome
(n. Oeser)

Bemerkt sei, daß wir die maximale Häufigkeit für die Lymphogranulomatose im dritten Lebensjahrzehnt finden. Erwähnt sei auch, daß wir häufiger teils im Lymphknotenausstrich, seltener auch im Sternalmark verschiedene intrazelluläre Paraproteinkristalle fanden, und zwar besonders in den kleinen lymphoiden Retikulumzellen, wie sie auch bereits von HORSTER beobachtet wurden. In diesem Zusammenhang sei bemerkt, daß wir gelegentlich auch derartige reiskornartige Paraproteinkristalle beim Kolomkarzinom (siehe auch THIELE) und bei akuten Myeloblastosen sahen. Auf Farbtafel VIII finden sich derartige Paraproteinkristalle wiedergegeben. Am längsten bekannt sind derartige Paraproteinkristalle (siehe unten) in den Plasmozytomzellen (siehe Farbtafel VII). Wenn diese Kristalle fuchsinophil sind, bezeichnete man sie bisher als RUSSELLsche Körperchen.

Bei der Frühdiagnostik eventuell maligner Erkrankungen können die sogenannten Retikulosen immer wieder erhebliche Schwierigkeiten bereiten. SCHILLING hat sich mit großer Sorgfalt bemüht, eine eingehende klinische Einteilung der Retikulosen durchzuführen, die im nachfolgenden wiedergegeben sein soll.

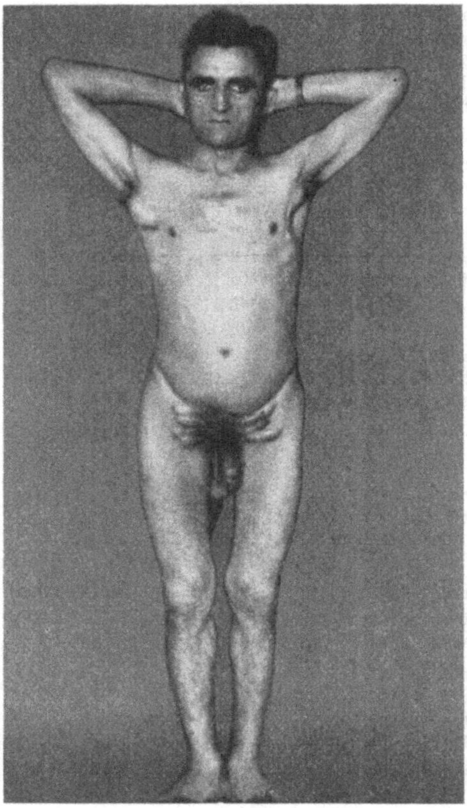

Abb. 150.
Ausgedehnte Lymphogranulomatose
mit Inguinal-Achsel- und geringen Halsdrüsenschwellungen

Klinische Einteilung der Retikulosen

A. Reaktive Retikulosen.

I. Lokale Reaktionen.

a) Unspezifisch durch:

1. Fremdkörper, Speicherungen, Injektionen, Wunden.
2. Physikalische Reize (thermische Strahlenreize usw.).
3. Toxische endo- und exogene Reize.
4. Gutartige lokale Retikulome (klinisch fibromähnlich).

b) Spezifisch durch:

1. Spez. Erreger (Tbc, Lues, Lepra, Kokken, Leishmanien, Helminthen usw.).
1a. Lymphogranulom als Sondergruppe.
2. Rheumatische bzw. allergische Reaktionen nach Sensibilisierung.

II. Allgemeine benigne Retikulosen.

a) Durch hämatogene oder lymphogene Speicherungen.

1. Pigmentspeicherungen (Hämosiderose, Hämochromatose, Siderose, Argyrie usw.).

2. Lipoidosen (Cholesterinämie, Diabetes usw.).
3. Spez. Speicherkrankheiten (GAUCHER, NIEMANN-PICK).
4. Abbau (Icterus haemolyticus).
Blutgiftanämien, teilweise auch Begleitreaktionen bei echten Blutkrankheiten mit Blutabbau usw.

b) Entzündliche Retikulosen (mit Monozytosen).
1. Immunisierungsreaktionen (Phase II).
2. Mit bekannten Erregern (Blutinfektionen, Protozoen- und Viruskrankheiten, sepsisartige Infekte, Typhus, Fleckfieber).
3. Toxische bzw. durch noch unbekannte Erreger generalisierte Retikuloendotheliosen (BANTI, generalisiertes Lymphogranulom usw.).
4. Allergisierte, vegetativ gesteuerte Reaktionen (Endocarditis lenta, großzellige Tuberkulosen, Mycosis fungoides usw.).
5. Atypische Retikuloendotheliosen.
a) Lymphoidzellige Angina.
b) Infektiöse Mononukleose.
c) Plasmazellulär gutartige Reaktionen.

B. Eigentliche hyper- oder anaplastische Retikulosen.

I. Örtliche Retikulome.
a) Retothelsarkom.
b) EWING-Tumoren (Knochenmark).
c) Drüsenretikulome (OLIVEIRA, ROULET, RÖSSLE u. a.).
d) Retikuloendotheliome der Organe (vom sinusoiden Endothel aus).

II. Leukämische Retikulome (generalisierte maligne Retikulosen).
a) Leukämisch-monozytäre Retikulosen.
b) Aleukämisch-histiozytäre bzw. monozytäre Retikulosen.
c) Atypische maligne Retikulosen.
1. Plasmozytom bzw. Myelom.
2. Histiozytom.
3. Retothelsarkome mit hämatischen Aussaaten.
d) Kombinierte Retikulosen (AHLSTRÖM, LÖSCH, ROULET u. a.).
1. Lymphatische Leukämie mit Retothelsarkom.
2. Myeloische Leukämie mit Retikulom (ROULET).
3. Retotheliose mit Monozytenleukämie (ARINKIN, EWALD, BOCK und WIEDE, UGRIANOW, BÖHNE und HUISMANS zit. nach RÖSSLE).
4. Lymphadenom + Monozytenleukämie (APITZ).
5. Retothelsarkom + Lymphosarkomatose (RÖSSLE).

Die klinische Abgrenzung der wichtigsten Formen sei nach einer Übersicht von MUNDT und SCHAEDE wiedergegeben.

Differentialdiagnostische Übersicht

	Retikulo-endotheliose	Retikulo-sarkomatose	HODGKINsche Erkrankung	Agranulo-zytose
Beginn	akuter Schub	schleichend	schleichend	akut oder schleichend
Schleimhautveränderungen	fehlen	fehlen	fehlen	vorhanden
Granulozyten	vermindert	normal	normal	stark vermindert
Lymphozyten	relativ vermehrt	vermindert	vermindert	relativ vermehrt
Aussehen der Retikulumzellen	selten atypisch	Zellatypien Mitosen	uncharakteristisch	normal
Zahl	vermehrt	vermehrt	vermehrt	vermehrt
Röntgenstrahlen	refraktär	ansprechend	ansprechend	
Milzvergrößerung	+	∅	+	∅

Leider ist es sehr schwierig, die geschwulstartigen Erkrankungen des lymphatischen Apparates von den entzündlich reaktiven Veränderungen und Hyperplasien zu unterscheiden. Letztere sind durch besonderen Reichtum an lymphatischen Reaktionsformen verschiedener Prägung ausgezeichnet, der nur verständlich wird, wenn man die besondere Entwicklungs- und Umbildungsfähigkeit des lymphatischen Gewebes kennt. CUSTER hat sich bemüht, die einzelnen Beziehungen zwischen den Lymphomen und die Varianten des malignen

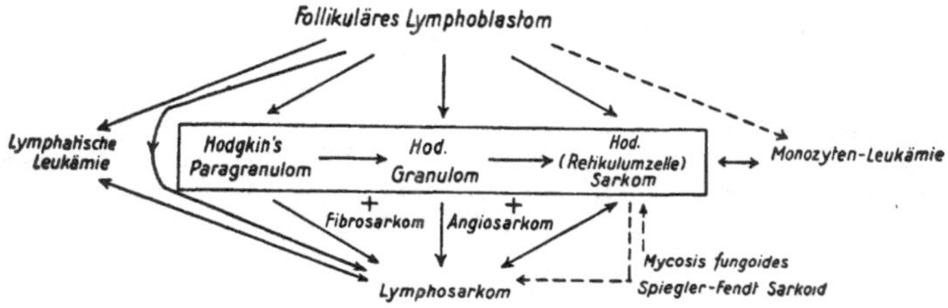

Abb. 151. Beziehungen zwischen den Lymphonen (n. Custer)

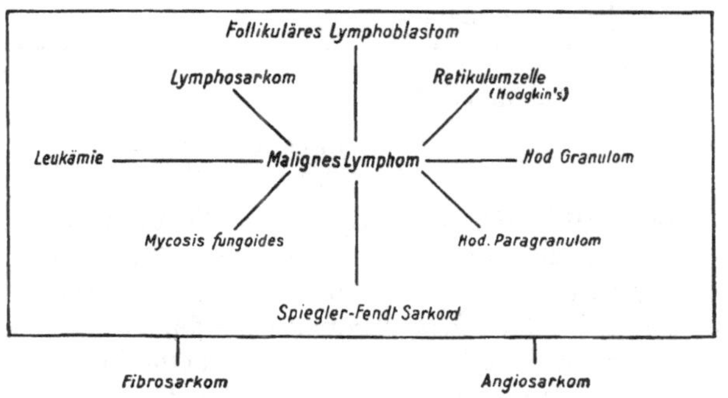

Abb. 152. Varianten des malignen Lymphoms (n. Custer)

Lymphoms synoptisch aufzuzeigen (siehe Abb. 151/152). Die Vielfalt der Varianten zeigt wie die typischen internen Erkrankungen engste Beziehungen haben zu dermatologischen und chirurgischen Krankheitsbildern.

In Abb. 153 wird die Zytologie eines malignen Lymphoms (autoptisch gesichert) wiedergegeben, wobei sich alle typischen Tumorkriterien an dem Zellnest erkennen lassen.

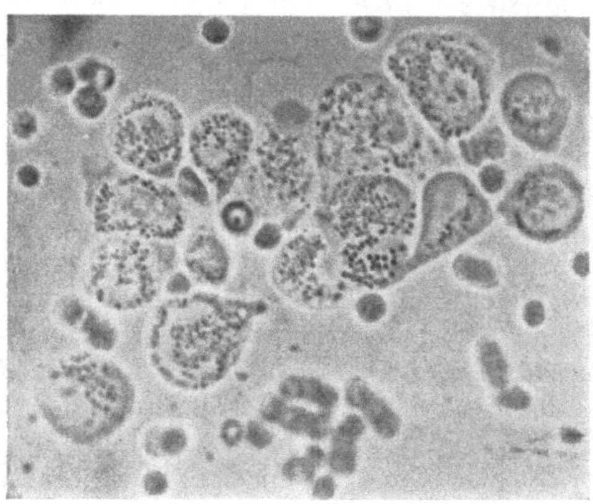

Abb. 153. „Malignes Lymphom“ Phasenkontrastpräparat im Ascites mit polymorphem Tumorzellnest. Autoptisch gesichert

Einteilung der lymphatischen Tumoren

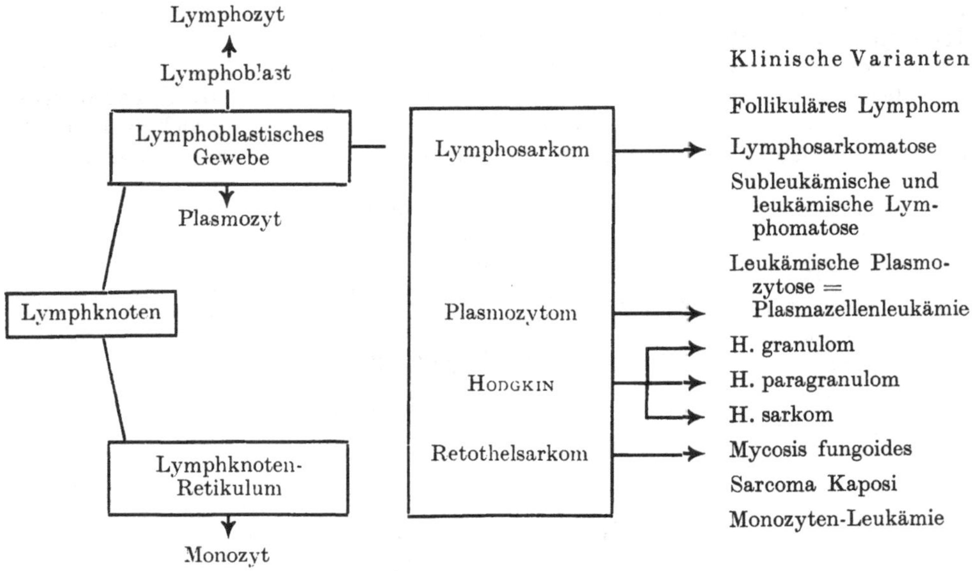

Gruppe der „malignen Lymphome"

Das großfollikuläre Lymphoblastom (BRILL-SYMMERS) ist an sich eine seltene Erkrankung des lymphatischen Apparates und nimmt eine gewisse Mittelstellung zwischen gut- und bösartig ein. Auftreten beim Mann meist im 5. Lebensjahrzehnt. Verlaufsform chronisch. Beginn meist in den Lymphdrüsen, wobei in einem Drittel der Fälle Milzvergrößerung und eine Tendenz zur Generalisation besteht. Das Blutbild ist uncharakteristisch bei hoher Blutsenkung und großer Strahlensensibilität. Nach v. ALBERTINI und Mitarbeiter besteht oft ein Ausgang in ein Lymphosarkom, so daß es berechtigt erscheint, das großfollikuläre Lymphoblastom als eine präkarzinomatöse Erkrankung aufzufassen, was durch eine schematische Übersicht obiger Übersicht nur verständlich ist.

Die Diagnose wird am besten histologisch gesichert, deren einzelne Kriterien in Abb. 154 wiedergegeben sind. Im allgemeinen wird eine Lebensdauer von 3—11 Jahren angenommen. Die Therapie der Wahl ist die Röntgenbestrahlung.

Eine besondere Krankheitsgruppe innerhalb der hämatologischen Neoplasien stellen die sogenannten Plasmozytome, früher multiple Myolome oder KAHLERsche Erkrankung, dar. Entsprechend einem Entwicklungsschema der hauptsächlichsten Plasmozytomformen nach APITZ lassen sich die klinischen Bilder am besten klassifizieren. Primär umschriebene Plasmazellwucherungen, diffuse oder multiple Plasmozytose, solitäre Plasmozytome sowie schließlich rein leukämische Plasmozytosen stellen die Haupterscheinungsformen dar. Die Diagnostik ist einmal besonders durch die Sternal- oder Iliakalpunktion sehr leicht durchführbar, da die Plasmozytomzellen morphologisch sich im gefärbten Präparat sehr leicht darstellen lassen. Andererseits finden wir auch im Phasenkontrastbild die Plasmozytomzellen an ihrer exzentrischen Kernlage und den mannigfachen Kernsekretionsprodukten im Plasma sehr schnell heraus. Die im Zytoplasma niedergeschlagenen Paraproteine finden wir einmal als blasiges Paraproteinsol (früher fälschlicherweise als vakuoläre

Plasma- und Plasmozytomzellen

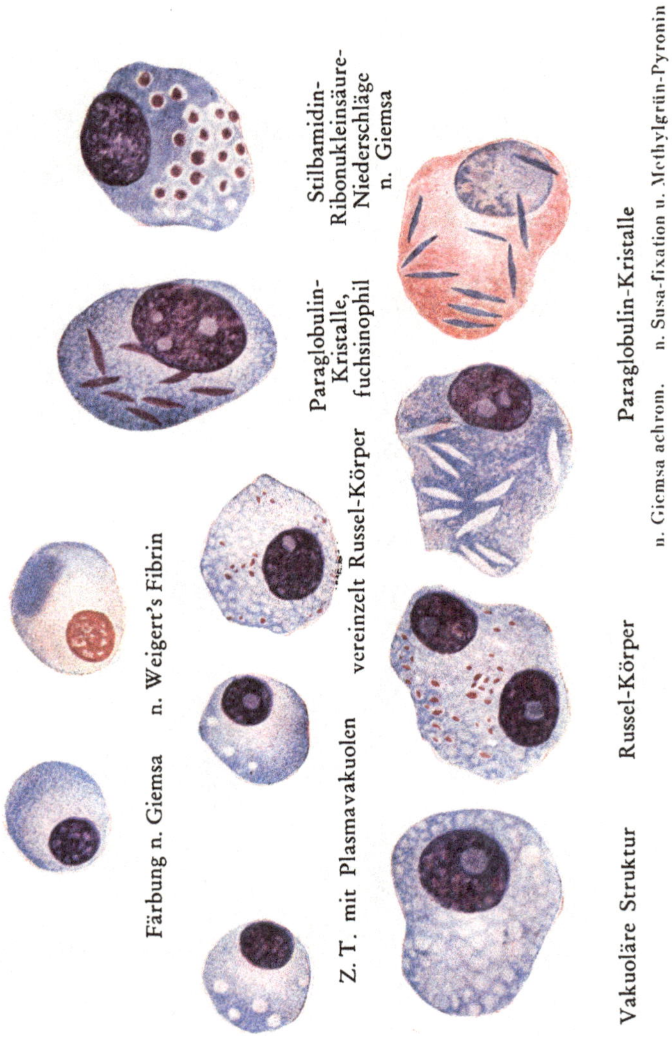

Walter de Gruyter & Co., Berlin

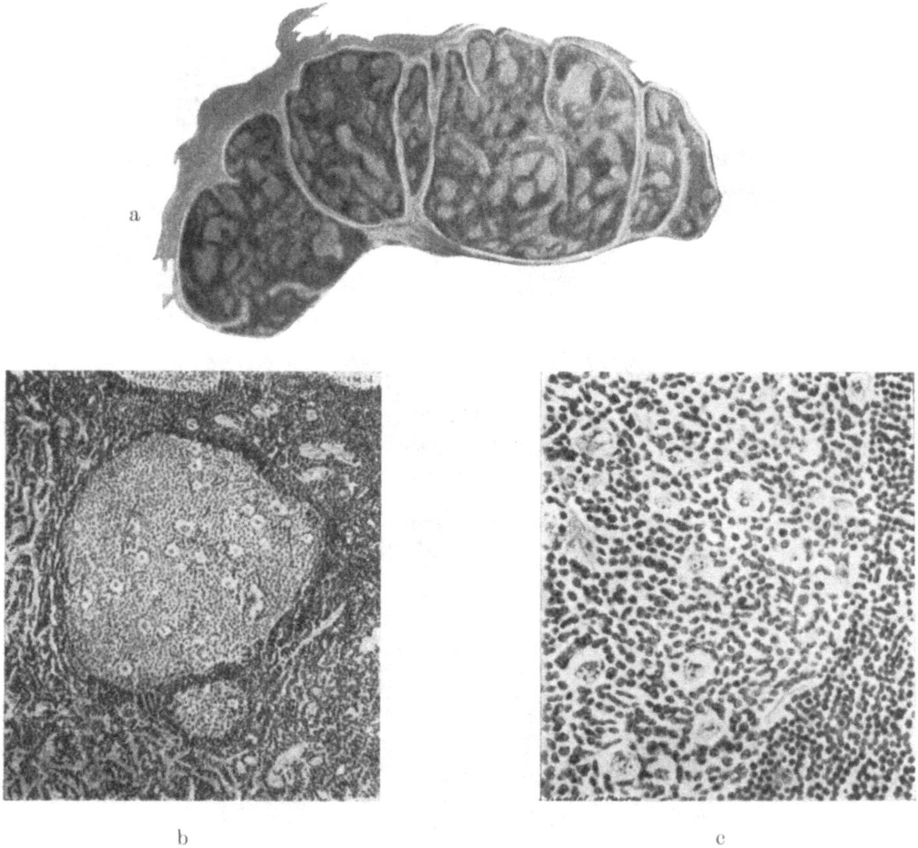

Abb. 154.

Großfollikuläres Lymphoblastom oder BRILL-SYMMERSsche Erkrankung (n. Duperrat u. Kerneis)

a) 6fache Vergrößerung. Typisches Aussehen einer polyzyklischen Drüse. Man beachte die ubiquitäre Verteilung der Follikel in ihrer großen Anzahl und Formvariabilität.
b) Dieselbe Drüse 100fach vergrößert. Sehr großes Germinativzentrum, das von einem Lymphozytenwall umgeben ist.
c) Dieselbe Drüse 300fach vergrößert. Im Germinativzentrum große hypochromatische Zellen als besondere Charakteristika.

Degeneration bezeichnet) und daneben Auskristallisationen in Form von achromen oder chromierbaren reiskornartigen Paraproteinkristallen (siehe Tafel VII—IX) oder in Formen von kleineren fuchsinophilen sogenannten RUSSELschen Körperchen.

Unter den klinischen Frühsymptomen des Plasmozytoms finden wir immer wieder in der Mehrzahl der Fälle uncharakteristische rheumatische Beschwerden, durch die meist diffusen oder seltener umschriebenen Plasmazellinfiltrationen, und zwar vorwiegend der Wirbelsäule. Bei etwa der Hälfte der Fälle finden wir eine Hyperproteinämie, in deren Gefolge sich dann sehr gern ausgeprägte Paraproteinosen (früher Amyloidosen genannt) entwickeln, die sich dann in der verschiedensten Weise als Paraprotein-Thesaurismosen kundtun. In der Mehrzahl der Fälle entwickeln sich in diesem Rahmen auch klassische Nephrosen. Im Urin findet sich der BENCE-JONESsche Paraproteinkörper. Die röntgenologische Diagnostik des Skelett-

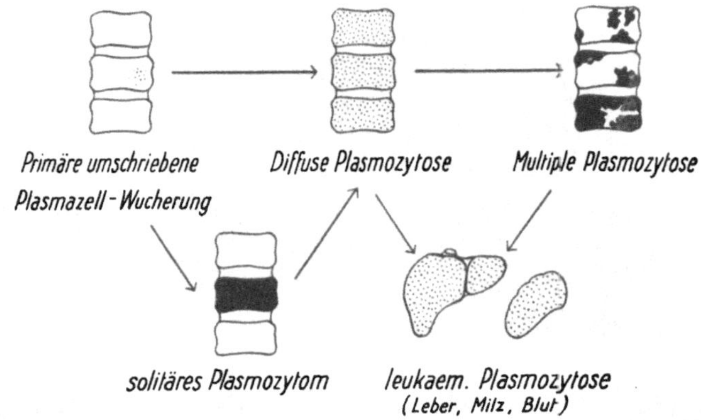

Abb. 155.
Schema zur Entwicklung der hauptsächlichen Plasmozytomformen
(n. Apitz)

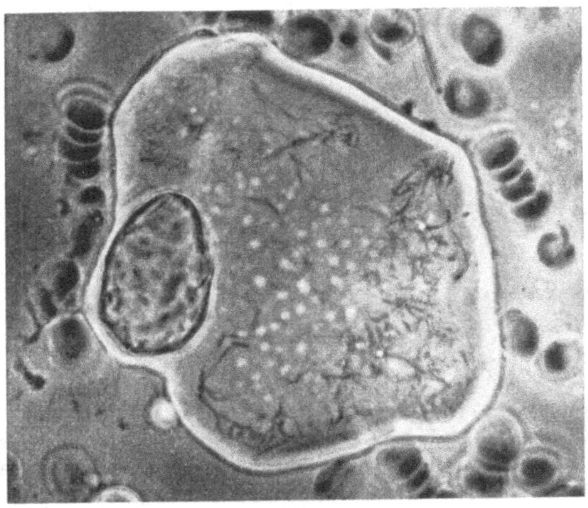

Abb. 156.
Große Plasmozytomzelle im Sternalmark. Frische Phasenkontrastaufnahme!
Im Zytoplasma eine gewisse Faserstruktur erkennbar. Ferner sieht man als Ausdruck der Kernsekretionstätigkeit im Zytoplasma zahlreiche rundliche Paraproteinsol-Blasen

systems besonders auch des Schädels muß in die Frühdiagnostik eingeschaltet werden. Die Früherkennung der Plasmozytome ist aus dem Grunde so wichtig, weil wir heute durch die Chemotherapie Möglichkeiten haben, die Krankheit in der Mehrzahl der Fälle wirksam aufzuhalten und schätzungsweise 3—5 Jahre Lebenszeit für den Patienten gewinnen können.

Im Rahmen der hämatologischen Neoplasien spielt die Drüsenpunktion sehr oft eine entscheidende Rolle. Wir wissen seit langem, wie schwer es ist, beginnende maligne Prozesse im Drüsenpunktat zu erkennen, da bei malignen Prozessen am Anfang sich vorzugsweise unspezifische Reizerscheinungen im Sinne des Sinuskatarrhs zeigen. Erst nach einem gewissen Entwicklungsstadium klären sich die Verhältnisse und führen zu einer eindeutigen Diagnose (s. a. Abb. 13).

Paraprotein-Kristallisationen im Sternalmark

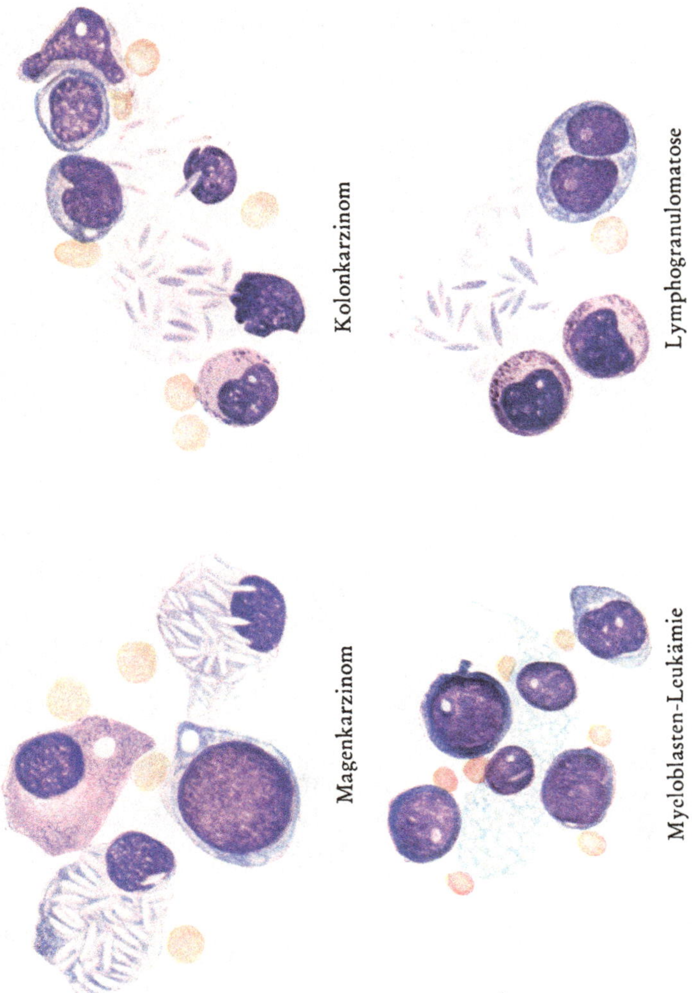

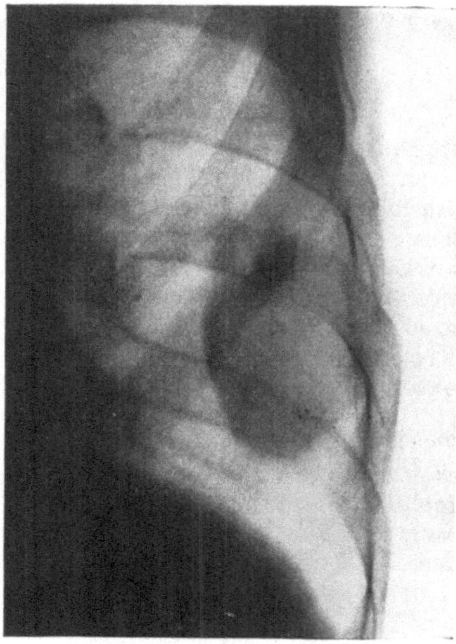

Abb. 157.
Beginnendes Plasmozytom mit initialem Knochenherd am linken Rippenbogen

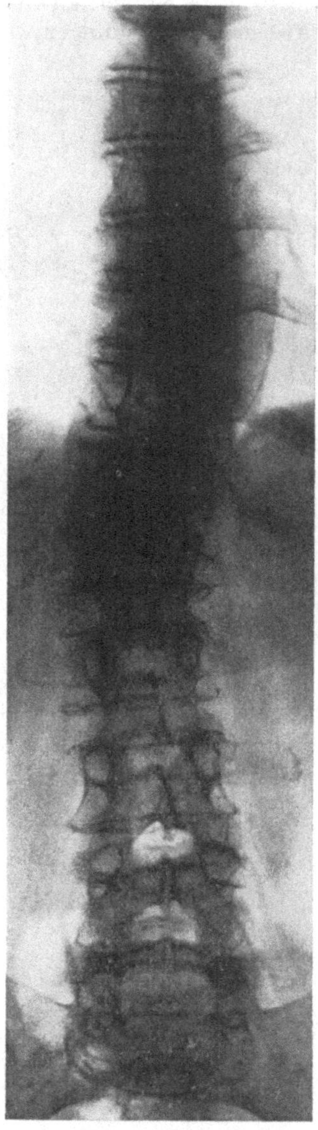

Abb. 158.
Diffuse Plasmozytose an der gesamten Wirbelsäule

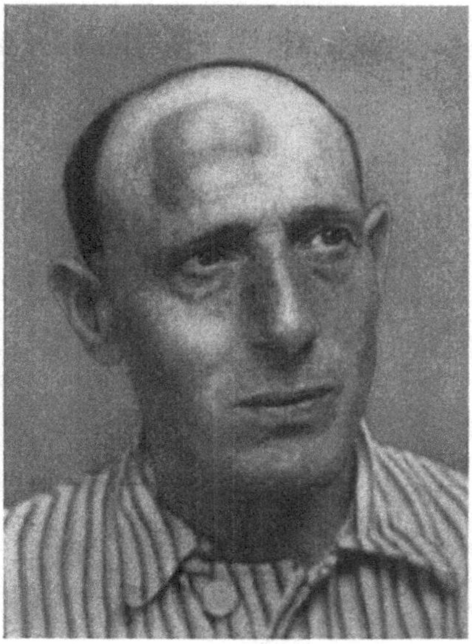

Abb. 159.
Solitäres Plasmozytom am linken vorderen Stirnbein. Röntgenologisch bereits großer Defekt

B. TISCHENDORF ordnet die pathologischen Zellformen des Lymphknotenpunktates in folgender Weise synoptisch:

I. Gewebszellen im Lymphknotenpunktat bei reaktiven unspezifischen und spezifischen Entzündungen.

1. Lymphatische Monoblasten und Plasmoblasten.
2. Epitheloidzellen bei Lymphknotentuberkulose und BOECK-SCHAUMANNscher Krankheit (BOECKsches Sarkoid).
3. LANGHANSsche Riesenzellen bei Tuberkulose.
4. Epitheloidzellen beim Morbus BANG (MOESCHLIN).

II. Hämoblastomzellen.

1. Sarkomzellen (großzelliges Sarkom).
2. Lymphosarkomzellen (kleinzelliges Sarkom).
3. Zellen der Lymphogranulomatose (HODGKIN) bzw. STERNBERGsche Riesenzellen.
4. Plasmozytomzellen.
5. Metastatische Geschwulstzellen.

III. Speicherzellen bei Lipoidgranulomatosen.

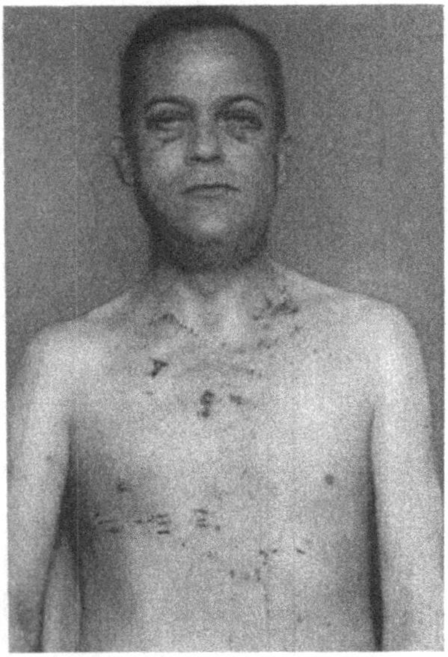

Abb. 160. Retikulom mit Übergang in Plasmozytom und ausgedehnter Paraproteinose. Klinisch besteht die Symptomentrias: Makroglossie, Halsdrüsenschwellungen und ausgedehnte Haut amyloidose (siehe Farbtafel IX)

Genese der Riesenzellen

Retikulo-histiozytäres System
(RES im weiteren Sinne (aktives Mesenchym)

RES im engeren Sinne → hämopoet. Retikulozelle → Megakaryozyt (Thromboblast. Knochenmarkriesenzelle)

RES im engeren Sinne → endostale Retikulozelle (Osteoblast-Osteoklast) → Polykaryozyt (Myeloplaxe, Knochenriesenzelle)

Histiozytäres System →
1. Fremdkörperriesenzelle (toxisch-infektiös)
2. LANGHANSsche Riesenzelle (Tbc)
3. STERNBERGsche Riesenzelle } infektiös? neoplast?
4. Riesenzelle bei Osteomyelosklerose („Megakaryozytenleukämie") } infektiös? neoplast?
5. neoplastische Riesenzelle (Epulis, Sarkom, Plasmozytom usw.)

(n. Rohr)

Haut-Amyloidose bzw. -Paraproteinose bei Retikulom mit Übergang in Plasmozytom

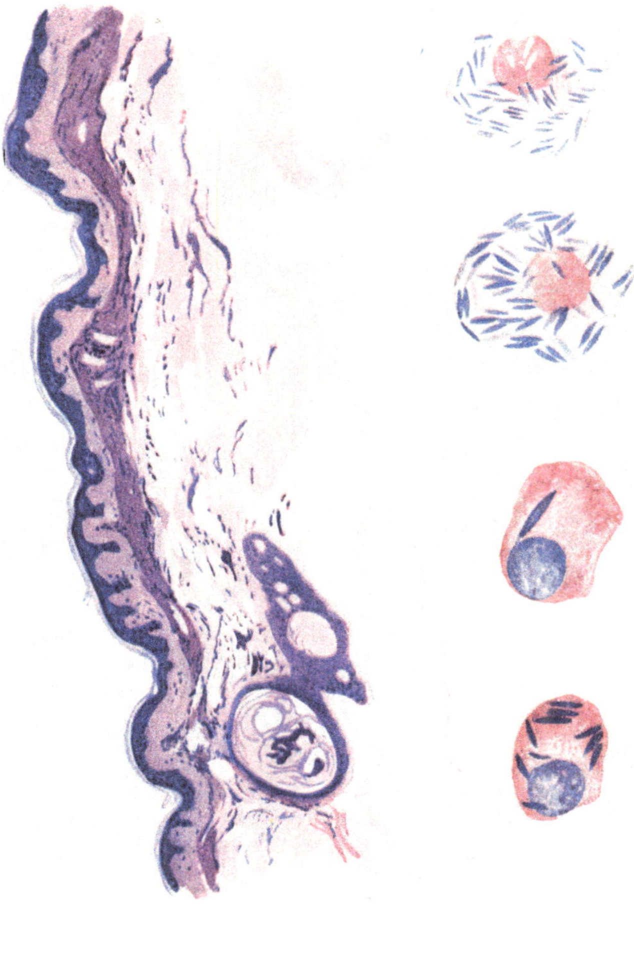

Dicke Amyloidschicht bei Hautamyloidose

Retikulumzellen

Plasmazellen

mit reiskornartigen Paraglobulin-Kristallen

(Susa-Fixation und Methylgrün-Pyronin)

Tischendorf gibt für die Entwicklung und Abstammung der Zellen in normalen und pathologischen Lymphknotenpunktaten folgende Synopsis:

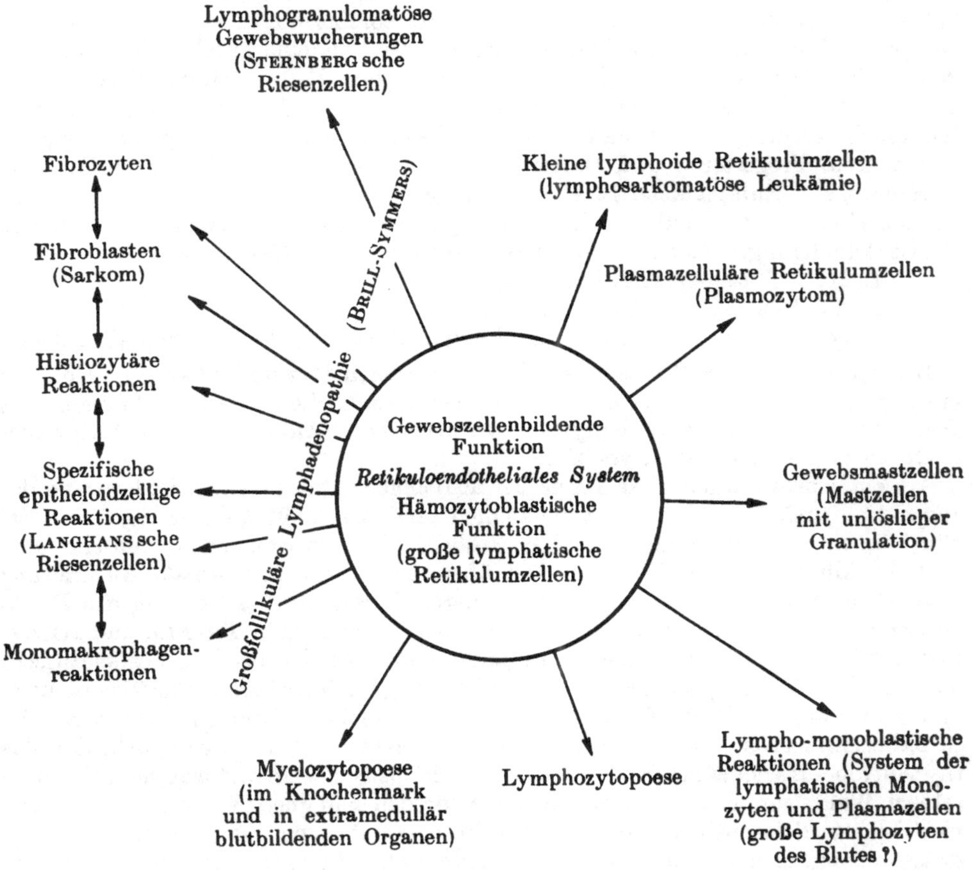

Fischer sagt: „Im allgemeinen diagnostiziert der pathologische Anatom eher eine Krebsmetastase wo keine ist, sondern nur Sinuskatarrh vorliegt, als daß er umgekehrt eine vorhandene Lymphknotenmetastase übersieht".

4. Tumoren der Drüsen mit innerer Sekretion

Ein weites Arbeitsfeld hat sich heute für den Internisten durch die frühzeitige Diagnostik von Tumoren der Drüsen mit innerer Sekretion aufgetan. Hier sind unsere Kenntnisse durch die schnellen Fortschritte der Hormonphysiologie als auch der Hormonchemie wesentlich erweitert worden. Wir kennen heute eine Fülle von charakteristischen Symptomen innersekretorischer Störungen, die bei den innigen Beziehungen der Drüsen mit innerer Sekretion untereinander stets korrelativ betrachtet werden müssen.

Wir müssen uns auch darüber im klaren sein, daß wir durch eine hochdosierte oder eine längere kontrahormonale Hormontherapie z. B. beim Prostata- oder Mammakarzinom Schäden setzen können, wodurch der natürliche Hormonstoffwechsel gestört wird. Hinzu kommt, daß wir rein physiologisch einen rhythmisch-alternierenden Wirkungsytp der Hormone kennen. Eine pathologisch-kontinuierliche Hormonzufuhr könnte damit zu einem rein hormonal bedingten Krebswachstum an den hormonell abhängigen Organen führen. GRIBOFF hat eine eingehende klinische Analyse der Stereoidhormontherapie durchgeführt. Die Steroidhormone haben teils eine anabole oder teils eine katabole Wirkung auf den Zellstoffwechsel, Elektrolythaushalt und den Fermentstoffwechsel. Auch LIPSCHÜTZ fand experimentell eine große Zahl von hyperplastischen Reaktionen an hormonell abhängigen Organen nach großen Östrogengaben. Demgegenüber wirken Testosteron, Progesteron und Desoxycorticosteron sowie 30 andere Steroide antifibromatogen. Entscheidend ist eben die sogenannte Steroid-Balance (oder die Steroid-Homeostasis) und damit ein komplexes System von einer antitumoralen Selbstverteidigung. Hierfür sind entscheidend die drei Mechanismen:

1. Hypophysen-Ovarial-Faktoren,
2. die Nebennieren-Faktoren,
3. gewisse hepatische Faktoren, die den Abbau der Steroide bewerkstelligen.

L. HEILMEYER sowie WEISSBECKER haben sich bemüht, zum Teil auch im Rahmen eines größeren Symposions an der Freiburger Klinik, die klinischen Probleme des Hypophysen-Nebennierenrindensystems zu beleuchten. Auf diesem Gebiet liegt aber noch ein großes Arbeitsfeld vor uns.

Am einfachsten liegen diese Dinge bei denjenigen inkretorischen Drüsen, die der Inspektion und Palpation leicht zugänglich sind wie z. B. bei der Schilddrüse. Wir können durch Palpation auffällige Größen- und Konsistenzzunahmen erkennen und die klinischen Auswirkungen voll übersehen. Eine substernale Ausbreitung einer Struma wird röntgenologisch verifiziert. Durch die Bestimmung des Blutjodwertes und des sogenannten Jodtoleranztestes (siehe FRANKE und HILGETAG) sowie der Grundumsatzbestimmung einschließlich der Prüfung der spezifisch-dynamischen Wirkung können wir oft ein bösartiges Auswuchern frühzeitig erkennen und demzufolge auch eine frühzeitige Operation einleiten. Leider metastasieren die Schilddrüsenkrebse relativ früh in das Knochensystem. Wir wissen auch, daß das thyreoitrope Hormon des Hypophysenvorderlappens das Schilddrüsenkarzinom in seinem Wachstum stark fördert und auch für den malignen Exophtalmus verantwortlich ist. Bekanntlich hat das Schilddrüsengewebe und somit auch die Schilddrüsenmetastase eine besondere Affinität zum Jod und damit in gleicher Weise auch zum radioaktiven Jod. Dadurch konnten eine Reihe von Fällen beschrieben werden, bei denen man die Speicherung von radioaktivem Jod auch in der Metastase mit dem MÜLLER-GEIGER-Zählrohr ermitteln konnte. Über die Beziehungen der Jodavidität beim Schilddrüsenkarzinom haben zahlreiche amerikanische Autoren optimistisch berichtet. In Deutschland haben jüngst LINDER und RUF diese Untersuchungen nachgeprüft, wobei sich immer wieder ergab, daß die Eigenschaft der Jodspeicherung nur einem kleinen Teil aller Schilddrüsentumoren zukommt und in deutlicher Abhängigkeit zum funktionellen und anatomischen Bild der Geschwulst selbst zu stehen scheint. Der Prozentsatz der reinen Adenome der Schilddrüse, die etwa in der Mitte zwischen benigne und maligne stehen, ist erfreulicherweise gering. Jeder kritische Internist weiß, daß hinsichtlich des Dauererfolges bei schweren Hyperthyreosen fast nur die chirurgische Therapie einen Erfolg gewährleistet, während die Strahlentherapie immer wieder zu Rezidiven führt und die medikamentöse Therapie einschließlich der Methylthiourazilbehandlung nur für leichtere Fälle vorbehalten sein muß. In jüngster Zeit wird auch von HERRMANN vom Thiourazil behauptet, daß es zwar nicht direkt karzinogen wirkt, wohl aber in der Lage ist, Schilddrüsenadenome hervorzubringen, die sekundär maligne entarten können. Es wird daher vor zu langdauernder Thiourazilbehandlung gewarnt. Der GRAHAMsche Schilddrüsentumor, d. h. das sklerosierende Mikrokarzinom der Basedow-Struma ist in letzter Zeit gelegentlich beobachtet worden, wobei die Frage eines möglichen Zusammenhanges mit der Thiourazil-Medikation diskutiert wurde. ZONDEK bemüht sich, die Tumoren der Schilddrüse eingehend in epitheliale Tumoren und in Tumoren des Bindegewebes und der Blutgefäße zu unterscheiden. Karzinomsarkome, die Parastruma maligna, sowie die HUERTHLE-Zelltumoren (= großzelliges kleinfollikuläres Adenom) sind relativ selten. Die klinische Symptomatologie ist natürlich nicht einheitlich, ebenso wie die endokrinen Funktionen der Schilddrüsentumoren sehr unterschiedlich sein können (Einzelheiten siehe bei ZONDEK).

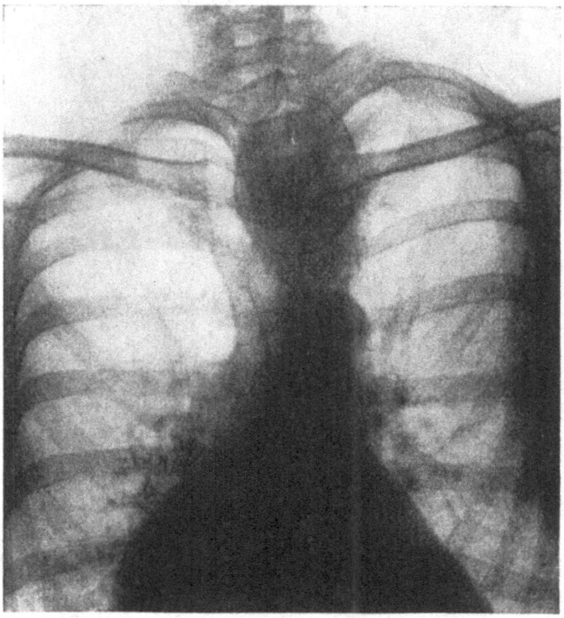

Abb. 161.
Kein Tumor, sondern eigroße Schilddrüsenzyste mit Kalkschale, die den Ösophagus stark nach rechts verdrängt. Klinisch sehr derbe Struma

Diagnostische Schwierigkeiten können auch zwischen Schilddrüsenkröpfen und Tendenzen zur malignen Tumorentwicklung bestehen. Prophylaktische Operationen bei kleinen Knotenkröpfen sind weitgehend überflüssig, dagegen sind harte umschriebene Geschwülste der Schilddrüse baldigst zu operieren, weil es sich hierbei erfahrungsgemäß oft um maligne Tumoren handelt. Nach primär gutartigen Strumen werden immer wieder maligne Rezidive beobachtet. Man nimmt an, daß die Operation eine neuerliche Proliferationstendenz schafft und auf diese Weise die maligne Entartung fördern kann.

Handelt es sich um Tumoren der Nebenschilddrüsen, so sind diese durch das klassische Bild des Hyperparathyreoidismus, d.h. der RECKLINGHAUSENschen Krankheit zu erkennen. Durch das Vorherrschen von Skelettveränderungen mit Rarefizierung des Knochens sowie Zysten und Frakturen läßt sich die Krankheit röntgenologisch leicht fassen. Außer dem typischen RECKLINGHAUSEN kennen wir aber noch weitere Spielformen im klinischen Erscheinungsbild von Nebenschilddrüsentumoren. Einmal kennen wir noch das Nebenschilddrüsenadenom bei Nephrolithiasis ohne Stauung und Infektion, 2. bei wiederholtem Auftreten von Nierensteinen, 3. bei Nierensteinen im Parenchym, 4. bei Nephrokalzinose mit Niereninsuffizienz, 5. bei multiplen Knochenerkrankungen, 6. bei Knochenzysten besonders in den Beinen und 7. bei häufigen Spontanfrakturen. In allen diesen Fällen muß man zumindest einen Nebenschilddrüsentumor ins diagnostische Kalkül nehmen. Die therapeutische Methode der Wahl ist die operative Entfernung, die im Erfolg um so wirksamer ist, je früher sie durchgeführt wird.

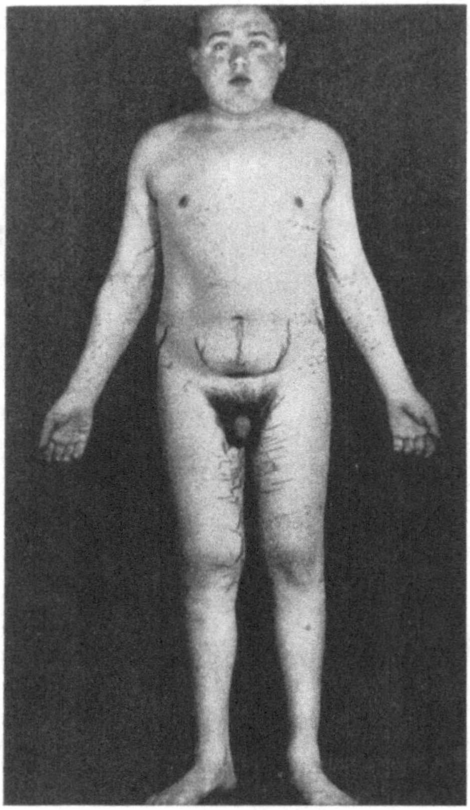

Abb. 162.
Linksseitiges Seminom (operativ und histologisch bestätigt), das klinisch unter einem klassischen Cushing-Syndrom verläuft

Ein relativ dunkles Kapitel stellen heute noch die Thymustumoren dar. Unser Wissen über die Physiologie ist heute noch außerordentlich dürftig. Am bekanntesten ist das Bild der sogenannten Thymuspersistenz nach Abschluß der Pubertät. Am Ende der Pubertät erfährt normalerweise die Thymus eine deutliche Rückbildung, die in Einzelfällen ausbleiben kann. Ein Teil der Thymustumoren sind sogenannte Thymusretikulome. Es handelt sich hierbei um gutartige spezifische Thymusgewächse, die sich relativ benigne verhalten und sich klinisch am ehesten durch mechanische Kompressionserscheinungen bemerkbar machen. Inwieweit derartige Tumoren fakultative maligne Tendenzen besitzen, kann heute noch nicht mit Sicherheit entschieden werden (s. a. Heine).

Die Tumoren des Hypophysenvorderlappens sind uns klinisch unter dem Bilde der Akromegalie (eosinophiles Adenom) und des Morbus CUSHING (= basophiles Adenom) bekannte Erscheinungen. Die Symptomatologie dieser wohl definierten Erkrankungen ist genau bekannt. Schwierigkeiten bereitet immer wieder nur die Frage, ob es sich bei dem klinischen Erscheinungsbild um eine korrelative Hyperfunktion oder Hyperplasie im Sinne eines Adenoms handelt, oder ob dahinter bereits ein bösartiges Zellwachstum steckt. Im ersteren Falle kann man sich damit begnügen, die entsprechenden Antagonisten, wie etwa die Keimdrüsenhormone, zu applizieren. Erstaunlicherweise läßt sich durch große Dosen von männlichem Keimdrüsenhormon eine Akromegalie in ihrem Knochenwachstum deutlich und objektivierbar zurückbilden. Handelt es sich nach Lage der Dinge aber um einen echten Tumor mit pathologischer Hormonbildung, so müssen wir die Röntgentherapie zur Destruktion der Drüse heranziehen, oder wenn bei bedrohlichem expansivem Wachstum sich neurologische Komplikationen entwickeln, besteht eine unbedingte Indikation für die chirurgische Therapie. Tumoren der Hypophyse können entsprechend den vielfältigen Funktionen dieser Drüse die mannigfachsten klinischen Krankheitsbilder hervorrufen. Andererseits kennen wir auch Tumoren, die funktionell stumm sein können und sich nur durch Lokal- oder Fernsymptome erkennen lassen. Neben den intra-, extra- und suprazellären Tumoren seien auch die sogenannten ERDHEIM-Tumoren genannt, die vom Hypophysengang ausgehen. Von Einzelsymptomen der Hypophysentumoren seien Wachstumsstörungen, Fett- oder Magersucht, Störungen des Salzwasserhaushaltes, des Mineral- oder Kohlehydrathaushaltes, Störungen der Sexualfunktion, ferner Hypertonus sowie Erkrankungen des Sehapparates, Störungen der Schilddrüsenfunktion, epileptische Anfälle, Kopfschmerzen und psychische Störungen genannt. Die Diagnostik erfordert öfter auch eine intensive Zusammenarbeit mit dem Neurologen. In Abb. 90 ist eine Patientin gezeigt, die allein eine Makroglossie bei einem Hypophysentumor aufwies. Über die Beziehung gerade der Hypophysenhormone und ihren Begünstigungen von Neoplasien kann heute noch nichts Bindendes gesagt werden.

Das tumorhafte Wachstum der weiblichen Keimdrüsen gehört in das Gebiet der Gynäkologie, während die männlichen Keimdrüsen, zumindest in ihren hormonellen Auswirkungen, vom Internisten mitbearbeitet werden. Je nach der Beteiligung von seiten des Keimepithels, der SERTOLI-Zellen und der LEYDIG-Zellen, werden die Spielformen nach CASTILLO, KLINEFELTER oder HELLER klassifiziert. Bei den Tumoren der LEYDIGschen Zellen bestehen nur geringe endokrine Erscheinungen. Nach ZONDEK entwickelt sich bei etwa 15% der Fälle ein Verlust der Libido mit Hodenatrophie und entsprechen strukturell vielfach dem Arrhenoblastom mit seinen starken maskulinisierenden Erscheinungen. Wichtig ist vor allem das Erkennen des Seminoms, das sich als solider und gut palpabler Tumor des Hodens entwickeln kann. Diese Seminome müssen früh erkannt werden, da sie sehr frühzeitig metastasieren und sich außerordentlich maligne verhalten. In Abb. 162 wird ein Fall von histologisch und operativ bestätigtem Seminom gezeigt, der sich unter dem klinischen Erscheinungsbild eines CUSHINGsyndroms offenbarte. Das CUSHINGsyndrom selbst kann sich bei Tumoren der Nebennierenrinde, der Thymus, des Ovars, des Hodens, der Nebenschilddrüsen, des Pankreas sowie der Lungen entwickeln, wobei dieses CUSHINGsyndrom begrifflich dem echten Morbus CUSHING gegenüberzustellen ist, der in seinem Wesen der Ausdruck eines reinen basophilen Adenoms des Hypophysenvorderlappens ist. GÜNTHER sprach schon vor CUSHING von einem Morbus hypersuprarenalis.

KAPLAN und Mitarbeiter fanden unter 158 malignen Hodentumoren folgende Verteilung:

Maligne Hodentumoren

Art	Zahl	%
Seminome	58	36,4
Embryonale Karzinome	58	36,4
Terato-Karzinome	24	15,2
Chorio-Karzinome	10	6,0
Verschiedene	4	3,0
Unbestimmt	4	3,0
Gesamt	158	

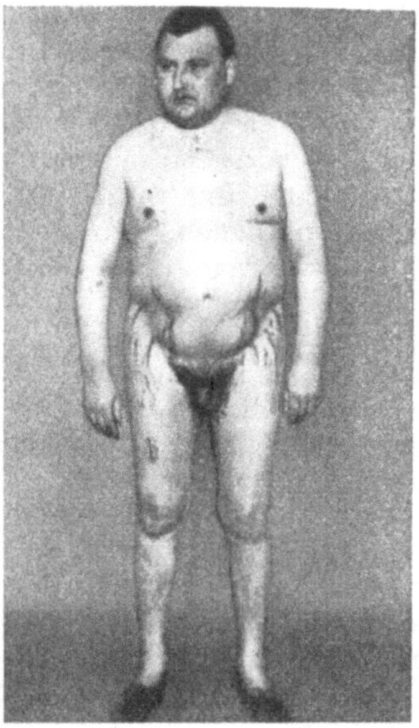

Abb. 163.

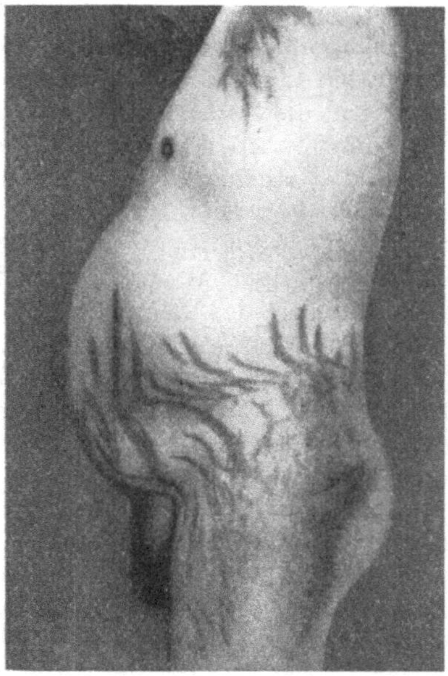

Abb. 164.

Abb. 163. Ausgedehnter Gluko-Hyperkortizismus bzw. CUSHING-Syndrom nach Dystrophie Keine Libido und Impotenz

Abb. 164. Fall 163: Ausgedehnteste Striae rubrae

Neuerdings müssen wir den Adenomen bzw. Karzinomen der LANGERHANSschen Inseln im Pankreas eine vermehrte Beobachtung schenken. Bekanntlich besitzen wir im Pankreas etwa 80% sogenannte β-Zellen, die das Glukagon produzieren und etwa 20% α-Zellen, die das Insulin produzieren. Tumoren dieser insulinproduzierenden Zellen sind durch die hypoglykämischen Anfälle, den entsprechenden Ausfall der Zuckerbelastungen usw. relativ leicht zu erkennen. Charakteristischerweise gehen gerade diese malignen Tumoren oft mit einer Gewichtszunahme einher. Es sind auch Fälle von endokrin-inaktiven Karzinomen der LANGERHANSschen Inseln bekannt (W. HESS), die sich klinisch nicht durch eine Hypoglykämie manifestieren. Es wurde daher vorgeschlagen, zwischen den malignen Inseltumoren mit Hyperinsulismus (β-Nesoytome nach der Terminologie LAIDLAWS) und solchen ohne Störungen des Zuckerstoffwechsels (α-Nesozytome) zu unterscheiden, wobei sich funktionelle und morphologische Betrachtungen gegenseitig ergänzen. Die Inseladenome sind meist nur kirschkerngroß und können operativ erfolgreich angegangen werden. RIEDER und HEINRICH haben an der Leipziger Klinik einen derartigen Fall beschrieben.

Klinische Übersicht zur Nebennierenrinden-Hormonwirkung

Mineralo-Kortikoide	Gluko-Kortikoide (S-Hormon nach ALBRIGHT)	Kortikoide mit androgener Wirkung (N-Hormon nach ALBRIGHT
A. Überfunktionen		
1. Klinischer Krankheitsbegriff		
Endokrine Hypertonie	CUSHING-Syndrom (NNR-Hyperplasie, -Tumor ACTH-Überproduktion, Kortisonüberdosierung)	Adrenogenital-Syndrom ♀ Maskulinisation ♂ Frühreife oder starker Virilismus
2. Symptomatologie		
Hypertonie, vermehrtes Blutvolumen, Serum-Na erhöht, Serum-K vermindert Vermehrte Phosphat-Ausscheidung, H_2O-Retention	Neigung zur Fettsucht, Verminderung des EW-Stoffwechsels, Insulinresistenz. Diabet. Blutzuckerkurve, Osteoporose, Muskelschwäche, erhöhte Zerreißbarkeit der Kapillaren und der Haut (Striae) Verzögertes Wachstum, vermehrte Ausscheidung von 11-Oxy-Steroiden	Vermehrte Ausscheidung von 17-Keto-Steroiden Verminderte Keimdrüsenfunktion Hirsutismus Akne
= Mineralo-Hyperkortizismus	= Gluko-Hyperkortizismus (oder S-Hyperkortizismus)	= Hyperkortizismus mit androgener Wirkung (oder N-Hyperkortizismus)
B. Unterfunktionen		
Natrium-Diabetes Hyperkaliumämie-Asthenie Dehydration Gewichtsverlust Hypotension Tropfenherz Verdauungskrisen	Adenomegalie Lymphozytose γ-Globulin-Verminderung Adaptationssyndrom bzw. -Krankheit (SELYE) mit Verminderung der Resistenz	Impotenz Scham- und Achselhaarverlust Abmagerung Asthenie Verminderte 17-KS-Ausscheidung
3. Funktionsproben		
Mineralokortikoidbestimmung CUTLER-Test (Elektrolytanpassung) ROBINSON-Test	Glukokortikoidbestimmung Kohlehydratbelastungsteste THORN-Test	17-Ketosteroidbestimmung

Die stürmische Entwicklung auf dem Gebiete der Nebennierenpathologie hat auch die klinische Terminologie bereichert. Entsprechend der drei großen Wirkungstypen der Mineralokortikoide, der Glukokortikoide und der Kortikoide mit androgener Wirkung (siehe Tabelle) sprechen wir von einem Mineralo-, Gluko- und Androhyperkortizismus. Die virilisierenden Tumoren der Nebennierenrinde kennen wir bereits seit langem; sie wurden früher als Adrenogenitalsyndrom beschrieben. Mit Hilfe der sogenannten 17-Ketosteroidreaktion können wir heute einen Nebennierenrindentumor rein chemisch diagnostizieren, indem wir sehr stark erhöhte Werte, die um etwa 100—400 mg liegen, feststellen. Die Normalwerte sind stark altersabhängig und geschlechtsdifferent (siehe Abb. 165). Unter Zuhilfenahme der Röntgendiagnostik mit Sauerstoffinsuffiation gelingt es vielfach auch die richtige Seite (meist rechts) zu ermitteln.

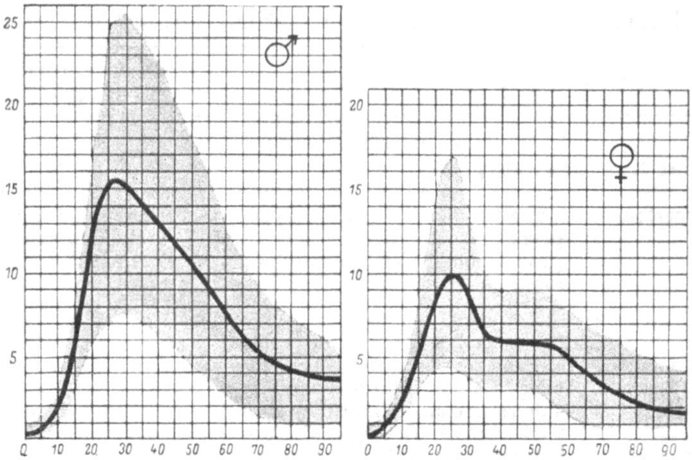

Abb. 165. 17-Ketosteroidausscheidung im Harn in Abhängigkeit von Geschlecht und Alter (n. Hamburger)
Ordinate = mg/24 Std. Ausscheidung. Abszisse = Lebensalter

Nach den Untersuchungen von Jailer, Louchart und Cahill wissen wir, daß es bei doppelseitiger Nebennierenrindenhyperplasie nach Cortisonzufuhr zu einem sehr starken Abfall der 17-Ketosteroidausfuhr im Harn kommt. Bei Nebennierenrindenkarzinom war die Anwendung von Cortison ohne jeden Effekt. Die Autoren nehmen an, daß der Abfall in den 17-Ketosteroid-Ausscheidungen als Resultat der Cortisonbehandlung bei Nebennierenrindenhyperplasie durch Hemmung der körpereigenen ACTH-Sekretion des Hypophysenvorderlappens und durch die sich daraus ergebende sekundäre Nebennierenrindenatrophie zustandekommt. Demgegenüber sind typische Karzinome der Nebennierenrinde dem Einfluß des körpereigenen ACTH nicht unterworfen, weshalb bei diesen Fällen die Bremsung durch Cortison ohne jeden Effekt auf den malignen Tumor bleibt. Es gelingt also auf diese Weise eine gewisse Unterscheidung zwischen Hyperplasie ex juvantibus zu fällen (siehe auch Arbeiten von Wilkins).

Neben den Nebennierentumoren ist auch die Klinik der Nebennierenmarktumoren, der sogenannten Phäochromozytome weiter gefördert worden und zwar besonders durch die Entwicklung neuer Funktionsproben. Das klinische Bild der Nebennierenmarktumoren, das ja bekanntlich durch die anfallsweisen Blutdruckkrisen mit Blutzuckersteigerung charakterisiert ist, kann heute gleichfalls durch Funktionsproben noch erhärtet werden. Wir kennen einmal die sogenannten Provokationsmethoden in Form des Kältedrucktestes (Cold-Pressure-Test) und den Histamintest, die beide die Anfallsbereitschaft erhöhen. Andererseits können wir die Blutdruckkrisen durch das Benzodioxan, Dibenamin, Regitin und Natriumamytal verhindern, d. h. sogenannte Unterbrechungsteste (Ausführung s. bei Franke-Hilge-

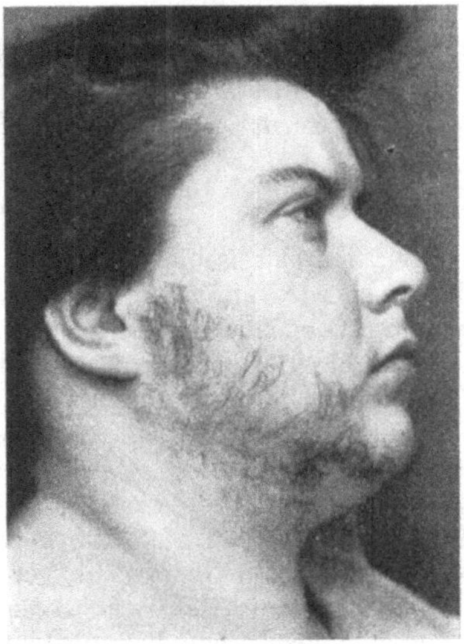

Abb. 166.

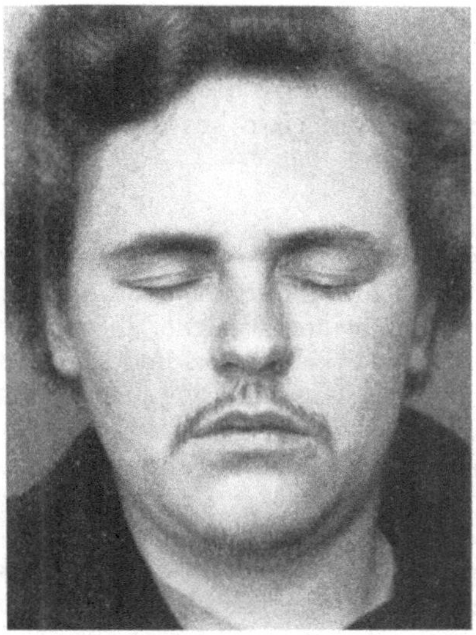

Abb. 167.

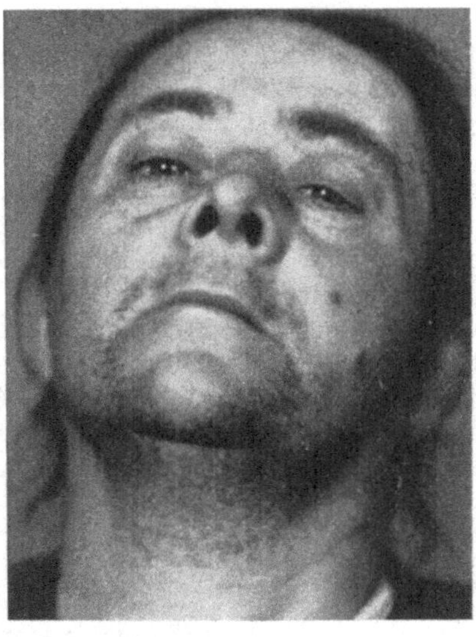

Abb. 168.

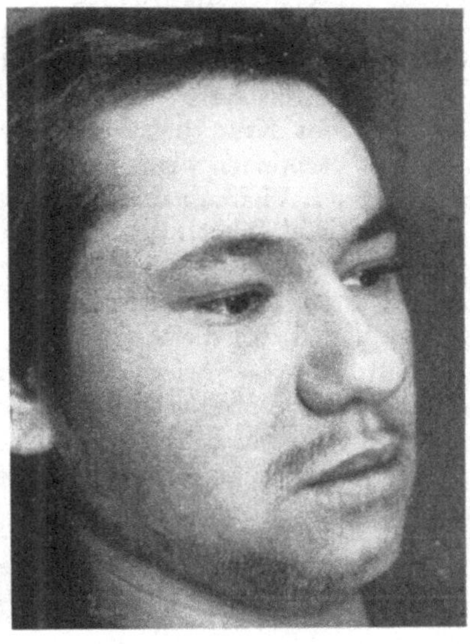

Abb. 169.

Abb. 166. Andro-Hyperkortizismus mit starkem Hirsutismus, Ovarialinsuffizienz mit erhöhten 17-Ketosteroidwerten im Harn

Abb. 167. Andro-Hyperkortizismus mit deutlichem Hirsutismus

Abb. 168. Ausgedehnter Andro-Hyperkortizismus

Abb. 169. Andro-Hyperkortizismus bei Ovarektomie und weitgehender operativer Entfernung der Hypophyse, die im wesentlichen aus einer Zyste mit bräunlicher Flüssigkeit bestand. Am Hals Struma mäßigen Grades. Sehr starker Haarwuchs am Bart, am ganzen Körper und besonders in den Achselhöhlen und an den Genitalien

TAG). Nach unserem heutigen Wissen gelingt es uns also relativ leicht, hormonproduzierende Tumoren zu erkennen. Schwierig ist nur, eine Überfunktion bzw. Hyperplasie bei normaler anatomischer Drüsenstruktur von einer Hyperproduktion bei einem malignen Zellwachstum zu unterscheiden.

5. Tumoren des Knochensystems

Die Diagnostik von Knochentumoren liegt zwar vorzugsweise in der Hand des Chirurgen und Röntgenologen, aber auch der Internist wird oft genug in die Lage versetzt, in seinem Tätigkeitsbereich die beginnenden Knochentumoren zu erkennen, die er dann pflichtgemäß und schnellstens der chirurgischen Weiterversorgung übergeben muß. GESCHICKTER und COPELAND haben sich in ihrer Monographie über Knochentumoren um eine erfolgreiche Synopsis bemüht, indem sie sich im wesentlichen auf die Klassifizierung der Ausgangsgewebe konzentrierten und bei den Tumoren von rein knöchernem Ursprung sich auf Knorpel-, Knochen- und resorptive Veränderungen beschränkten und diesen Tumoren die Tumoren von nichtknöchernem Ursprung gegenüberstellten (s. a. H. HELLNER). Zu der letzten Gruppe gehören vor allen Dingen die reinen Knochenmarktumoren und die metastatischen Prozesse.

Der überragende Schwerpunkt der Knochentumordiagnostik liegt bekanntlich bei der Röntgenologie, die auch zugleich durch Verbesserung der Röntgenröhrentechnik heute bis ins feinste die Knochenstruktur zu analysieren gestattet. Die mikroskopische Untersuchung von Knochengewächsen kommt im allgemeinen nur sehr kurz weg. MILLER und STRINGER haben erst die besondere Notwendigkeit der mikroskopischen Knochendiagnostik betont und auf die besonderen Schwierigkeiten hingewiesen. Erforderlich ist vor allem eine fachlich exakte Probeexzision, die die ganze Tiefe des Krankheitsherdes erfaßt. Sogenannte Auskratzungen sollen nach Möglichkeit vermieden werden. Ebenso sind sogenannte Schnelluntersuchungen meist unbefriedigend. Vielfach sind Serienschnitte notwendig. Die Punktion als diagnostisches Hilfsmittel führt nur selten zu verwertbaren Ergebnissen. Wenn schon eine Punktion durchgeführt wird, dann muß sie mit dicken Nadeln ausgeführt werden, mit denen man einigermaßen große Gewebszylinder erhalten kann.

Gelegentlich kann die Abgrenzung von Knochenzysten gegenüber den malignen Riesenzelltumoren Schwierigkeiten bereiten, über die vor kurzem BECKER berichtete. Die Riesenzelltumoren sitzen bekanntlich vor allem in den epiphysennahen Abschnitten der langen Röhrenknochen, während sich die Knochenzysten besonders in den Meta- und Diaphysen entwickeln. BECKER gibt folgende Unterscheidungsmerkmale an:

	Riesenzelltumoren	Knochenzysten
Anamnese	lang	kurz (Spontanfraktur)
Lokalisation	epiphysennahe Knochenabschnitte	Metaphysen
Prognose	dubiös	gut
Alter	Pubertät	frühe Jugend
Therapie	Resektion	konservativ bzw. Auskratzung

Zur kurzen Orientierung seien nachfolgende synoptische Tabellen der häufigsten Knochenerkrankungen wiedergegeben, die mein Kollege HIRSCH erneut überarbeitet hat. Hierbei werden die benignen, die semimalignen und die rein malignen Knochengeschwülste berücksichtigt und anschließend eine differentialdiagnostische Übersicht gegeben.

	Lebens-alter	Ge-schlecht ♂ ♀	Hauptlokalisation	Röntgen-symptomatologie	Prognose	Krank-heits-dauer
Benigne Knochengeschwülste						
1. Knochen-zysten	6–10	beide	prox. Metaphysen von Humerus, Femur, Tibia	lange symptomlos, erst durch Fraktur Manifestation, meist ein-, selten mehrkammrige Aufhellungen	günstig	2½ J.
2. Knochen-fibrom JAFFE-LICHTENSTEIN	5–20	beide	Metaphysen von Femur, Tibia, Fibula, Kiefer, Phalangen	große Defekte mit sklerot. Saum, keine periostale Reakt., manchmal Spontanfraktur	gut, Rezidivneigung	unbestimmt
3. Osteom	Jugendl. u. älter	beide	Schädel, Unterkiefer, Oberkiefer	dichter als normaler Knochen	nicht ungünstig, selten Rezidive	unbestimmt
4. Knochen-hämangiom	mittleres A. und älter	beide	Wirbel, Schädeldach, platte Knochen, Metaphysen d. Röhrenknochen	strähnige, axiale Sklerose ohne Formveränderung	gut	unbestimmt
5. Chondrom	20–30	beide	Sternum, Phalangen d. Hände und Füße	osteolytische Herde	günstig	5 J.
Semimaligne Knochengeschwülste						
1. Solitäres Osteoplastom	20–30	beide	Epiphysen d. langen Röhrenknochen, oft nach Kniegelenk	Kombination v. Osteolyse u. subperiostaler Knochenauftreibung, gelegentlich Infraktion	bedingt gutartig	unbestimmt, b. metastasierenden Osteoblastomen 3–5 J.
2. Solitäres Chondrom	alle Altersklassen	beide	Metaphysen der kurzen Röhrenknochen, Becken, Rippen, proximale Humerus- und Femurmetaphyse	Deformierung, weichteildichte Schatten, fleckige Verkalkung	unbestimmt	unbestimmt
3. Osteochondrom	unbestimmt	beide	proximale Humerusabschnitte	zentraler Spongiosakern in schattendichter Umgebung, manchmal Knorpelschale. Neigung zu zentraler Sklerose	unbestimmt	unbestimmt
Maligne Knochengeschwülste						
1. Chondro-sarkom	vorwiegend mittleres Alter	häufiger Männerbef.	Proximale Metaphysen v. Femur, Tibia, Humerus u. Becken	kleinfleckige Osteolyse mit Umgebungssklerose. Variables Rö.-bild	ernst	3–5 J. im Mittel
2. Osteoplastisches Sarkom	jenseits d. 50. Lebensjahr, manchm. auf dem Boden e. Ostitis def. (PAGET)	männl. Geschl. bevorzugt	langer Knochen, vor allem untere Extremität, oft Metaphyse, bevorzugt distale Femurmetaphyse, proximale Tibiametaphyse	Nach SCHINZ: periphere osteolyt. Variante, zentrale osteolyt. V., osteosklerot. V., strahlige V., diaphysäre V.	ernst	½ J.

	Lebensalter	Geschlecht ♂ ♀	Hauptlokalisation	Röntgensymptomatologie	Prognose	Krankheitsdauer
3. Spindelzell- und Fibrosarkom	30—45	beide	Metaphyse der langen Röhrenknochen	langsam fortschreitende ossale Strukturauflockerung. Durchbrechende Osteolyse. Bei periostaler Form Periostspornbildung	ernst, jedoch besser als osteopl. Sarkom	2½ J.
4. EWING-sarkom	10—20	beide	Femur, Tibia, Humerus, Becken, Lunge, Wirbel	wechselnde Befunde, fortschreitende Osteolyse, sek. Sklerose, Aufhellungen in Röhrenknochen, periostale Reaktion m. zwiebelartiger Schichtung	ernst	13—14 Monate
5. Knochen-retikulosarkom	25 u. 50	männl. bevorzugt	metaepiphysäre Abschnitte der langen Röhrenknochen	Knochen verdickt, unregelmäßig wellige Schaftgrenzen, keine Spindelform. Geringe periostale Reaktion. Osteolyse u. Osteosklerose gleich. Wabenstruktur, grobsträhnig	besser als EWING-sarkom	über mehrere Jahre langsam
6. Plasmozytom	40	männlich	Wirbelsäule, Rippen, proximale Femuren bds.	mottenfraßähnliche Zerstörung m. Lochdefekten, manchmal wabige Osteolyse	unbestimmt	2 J. und mehr
7. Lymphosarkom u. Leukämie	Kindes- und Erwachsenen-Alter	beide	primärer Ursprung unbekannt, meist leukämische Metastasen	Osteolyse, teilw. periostale Knochenneubildung, diff. Atrophie od. fleckige Atrophie in Kombination	ernst	d. Grundkrankheit (Leukämie) u. d. Metastasierungstyp entsprechend
8. Parostale Knochengeschwülste	vorwiegend jüngeres A.	beide	Beugeseite der distalen Femurmetaphyse	lockeres, weitmaschiges Knochengeflecht. Initiale unscharfe Abgrenzungen gegenüber Weichteilen, später dichtere Strukturen	besser als osteoplast. Sarkom. Rezidivneigung	langsameres Wachstum
9. Hämangioendotheliom, Neurosarkom	über 30 J.	beide	seltene Geschwulsttypen verschiedener Lokalisation	meist Osteolyse	infaust	—

Differentialdiagnostische Synopsis der Knochenerkrankungen (nach W. HIRSCH)

Erkrankung	Lebensalter in Jahren	Sitz	anatomisch	Lokalisation	gutartig bösartig	Dauer	Überlebung n. 5 Jahren %
Ostitis deformans PAGET	45—55	Kreuzbein, Becken LWS, Tibia, Schädel	osteolyt.-osteoplast.	monostot.-polyostotisch	gutartig	2—8 J.	95

Erkrankung	Lebensalter in Jahren	Sitz	anatomisch	Lokalisation	gutartig bösartig	Dauer	Überlebung n. 5 Jahren %
Ostitis fibrosa generalisata RECKLINGHAUSEN	5–30	unregelmäßig	osteolytisch	polyostotisch	gutartig	unbestimmt	30–90 (Op.)
Polyostotische fibröse Dysplasie (JAFFE-LICHTENSTEIN-ALBRIGHT)	5–20	Femur, Tibia, Becken, Humerus, Kiefer, Rippen, Schädel	osteolytisch	polyostotisch	gutartig	unbestimmt	80–95
Rachitis	1–2	Rippen, Schädel, lange Röhrenkn., Becken	osteolytisch	polyostotisch	gutartig	2–5 Mon.	95
Osteomalacie	30–50	Becken, Wirbelsäule, Femur	osteolytisch	polyostotisch	gutartig	2–5 J.	85
Knochenzysten	5–15	Humerus, Tibia, Femur	osteolytisch	vorwiegend monostotisch	gutartig	30 Mon.	95
Riesenzelltumoren	20–30	Radius, Tibia, Femur	vorwiegend osteolytisch	monostotisch	gutartig	14 Mon.	85
Chondrom	20–30	Hand- und Fußphalangen, Brustbein	osteolytisch	vorwiegend monostotisch	gutartig	5 J.	90
Latente Knochenzysten	35–45	Femur, Tibia	vorwiegend osteolytisch	monostotisch	gutartig	5–20 J.	100
Syphilis	20–30	Tibia, Schädel, Sternum	osteolytisch	vorwiegend monostotisch	gutartig	2–5 J.	97
Osteomyelitis	3–12 auch älter	Tibia, Femur	vorwiegend osteolytisch	monostotisch	gutartig	2–6 Wochen	90
Tuberkulose	3–12	Wirbelsäule, Hüft- und Kniegelenk	osteolytisch	vorwiegend monostotisch	gutartig	18 Mon.	95
Periostitis ossificans	20–30	Femur, Tibia, Schädel, Humerus	osteoplastisch	überwiegend monostotisch	gutartig	2–5 J.	97
Arthritis	45–55	Hüfte, Kniegelenk, Finger	osteolytisch-osteoplastisch	polyostotisch	gutartig	6–10 J.	100
Marmorknochen	10–20	Schädel, lange Röhrenknochen	osteoplastisch	polyostotisch	gutartig	5 J. und mehr	20
BRODIEabszeß	15–25	Tibia, Femur, Humerus	osteolytisch	monostotisch	gutartig	1–3 J.	100
Solitärmetastasen	55–65	Femur, Humerus	osteolytisch	monostotisch	bösartig	18 Mon.	1
Karzinommetastasen	55–65	Wirbelsäule, Becken, Femur	osteolytisch-osteoplastisch	polyostotisch	bösartig	18 Mon.	0

Erkrankung	Lebens-alter in Jahren	Sitz	anatomisch	Lokalisation	gutartig bösartig	Dauer	Über-lebung n. 5 Jahren %
Multiple Myelome	50—60	Wirbelsäule, Rippen, Brustbein	osteolytisch	polyostotisch	bösartig	15—24 Mon.	0,3
Fibrosarkom	30—40	Femur, Tibia	osteoplastisch	vorwiegend monostotisch	bösartig	30 Mon.	41
Osteolytisches Sarkom	10—20	Tibia, Femur, Humerus	osteolytisch	meist monostotisch	bösartig	10 Mon.	11
EWING-Sarkom	10—20	Tibia, Femur, Humerus	überwiegend osteoplastisch	meist monostotisch	bösartig	13 Mon.	12
Osteogenes Sarkom	10—20	Tibia, Femur	osteoplastisch	meist monostotisch	bösartig	6 Mon.	6—31

Die Organ- und Gewebsverteilung der reinen Sarkome zeigt ein charakteristisches Verhalten (siehe Abb. 170). Das auffälligste Zeichen ist, daß nach den Angaben K. H. BAUERS 42—51% aller Sarkome Knochensarkome sind, während die Muskulatur zu 0,5% beteiligt ist. Unter Hinzunahme des Faszien- und Bändersystems fallen $^{2}/_{3}$ aller Sarkome auf Knochenfaszien und -bänder.

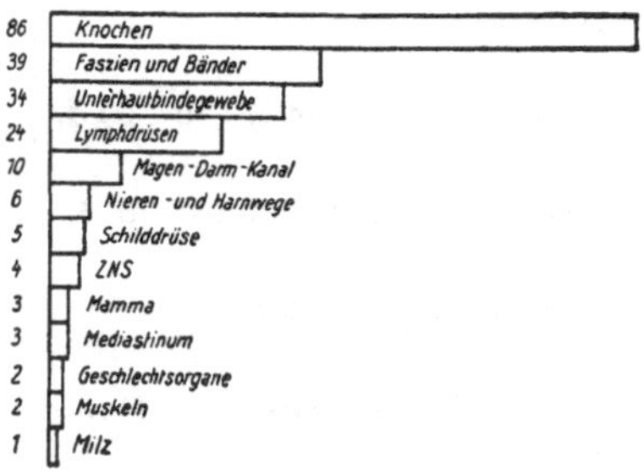

Abb. 170.
Die Organ- und Gewebsverteilung bei 220 Sarkomen der Chir. Univ.-Klinik Heidelberg
(n. K. H. Bauer)

Für den Internisten ist die Tätigkeit der Osteoblasten und Osteoklasten von besonderem Interesse, denn wir kennen seit langem die engen funktionellen Zusammenhänge zwischen Knochenmark und reiner Knochensubstanz. Wir unterscheiden demzufolge myelogene Osteopathien von osteogenen Myelopathien. Bekanntlich sind die Osteoblasten Knochensubstanzbildner, indem sie sich selbst hierbei zu Osteozyten umwandeln. Wir wissen auch seit langem, daß die Osteoblasten Phosphatase sezernieren, wobei ein hoher Phosphatasespiegel im Blut zugleich einen Index für die Osteoblastentätigkeit darstellt. In Abb. 171 werden ihre morphologischen Charakteristika wiedergegeben. Demgegenüber zeichnen sich die Osteoklasten durch ihre knochenabbauende Wirkung aus. Diese Zelltypen sind also in erster Linie für das Entstehen von schweren Knochendefekten verantwortlich, sobald das Gleichgewicht zwischen Osteoblasten und Osteoklasten sinnfällig gestört ist. Diese Verhältnisse begegnen vor allem bei rein osteoklastischen und rein osteoblastischen metastatischen Knochenprozessen. Nachfolgend seien einige seltenere Beispiele von Knochentumoren wiedergegeben:

In Abb. 172 wird ein chondromatöser Tumor beim Übergang der knöchernen 2. Rippe in den knorpligen Teil gezeigt, wobei sich dieser Tumor rein in den Thoraxraum entwickelt. In Abb. 174/175 wird ein Fall gezeigt, wo der Patient sich wegen starker Kopfschmerzen in internistische Behandlung begibt, wobei als Befund ein Osteom des Stirnbeins gefunden wurde. Erinnert sei schließlich daran, daß nicht selten die Plasmozytome sich durch kleine Defekte am knöchernen Schädel (Abb. 176)

Osteoblasten Gr. 10—15 μ und mehr	**Osteoklasten** Gr. 50R60 μ und mehr
Kern: einkernig, rund oder elliptisch, chromatinreich, grobmaschig, oft 2 oder 3 Nukleolen	Kern: 10—15 nicht zusammenhängende runde Kerne, daher „Polykaryozyten". Chromatinarm. Vielkernigkeit durch Polyploidismus, meist 1 Nukleolus
Plasma: Rand scharf mit vom Kern abseits gelegenen polychromatischen Archoplasma, z. T. azurophile Granulation	Plasma: feinstgranuliertes, gefeldertes Plasma, blaßblau
Osteoblasten z. T. einzeln, meist aber in 3-dimensionalen Verbänden	Meist synzytiale Verbände in Knochenlakunen. Sicher auch Fähigkeit der Plättchenbildung
Diff. D.: Plasmazellen, oder Retikulumzellen bezw. Tumorzellverbände Osteoblast → Osteozyt (Zwischensubst.)	Diff. D.: Megakaryozyten nur größer

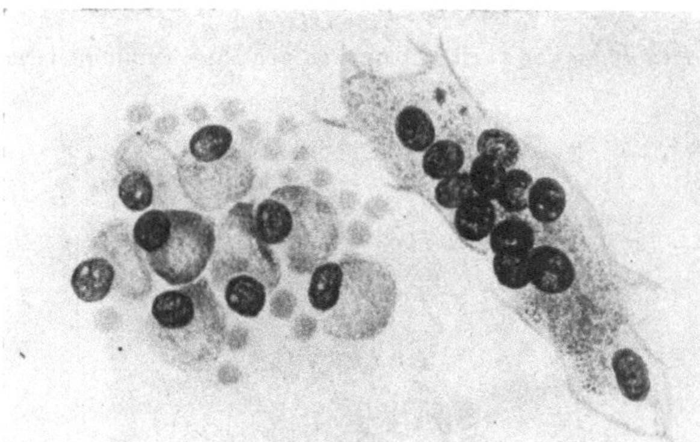

Abb. 171. Morphologische Kriterien zwischen Osteoblasten und Osteoklasten

manifestieren und erst später in die anderen Knochengebiete metastasieren. In Abb. 177 wird ein Beispiel von multiplen kartilaginären Exostosen gegeben, die entweder kongenital oder in der frühen Jugend beginnen und im allgemeinen mit dem Wachstumsabschluß stationär bleiben. Die Lokalisation ist besonders in den Metaphysen der langen Röhrenknochen. Pathologisch-anatomisch handelt es sich hierbei um Knorpelinseln im Periost und Perichondrium mit zentrifugalem Wachstum. Im allgemeinen ist die maligne Entartung selten. Man kann aus der Höhe des Blutphosphatasespiegels auf eventuelle Aktivität schließen. Schließlich wird in Abb. 178 eine Verteilung der Knochenmetastasen auf die einzelnen Skeletteile wiedergegeben, die für die Praxis gewisse Anhaltspunkte gibt.

In allen tumorverdächtigen Knochenerkrankungen wird man gut tun, mit dem Chirurgen und Röntgenologen auf das Engste in der Diagnostik zusammenzuarbeiten.

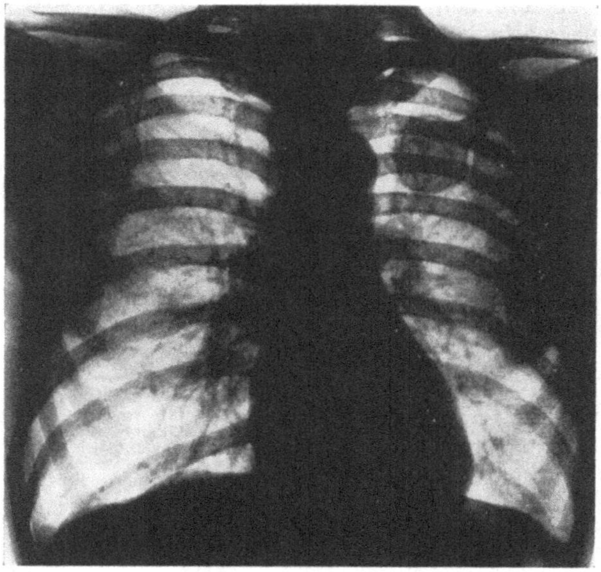

Abb. 172.

Rundliches Chondrom an der zweiten Rippe an der Knochenknorpelgrenze links vorn

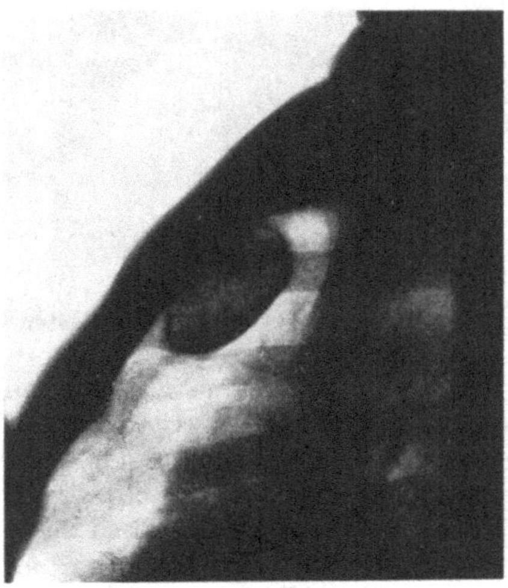

Abb. 173.

Der gleiche Fall wie 172. Das Chondrom entwickelt sich nach innen in den Brustraum wie die Queraufnahme zeigt

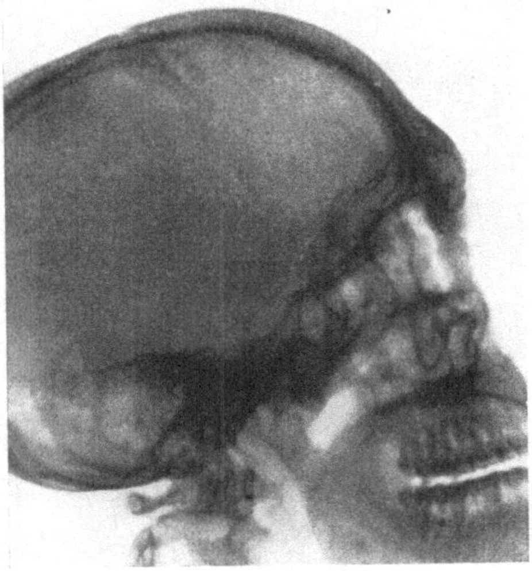

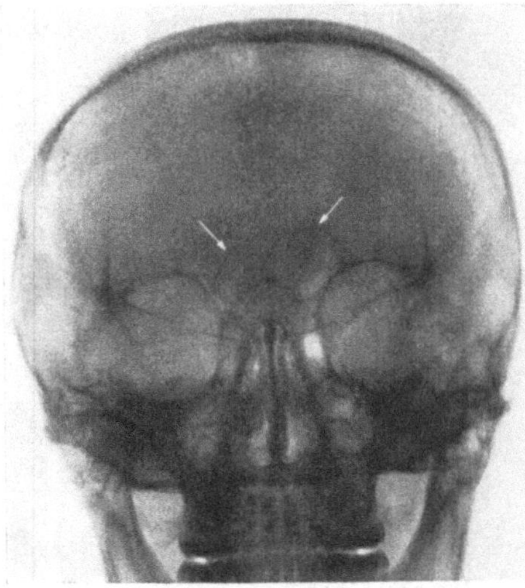

Abb. 174. Abb. 175.

Abb. 174. Allgemeine Vergrößerung der Schädelkompakta mit deutlicher Anschwellung am Stirnbein im Sinne eines Stirnhirnosteoms

Abb. 175. Der gleiche Fall bei sagitaler Aufnahme zeigt den Osteomschatten deutlich innerhalb der Stirnhöhlenaufhellung

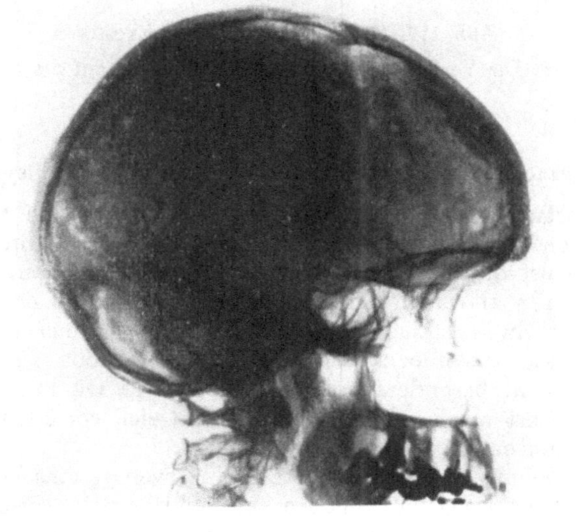

Abb. 176.

Beginnendes Plasmozytom des Schädels mit den charakteristischen kleinen rundlichen Schädeldefekten

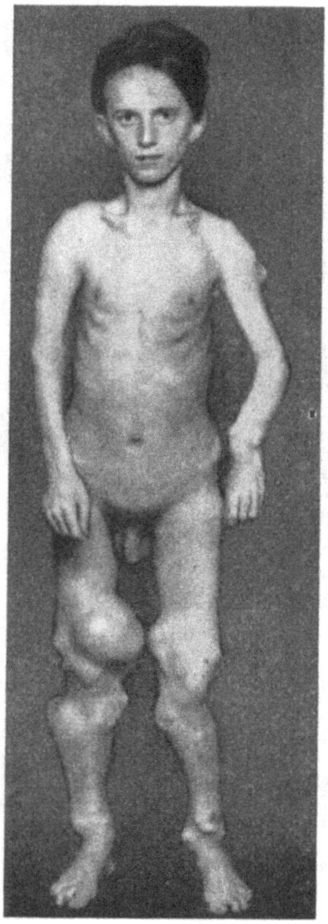

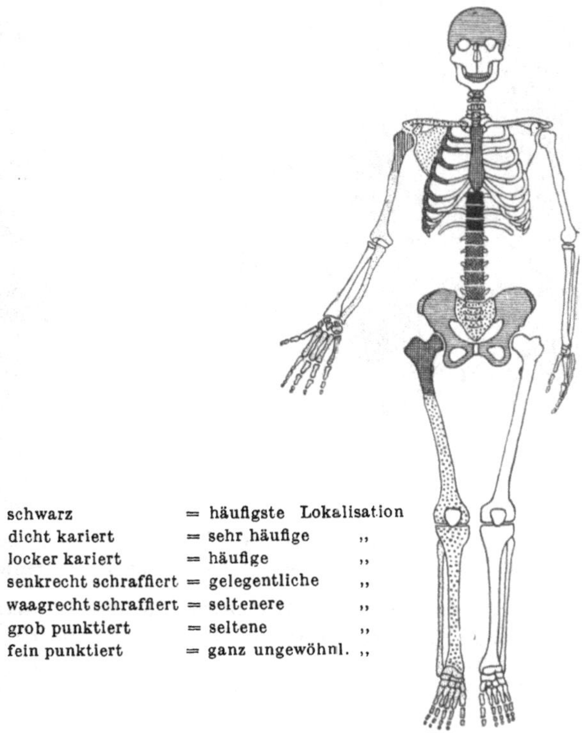

Abb. 177. Multiple kartilaginäre Exostosen

Abb. 178. Die Verteilung der Knochenmetastasen auf die Skeletteile (H. E. Walther)

6. Tumoren des zentralen und peripheren Nervensystems

Der verantwortungsbewußte Internist muß stets über ein ausreichendes neurologisches Wissen und Untersuchungsmethodik verfügen. Denn allzuoft bekommt gerade der Internist die mehr oder weniger maskierten Anfangsbeschwerden neurologischer Tumoren als erster zu Gesicht und erhebt die ersten diagnostischen Befunde. In allen Zweifelsfällen empfiehlt es sich, mit dem Fachneurologen und Neurochirurgen eng zusammenzuarbeiten. Die ordnenden Prinzipien der Hirntumordiagnostik sind besonders von meinem Lehrer ORTFRIED FÖRSTER immer klassisch interpretiert worden. In neuerer Zeit hat sich vor allem PETTE eingehend mit der Hirntumorsemiotik beschäftigt.

Die Lebensbedrohung der Geschwülste des Nervensystems liegt nicht allein an den biologischen Eigenschaften, sondern auch an den mechanischen Eigenschaften innerhalb der Schädelkapsel. Etwa 80% aller Hirngeschwülste können operativ angegangen werden und daher die Erfordernis der Frühdiagnostik. Diese ist ermöglicht durch den besonderen Ausbau der Kontrastmethoden, insbesondere der Enzephalographie, Ventrikulographie und Arteriographie. Mit diesen Methoden werden auch die stummen Regionen erfaßt. PETTE betont, daß auf Grund großer Statistiken die Beziehungen zwischen Art und Sitz der Geschwulst und dem Lebensalter der Betroffenen oft geradezu gesetzmäßig sind. Durch den geschwulstbedingten Gewebszuwachs, durch das Hirnödem sowie die Hirnschwellung, die Verlegung der liquorabführenden Wege zugleich mit der Entwicklung des Hydrocephalus internus sind die Bedingungen für den intrakraniellen Überdruck gegeben. In den ersten Stadien der Geschwulstbildungen fehlen die Druckerscheinungen vielfach völlig, natürlich weitgehend abhängig für den Sitz. Unter den Allgemeinsymptomen des Hirntumors spielt aber der Hirndruck und die damit bedingten Symptome wie Erbrechen und Störungen des Schlaf-Wach-Rhythmus eine wesentliche Rolle, jedoch sind die einzelnen Störungen des Hirndruckes je nach der Lokalisation außerordentlich verschieden, wobei PETTE einen temporalen Drucktonus (Pulsverlangsamung, Atemstörungen, Blasen- und Darmstörungen, Erbrechen sowie Pupillen- und Augenmuskelstörungen), ferner einen zerebralen Drucktonus bei Kleinhirntumoren (oft bulbäre Symptome und Hinterkopfschmerzen) sowie eine Liquorstauung im Ventrikelsystem, d. h. ein Hyrocephalus internus occlusus entsteht. Charakteristisch ist das periodenweise Auftreten des Schmerzes. Schließlich wird ein chronischer Hirndruck herausgestellt, der meist auf länger bestehende zerebrale Prozesse hindeutet.

Bei der Symptomatik der Hirngeschwülste kann man sagen, daß das Krankheitsbild um so stürmischer und kürzer ist, je maligner der Charakter der Geschwulst ist, z. B. beim Glioblastoma multiforme. Hier finden sich auch vielfach tiefgreifende Persönlichkeitsänderungen. Weniger wichtig ist die Typisierung als die klinische Symptomatologie.

Allgemein gibt PETERS für die Wirkungsweise raumbeengender intrazerebraler Prozesse und deren klinische Manifestationen folgende Übersicht an:

Wirkungsweise	Klinische Symptomatologie
1. durch Gewebezerstörung	Herdförmige Ausfallserscheinungen oder Enthemmung anderer Zentren
2. durch Kompression	Herdförmige Reiz- und Ausfallserscheinungen
3. durch herdförmige Veränderungen in der Umgebung des raumbeengenden Prozesses	Nachbarschaftssymptome
4. durch Raumbeengung	Allgemeine Symptome und herdförmige Fernsymptome
a) raumfördernder Prozeß selber	
b) regressive Vorgänge im raumbeengenden Prozeß (Blutung)	Lokaler und allgemeiner Hirndruck
c) Ödem und Schwellung	Lokaler und allgemeiner Hirndruck
d) Blockade der Liquorräume	Lokaler und allgemeiner Hirndruck
5. durch Kreislaufstörungen	

Die typischen Komplikationen der Gliome im Großhirnbereich sind die Hirnschwellung bei Tumoren des Hirnstammes und der hinteren Schädelgrube des Hydrocephalus internus. Die extrazerebralen Geschwülste sind meist gutartiger Natur. Die Rückenmarkgeschwülste, die zu den Hirngeschwülsten etwa im Verhältnis 1:6 stehen, hinterlassen je nach Höhenlage charakteristische Symptome.

Der vorwiegend internistisch arbeitende Kollege richtet sich bei eventuell vorliegendem Hirntumorverdacht am besten nach den Prinzipien der speziellen klinischen Hirntumordiagnostik, so wie sie mein Lehrer O. FOERSTER in klassischer und prägnanter Weise schon vor Jahrzehnten formuliert hat.

Spezielle klinische Hirntumordiagnostik

I. Generelle Tumordiagnostik. — Allgemeinsymptome des Hirntumors.

Kardinalsymptome:

1. Stauungspapille (nicht obligat, Tumorwachstum, Sitz und Alter).
2. Kopfschmerz (z. T. langsam, z. T. stark attackenhaft).
3. Erbrechen (Reizung vom Brechzentrum oder Hypothalamus).
4. Schwindel (durch Vestibularisreizung von SCHWALBE- und BECHTEREWkern)
5. Zirkulationsstörungen (Bradykardie, Tachykardie, Überleitungsstörungen, Extrasystolen, Hypertonie, Hypotonie, Vasolabilität).
6. Respirationsstörungen (Reizung oder Lähmung des Atemzentrums, CHEYNE-STOKES, oft Singultus und Gähnen).
7. Hypothalamische Symptome (z. T. Adipositas, Mazies, Amenorrhoe, Blasenstörungen und gestörter Schlaf-Wachzyklus)
8. Epileptische Anfälle, je nach Sitz.
9. Störungen der basalen Hirnnerven, meist Abduzens, Okulomotorius u. a.
10. Störungen von Seiten anderer Hirnbezirke, z. T. von gegenüberliegender Seite.
11. Psychische Störungen u. a. auch Benommenheit und Bewußtlosigkeit.

II. Die topische Tumordiagnostik. — Herdsymptome des Hirntumors Herdsymptome. Nachbarschaftssymptome, Fernsymptome.

A. Großhirnhemisphären.

1. Zentralregion. — Vordere Zentralwindung.
   a) Reizsymptome, z. B. rindenepileptische fokale Anfälle,
   b) Ausfallsymptome, z. B. Monoplegia cruralis, brachialis, Gesichts-Zungenpleg., wie dyarthrische Pseudobulbärparalyse, Hemiplegie.

B. Hintere Zentralwindung

   a) Reizerscheinungen, z. B. fokale rindenepileptische Anfälle,
   b) Ausfallserscheinungen, z. B. Sensibilitätsdefekte bes. Lage, Bewegung und Raum, sowie Hemianästhesie. Stat. und kinetische Ataxie des Armes oder Beines.

2. Stirnhirn.
   a) Reiz — halbseitige, epileptische Anfälle oder Blickkrampf oder Störungen des motorischen Sprachfeldes (Brokazentrum) i. li. 3. Stirnwindung,
   b) Ausfall: Motorische Aphasie, Gleichgewichtsstörung mit Fallneigung nach der Herdgekreuzten Seite, Richtungsstörungen mit Vorbeizeigen, Steigerungen des MAYER-Fingergrundreflexes, Entfesselung kinetischer und stationärer Stützreaktionen, Greifstörungen, Apraktische Störungen wie Antriebsmangel, Handlungsfolge, Psychische Störungen, Nachbarschaftssymptome.
3. Parietalhirn.
   a) Reiz: Epileptische Anfälle (Aura contralateral. Extremitätenkrampf, Neuralgien),
   b) Ausfall: Hemihypasthesie kontralat. Hemiataxie, kontralateral unt. Quadrantenhemianopsie, konjugierte Blicklähmung, amnestische und optische Aphasie, agnostische und apraktische Störungen.
4. Okzipitalregion.
   a) Reiz: Optische Sensationen und Halluzinationen,
   b) Ausfall: Homonyme Hemianopsie, partial oder total konjugierte Blicklähmung, optische agnostische Störungen.
5. Temporalregion.
   a) Reiz: Epileptische Anfälle mit sensor. oder akustischer Aura,
   b) Ausfall: Sensorische Aphasie wie Alexie und Agraphie, Amusie, Hemianopsie, Fallneigung nach gekreuzter Seite, Entfesselung von Stützreaktionen, Vorbeizeigen, Hemiparkinsonismus und Okulomotoriuslähmung.
6. Inselregion.
   a) Reiz: epileptische Anfälle mit Kau- und Geschmacksbewegungen,
   b) Ausfall: bei linksseitigen Tumoren Aphasie.
7. Corpus callosum, Gyrus fornucatus: Anfangs wenig Symptome, meist psychischer Natur.

III. Hirnbasis und Hirnstamm.

1. Syndrom der vorderen Schädelgrube (Anosmie, Optikusatrophie, Anfälle mit olfaktorischer Aura, psychische Störungen, Exophthalmus).
2. Syndrom des kleinen Keilbeinflügels (Olfaktorius, Optikus und Okulomotoriussymptom).
3. Chiasmasyndrom (besonders bitemporale Hemianopsie).

3a. Schädigung des Tractus opticus (Traktushemianopsie, Fehlen der Makulaaussparung mit homonymer Hemiachromatopsie).

4. Hypothalamussyndrom (Diabetes insipidus, Adipositas, Hyperglykämie, Hyperthermie, Störungen von Kreislauf, Blase, Darm, Wachstum, Schlaf, Wachsein, maniakalische Psychosen, KORSAKOWbilder).
5. Endokrin-hypophysäre Syndrome (Hypophysenstörungen).
6. Stammganglien, Thalamus opticus, innere Kapsel (kontralatische Hemiplegie, Monoplegien, Hemihypästhesie, mimische Fazialislähmung als Thalamussyndrom und PARKINSONismus als Striatumsymptom).
7. Vierhügelsyndrom (meist Zirbel, supranukleare Augenmuskellähmungen, nervöse Schwerhörigkeit, Gleichgewichtsstörungen, Sensibilitätsstörungen, Pyramidensymptom, statische und kinetische Stützreaktionen, Streckstarre, Schlaf).
8. Pons und Oblangata (Nukleare Lähmungen der Hirnnerven, Sensibilitätsstörungen, supranukleare Lähmungen der Pyramidenbahn, Pseudobulbärparalyse, Gleichgewichtsstörungen, Ataxie, konjugierte Blicklähmungen, Lähmung des Dialatat. pup. kein Kornealreflex, Streckstarre, Brechen, Schwindel, Atmungsstörungen und Bewußtseinsstörungen.
9. Zerebellarsyndrom (Störung der Gleichgewichtserhaltung, Ataxie der Extremitäten, zerebrale Parese, zerebrale Sprachstörungen und Augenbewegungsstörungen, Reflexstörungen und Sensibilitätsstörungen).
10. Kleinhirnbrückenwinkelsyndrom (einseitige nervöse Schwerhörigkeit und Aufhebung der vestibularen Erregbarkeit, u. U. auch Fazialis ergriffen).

VI. Hirnhöhlen.
Lange latent, meist Hydrozephalusentwicklung, erst später Herdsymptome.

Die neurologisch-klinische Hirntumordiagnostik wird durch die zahlreichen technischen Methoden meist ergänzt und bestätigt, vor allem in Form der Enzephalographie und Ventrikulographie. Bei der Hirntumordiagnostik gibt die Luftfüllung die besten Ergebnisse für Seiten- und Ortsbestimmung des Tumors, während die Elektroenzephalographie nur höchstens in der Hälfte der Fälle den genauen Sitz angeben kann.

Mit Hilfe der Arteriographie kann auch in gewisser Weise eine Differentialdiagnose der einzelnen Tumorarten erzielt werden. So beschreibt MILLETTI Korkenzieherbilder beim Glioblastom. Darstellung der Kapselgefäße bei den Meningiomen, deren Sarkome neben den Kennzeichen der Glioblastome noch die Teilnahme der Arteria carotis aufweisen. MILLETTI glaubt, etwa die Hälfte der Fälle an diesen Charakteristika erkennen zu können. Besonders sei auf die ausgezeichnete Monographie von KRAGENBÜHL und RICHTER über die zerebrale Angiographie hingewiesen.

Die Hirntumordiagnostik mit radioaktiven Isotopen ist in den letzten Jahren stark entwickelt worden. Radiojodiertes Fluorescin, ferner radioaktiver Phosphor P 52 und gelegentlich auch radioaktives Kalium wurden bisher erfolgreich benutzt (siehe z. B. MOORE und Mitarbeiter, CRAMER und PABST u. a.). Soeben gab MÜLLER eine ausgezeichnete Übersicht über die Verwendung von radioaktivem Jod, Phosphor, Kalium und Gallium sowie markierten Indikatoren. SCHÜTZE und KLAR haben auch die Vitalfluorochromierung von Hirntumoren mit Atebrin als diagnostisches Hilfsmittel bei Hirntumoroperationen empfohlen, besonders wegen der besseren Abgrenzung der Tumoren. Die Autoren haben 4—5 Tage vor der Operation 3×1 Tablette Atebrin täglich verabfolgt und sodann die Abgrenzung des Tumors mit der Quarzlampe betrachtet.

Auch der Begriff des „Pseudotumor cerebri" nach NONNE spielt heute noch eine gewisse Rolle. Es ist allerdings noch unklar, welche Vorgänge hierfür verantwortlich sind. BEHREND fand unter 100 Hirngeschwülsten bei klinischer Diagnostik 31 mal andersartige Erkrankungen, die eine Hirngeschwulst vortäuschen. Es handelt sich hierbei besonders um Cholesteatome, Hirnabszesse, Hirnmetastasen und Zystizerkosen, Arachnoiditis circumscripte, Leptomeningitis chronica, Meningoencephalitis, Menigitis serosa, Cysternitis basalis und ähnliche Zustände.

Tumorzellen im Liquor

Neben Makrophagen und Gitterzellen können wir als größte Zellelemente eigentliche Tumorzellen im Liquor finden, die an ihren typischen Kriterien relativ leicht erkennbar sind: deutliche Polymorphie, relativ großer Kern mit mehreren Nukleolen, Kernpolyploidismus, z. T. Kernpyknose und gelegentlich auch kleine Zellverbände. Die Kern-Kernkörperchengröße ist in der bekannten Weise verschoben. Bekannt ist auch, daß Tumorzellen gewisse Farbstoffe wie z. B. Methylgrün-Pyronin oder Brillantkresylblau bedeutend schneller (2—10 Sek.) aufnehmen bei einer Färbezeit von 20 Min. im Gegensatz zu normalen Endothelzellen (E. HASCHE).

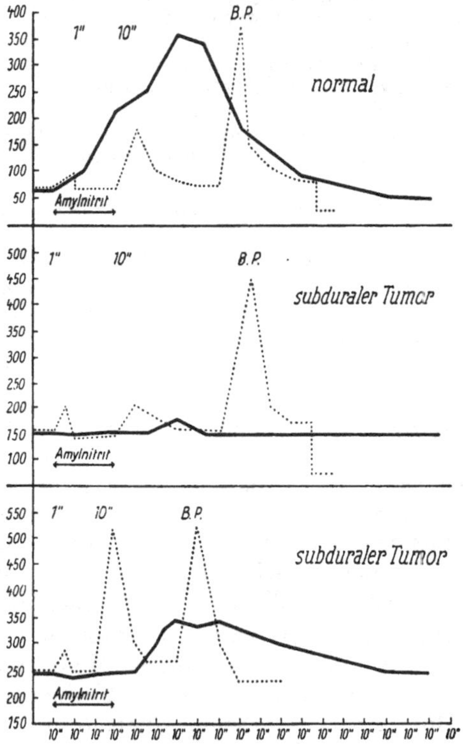

Abb. 179. Amylnitrit-Test nach ELSBERG und HARE

Jugularis-Test nach STOOKEY und Amylnitrit-Test nach ELSBERG bei gleichem Patienten, auf das gleiche Ordinatensystem eingezeichnet. 1″ = 1 Sek., 10″ = 10 Sek. Jugularisdruck. B.P. = Bauchpresse. —— = Dauer der Amylnitritinhalation. ·········· = Druckschwankung bei Jugularisdruck und Bauchpresse. Ausgezogene Linie: Druckschwankung bei Amylnitrit-Test (n. Veraguth)

Amylnitrit-Test nach ELSBERG und HARE. Das Prinzip dieses Testes besteht darin, daß man an Stelle der Jugulariskompression zur experimentellen Beeinflussung des Liquordruckes Amylnitrit benutzt. — Ausführung: Man läßt den Patienten an einer kleinen Menge Amylnitrit (etwa 1 Kapillare mit 5 Tr.) riechen und beobachtet sogleich die Veränderung des Liquordruckes im Meßrohr. — Unter normalen Bedingungen steigt einige Sekunden nach dem Beginn der Einatmung des Amylnitrits der

Liquor durch Zunahme der intrazerebralen Durchblutung beträchtlich an. Bei partiellem Block steigt der Liquordruck nur langsam an, bei absolutem Block wird keinerlei Drucksteigerung beobachtet.

QUECKENSTEDTscher Versuch: Zweck: Feststellung eines eventuellen raumbeengenden Prozesses mit Liquorpassagebehinderung im Rückenmark. Ausführung: Es werden beide Jugularvenen am Halse komprimiert, u. U. unter Zuhilfenahme von speziellen Staubändern. Ist die Liquorpassage nicht behindert, so steigt der Liquordruck beständig an und sinkt nach Weglassen der Jugularkompression wieder ab.

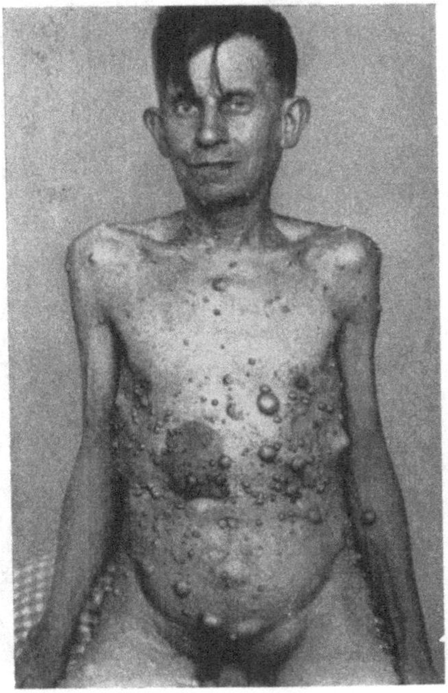

Abb. 180.

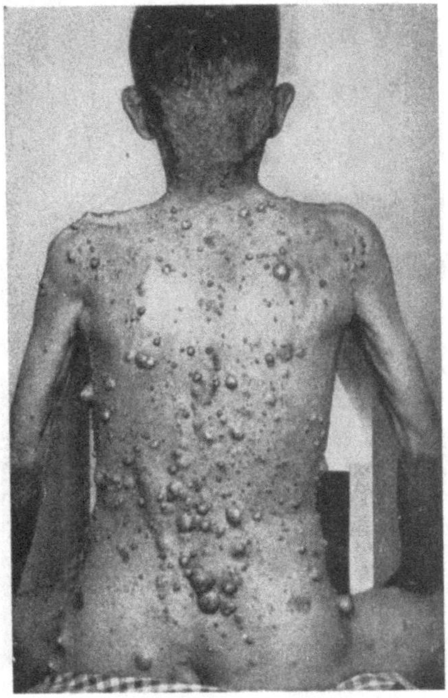

Abb. 181.

Abb. 180. Ausgedehnte Neurofibromatose RECKLINGHAUSEN mit bereits vorhandenem Übergang in Sarkomatose

Abb. 181. Der gleiche Fall von der Rückenseite

Wenn ein raumbeengender Prozeß vorhanden ist, steigt der Lumballiquordruck nicht an, dagegen der Zisternaldruck, so daß indirekt auf die Anwesenheit eines Tumors geschlossen werden kann. Es besteht die Gefahr der Kompression des Kleinhirns durch das Foramen occipitale magnum.

Rückenmarkstumoren

BODECHTEL äußerte sich über die technischen Hilfsmittel bei der Diagnose des Rückenmarktumors. Wichtig ist der Ausspruch von CUSHING: „Wir wollen weniger Jodöl, wir wollen mehr Neurologie". Es ist vor allen Dingen wichtig, ob der Tumor extra- oder intradural sitzt, wobei der extradurale Sitz im allgemeinen schneller zu irreparablen Schäden führt, wie dies meist bei metastatischen Wirbelprozessen der Fall ist oder auch bei der tuberkulösen Karies. Diff.-diagnostisch müssen speziell bei Querschnittsläsionen immer wieder Gefäßerkrankungen wie die Lues oder die

Periarteriitis nodosa diskutiert werden. Daneben aber sind es vor allem entzünd liche Prozesse, wie die Enzephalomyelitis sowie die Syringomyelie und degenerative Erkrankungen, die diskutiert werden müssen. Der QUECKENSTEDTsche Versuch gibt uns Anhaltspunkte über die Liquordynamik, und die Liquoranalyse gibt Anhaltspunkte für die Tumordiagnostik im Rückenmarksbereich. Das NONNE- und FROINsche Syndrom, d. h. die spontane Gerinnung bei sehr eiweißreichem Liquor, oder die

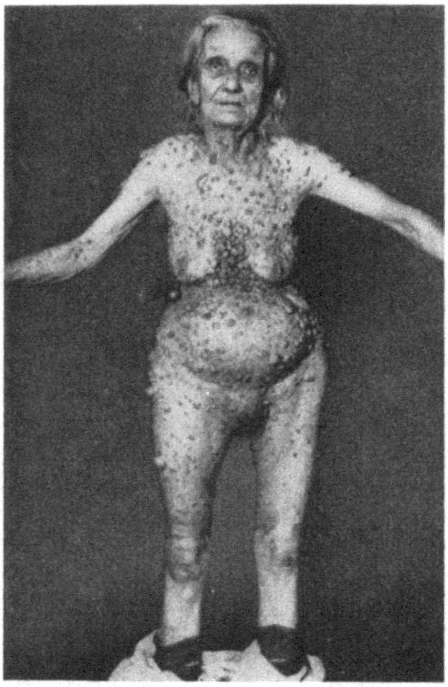

Abb. 182.

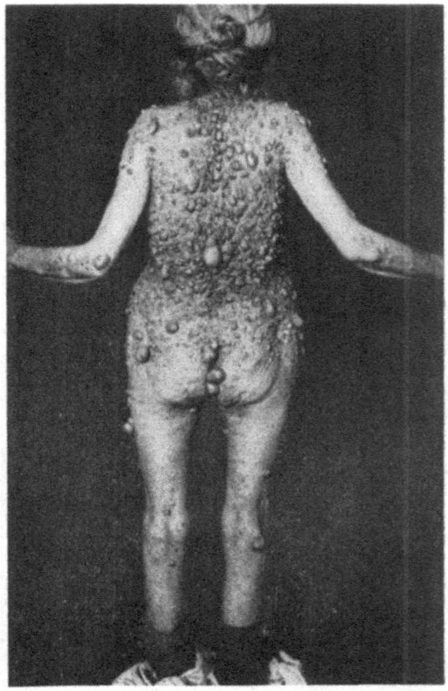

Abb. 183.

Abb. 182. Ausgedehnte diffuse Neurofibromatose RECKLINGHAUSEN mit Verdacht auf beginnende maligne Degeneration

Abb. 183. Der gleiche Fall von der Rückenseite

Xanthochromie als Ausdruck der Blutung, sind hierbei wichtige Kriterien. BODECHTEL vertritt den Standpunkt, daß ein hoher Eiweißgehalt bei einem spinalen Prozeß immer verdächtig auf eine Kompression ist. Bei den Kolloidreaktionen zeigen sich die stärksten Ausfälle in der mittleren Kurvenzone. Die oft sinnfällige Klärung gelingt dann durch das Röntgenverfahren in Form der Leeraufnahme und des Kontrastverfahrens, wobei bei der Leeraufnahme zwischen direktem und indirektem Tumorzeichen unterschieden werden kann. Die Myelographie mit Jodipin als 20%iges aszendierendes und als 40%iges deszendierendes in Bauch- und Rückenlage hat sich seit langem eingeführt. Die Befundbewertung kann aber außerordentlich schwierig sein und kann in etwa 30% zu Fehldeutungen führen, daher muß trotz aller technischen Möglichkeiten die klinisch-neurologische Untersuchung eingehend durchgeführt werden.

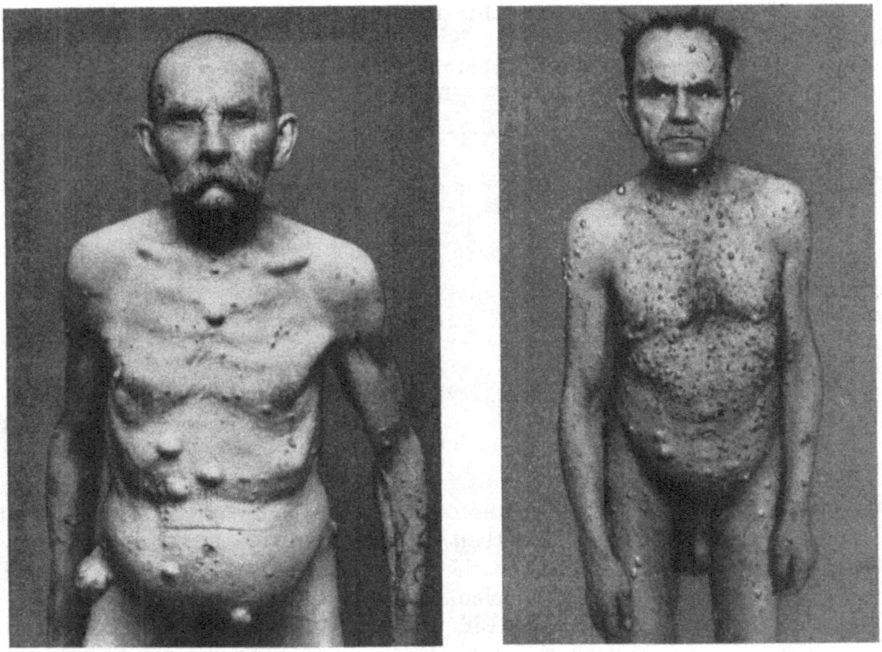

Abb. 184 u. 185. Mäßige Neurofibromatose. Zur Zeit kein Anhalt für maligne Degeneration

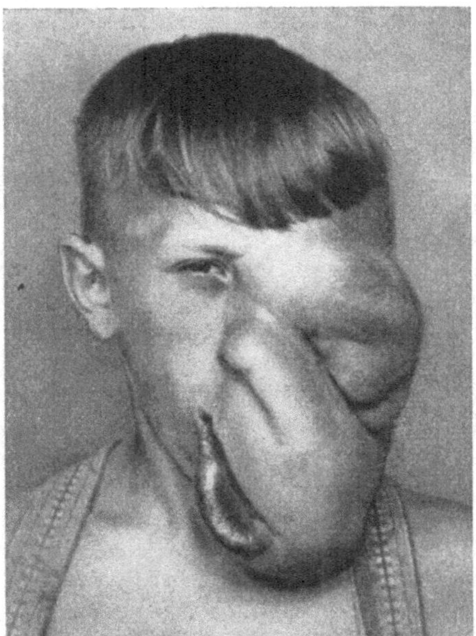

Abb. 186. Ausgedehntes Rankenneurom bei RECKLINGHAUSENscher Krankheit. Kein echtes Blastom!

Pape und Hackenstellner geben für die Tumoren des peripheren Nervensystems folgende Übersicht:

Gewächse des peripheren Nervensystems

Matrix	Gewächs
Neuroektoderm: Ganglienzellen, Neuriten, Scheidenzellen	(„echte Neurome") Ganglioneurom („falsche Neurome") Neurinom (Verocay), Fusiformes und multiformes Neurom Feyrters
Mesoderm: Interkaläre Zellen (Boeke-Feyter) große, ansehnliche kleine, unansehnliche Endoperineurales Hüllgewebe	Retikuläres Neurom Miktozytäres Neurom Neurofibrom
Neuroekto-mesoderm:	Sog. Rankenneurom bei Morbus Recklinghausn (Hyperplasie, kein echtes Blastom)

Die Neurofibromatose Recklinghausen zeigt eine verhältnismäßig häufige sarkomatöse Entartung. Diese Krankheit ist angeboren vererbbar und zeigt von den Nervenscheiden ausgehende systematisierte Tumoren den sogenannten Neurofibromen eine starke Tendenz zu multiplen Naevusbildungen neben einer Unzahl von weichen Fibromen. In Abb. 180—186 werden Fälle wiedergegeben, die z. T. in ihren finalen Stadien an sarkomatösen Degenerationen ad exitum kamen.

7. Schlußbetrachtungen

Wenn wir kritisch zusammenfassen und den besonderen Wert der Krebsfrühdiagnostik in der Inneren Medizin noch einmal herausstellen, so müssen wir feststellen, daß wir für diese Arbeit besondere Schwerpunkte bilden müssen. Denn die Frühdiagnostik muß in erster Linie bei denjenigen Tumorformen geleistet werden, bei denen wir durch eine rechtzeitige Frühoperation den Patienten radikal von seinem Geschwulstleiden heilen können. Diese Forderung ist in erster Linie beim beginnenden Lungen- und Bronchialkrebs sowie beim beginnenden Magen-Darmkrebs gegeben. Hier muß unser ganzes Bemühen und Streben einsetzen, die oft unspezifischen Initial- und Alarmsymptome nicht zu bagatellisieren, sondern sie je nach der Lage des Falles richtig in eine begründete Verdachtsdiagnose einzubauen. Die Hauptschwierigkeit der Krebsfrühdiagnose ist eben gerade die Banalität der Anfangssymptome (W. Fischer). Für den Kliniker ist gerade die Unbeeinflußbarkeit der Initialsymptome besonders karzinomverdächtig! Leider werden aber gerade die richtigen Initial- und Alarmsymptome des beginnenden Karzinoms nicht erkannt, weil der Arzt zu sehr in seinem Wissen auf die Lehrbuchsymptomatik abgestimmt ist, die das Spätstadium beschreibt. Aber die Klinik steht am Beginn und die Pathologie erst am Ende des Krebsleidens! Die zu wenig markierten „Krebsfrühsymptome" werden vielfach unter mannigfachen Masken verkannt, wobei z. B. die Hämorrhoiden beim beginnenden Sigmakarzinom, die Obstipation beim beginnenden Kolonkarzinom, der Husten beim beginnenden Bronchialkarzinom und die Dyspepsie beim beginnenden Magenkarzinom fehldiagnostiziert werden.

Der Krebs der Atmungs- und der Verdauungsorgane besitzt in der Inneren Medizin die größte Häufigkeitsziffer und demzufolge die größte soziale Bedeutung.

Wir sind daher verpflichtet, dieser Entwicklung die größte Aufmerksamkeit zu widmen. Die Tumoren der anderen inneren Organe treten demgegenüber an Häufigkeit zurück und bieten meist auch für den operativen Erfolg geringere Chancen. Schließlich ist der Wert der Frühdiagnostik besonders problematisch bei den Tumoren, bei denen wir weder durch eine Operation oder durch Röntgenbestrahlung oder durch Chemotherapie auf Grund unserer heutigen Erkenntnisse sinnfällige Erfolge erzielen können, wie z. B. bei den Myeloblastosen u. a.

Mit der höheren Lebenserwartung müssen wir auch mit einem vermehrten Krebsbefall der Bevölkerung rechnen. Wenn wir uns als moderne Ärzte um eine Frühdiagnostik des Karzinoms in der Inneren Medizin bemühen, so müssen wir folgendes konstatieren: Der Schwerpunkt der Früherfassung von beginnenden Karzinomen liegt nicht in den wenigen Krebsberatungsstellen, die, abgesehen von den hohen Kosten, nur von einem kleinen Teil von erkrankten Menschen besucht werden, sondern der Hauptfangarm ist die Sprechstunde des praktischen Arztes. Sein Wissen um die Semiotik des Frühkarzinoms und sein klinischer Blick ist es, der hier den entscheidenden Anteil an dem Frühverdacht oder an der Früherfassung trägt. Der Praktiker darf nicht ein Opfer von Reflexdiagnose und Reflextherapie sein! Das Bemühen um eine echte Krebsfrühdiagnostik ist eine Sache der ärztlich-qualitativen Arbeit und darf nicht an der durchgelaufenen Patienten- oder Kassenscheinzahl gemessen werden, sondern erfordert eine höchste ärztlich-qualitative und technische Untersuchungsmethodik. Nur so können wir der Forderung nach einer besseren Krebsstatistik im Bereich der inneren Organe gerecht werden. Krebsfrühdiagnostik soll kein würdeloser Schallplattendienst sein, sondern das aufrichtige Streben nach besserem Wissen und nach qualifizierterer ärztlicher Untersuchungsarbeit. Organisatorische Maßnahmen mit spezieller Fortbildung der Ärzte stehen daher heute im Kampf gegen den Krebs im Vordergrund. Hierzu ist jeder Arzt willig, seinen Beitrag im höheren Interesse zu leisten. Aber auch der Staat muß diese Arbeit, wenn sie erfolgreich sein will, tatkräftig unterstützen. Es müssen einmal die Mittel für eine sinnvolle ärztliche Aufklärung der Bevölkerung, die keine Karzinophobie auslöst, sowie für den Unterhalt spezieller Krebsuntersuchungsstellen ausgeworfen werden, ein anderes Mal muß die Arbeit des Arztes auf eine höhere Ebene gehoben werden. Stundenlang verbringt so mancher Arzt mit dem Ausfüllen von Formularen, die den überverwalteten Patienten paketartig verschieben sollen, oder mit einer Unzahl von Unterschriften und Stempeln usw. VOLHARD sagte einmal in Wiesbaden: „Ich habe vorgehabt, einmal in meinem Leben Arzt zu werden, bis heute habe ich jedoch festgestellt, daß ich nur Schreiber geworden bin!" KIRSCHNER meinte, die diagnostische Leistung der Ärzte für die Früherkennung des Krebses hat seit 1918 eher abgenommen. Auch das dürfte seinen Grund in der beruflichen Belastung des Arztes haben, zumal der Arzt immer mehr schreiben muß und demzufolge immer weniger Zeit zur klinischen Untersuchung übrigbleibt.

Für eine verbesserte Krebsfrüdiagnostik ist weiter eine vorbildliche Zusammenarbeit zwischen dem praktischen Arzt, der in der Frühdiagnostik durch geeignetes Herausstellen von besonderen Signal- und Warnsymptomen sensibilisiert ist, und der Fachklinik erforderlich. Diese Zusammenarbeit wird uns im Kampfe gegen den Krebs ein gutes Stück weiterbringen. In der Inneren Medizin wird es sich nicht vermeiden lassen, daß wir bei den stummen und präkanzerösen Zuständen, z. B. an der Lunge oder am Magen, wenn wir auf dem Boden der Logik und Kritik bleiben, eben vielfach keine echten Diagnosen stellen können. Dafür aber können wir den begründeten Verdacht äußern, der dann durch die klinische Untersuchung erhärtet oder als unbegründet verworfen wird. In jedem Falle wird der Patient in laufender Kontrolle behalten, um jederzeit rechtzeitig aktiv handeln zu können. Gewiß lassen uns die stummen Zeichen der Frühdiagnostik und die Banalität der Anfangssymptome des Krebses vielfach fehlen, aber sollten auch einmal aus übertriebener Vorsicht histologisch noch gutartige Veränderungen dem Messer des Chirurgen zum Opfer fallen, so sind zumindest die potentiellen Fähigkeiten zum Malignewerden beseitigt. In diesen Situationen kann man auch sagen, „Vertrauen ist gut, Mißtrauen ist besser!"

Die Bemühungen um eine bessere Frühdiagnostik des Karzinoms in der Inneren Medizin dürfen nicht in Resignation enden! Wir müssen uns bemühen, immer kleinere Zeichen der Frühformen des Karzinoms zu entwickeln und uns gewissermaßen von dem vollentwickelten Krebs immer mehr den Entstehungsbedingungen zuwenden. Es ist auch heute kein ärztliches Verdienst mehr, ein inoperables Karzinom zu diagnostizieren. Es ist aber höchstes Ziel ärztlichen Tuns und Handelns, ein beginnendes Karzinom zu erkennen oder sei es nur einen begründeten Verdacht zu erheben, so daß eine erfolgreiche Frühoperation durchgeführt werden kann und damit der krebsbefallene Mensch am Leben erhalten wird!

Frühdiagnosen wollen oft hart erarbeitet sein, daher ist auch jede genaue Analyse einer Fehldiagnose außerordentlich fruchtbar, um unsere diagnostischen Denkfehler besser zu erkennen. Es gibt gerade in der Inneren Medizin sehr viel Erfahrungstatsachen, die nur sagen können: „Denke hierbei an ein Karzinom!"

Neben der wissenschaftlichen Krebsforschung muß also künftig das Hauptgewicht auf die Unterrichtung und Erziehung des praktischen Arztes gelegt werden sowie in eine ärztlich sinnvolle Aufklärung des Publikums, damit eine wesentliche Verkürzung der Verschleppungszeiten eintritt. Gerade diese Verschleppungszeiten fassen GUMMEL und WILDNER als einen Gradmesser für den Stand der Krebsbekämpfung auf.

Wir müssen uns mit besonderer Sorgfalt auch auf unsere 5 Sinne, unseren geschulten klinischen Blick und unsere kritische Kombinationsgabe bei der Krebsdiagnostik verlassen, trotz aller neueren diagnostischen Methoden. Vor allem müssen wir diagnostisch umdenken lernen! Der Erfolg wird dann bei der Krebsfrühdiagnostik nicht ausbleiben. Il n'y a pas de problèmes insolubles, il n'y a que des questions mal posées (CLAUDE BERNARD).

Ein verbessertes ärztliches, technisches und apparatives Wissen sowie die gleichzeitige Pflege der ärztlich empirischen Kunst zusammen mit einem Ausbau der Symptomatologie des beginnenden Karzinoms werden in der Inneren Medizin für eine erfolgreiche Krebsfrühdiagnostik zu allen Zeiten unersetzbar bleiben. Es ist unsere ernste ärztliche Pflicht, diese Tugenden auch in Zukunft gewissenhaft zu pflegen:

Denn, was in der Zeiten Bildersaal
Immer ist trefflich gewesen,
Wird immer einer einmal
Wieder auffrischen und lesen!

„Frühzeitig erkennen und frühzeitig operieren, das ist die höchste Kunst der Krebsbehandlung!"

8. Chemotherapeutischer Ausblick

Unsere heutigen Prinzipien der allgemeinen Krebstherapie lassen sich zweckmäßigerweise in drei Gruppen unterteilen:

1. Kurative Maßnahmen, d. h. das Ziel ist eine aktive Therapie bei allen kurablen, d. h. heilbaren Fällen, in Form der chirurgischen Radikaloperation, wie etwa beim Haut-, Lippen-, Bronchial-, Magen-, Darm-Karzinom, wenn sie in den Anfangsstadien bei entsprechender Frühdiagnostik erkannt sind.
2. Palliative Maßnahmen, die nur auf eine Linderung des Krebsleidens abzielen, z. B. eine palliative Strahlentherapie oder der Versuch einer Chemotherapie, z. B. bei Hodgkinscher Erkrankung, Knochentumoren, Prostata-Karzinom, Leukämien oder Plasmozytom.
3. Postoperative Therapie oder die sogenannte nachgehende Fürsorge. Es handelt sich hierbei um Maßnahmen bei erfolgreich operierten Kranken, die in einer ständigen Beobachtung und Kontrolle bleiben müssen, wie etwa nach Mammaoperationen oder Genitaloperationen. Aber auch nach Magenoperationen ist eine solche nachgehende Fürsorge in Form der sogenannten „second look" propagiert. Dieser 2. Eingriff nach etwa 2 Jahren ist für den Patienten schwer zu begreifen, aber er zeitigt doch in einigen Fällen durch Auffinden von metastatischen Drüsen und dergleichen gewisse Erfolge und ist dazu angetan, die Operationsstatistik zu verbessern.

Alle diese therapeutischen Maßnahmen erfordern das höchste Verantwortungsgefühl des Arztes und eine besondere psychotherapeutische Führung des Patienten. Man mag darüber bagatellisieren und den Standpunkt vertreten, mit Psyche kann man keinen Krebs heilen, aber wenn man immer wieder erlebt, wie jeder Krebskranke für ein warmherziges Wort des Arztes immer wieder neuen Auftrieb und Lebensmut bekommt und sich immer wieder aufrafft, so ist es eine grobe Unterlassungssünde, wenn man dem Patienten diesen Hoffnungsstrahl nicht gibt. Auch mit der Methode der Lüge über die wahre Situation müssen wir den Erkrankten über sein Schicksal hinweghelfen, während den Angehörigen stets die volle Wahrheit in verständnisvoller Form mitgeteilt werden muß.

Wenn alle Möglichkeiten und Chancen der chirurgischen Radikaloperation, eventuell in Kombination mit den strahlentherapeutischen Maßnahmen sowie auch die reine Strahlentherapie zwecklos erscheinen, so ist heute durch die moderne Chemotherapie eine weitere Chance in die Hand des Arztes gegeben worden.

Das große Endziel der modernen Tumorforschung ist es, Mittel und Wege zu finden, die dem malignen Tumor entgegenwirken, d. h. also eine Wachstumshemmung bewirken und darüber hinaus nach Möglichkeit den Tumor zum Schwinden zu bringen. Dieses hochgesteckte Ziel war bis vor kurzem noch relativ wenig ermutigend, obwohl bisher eine Unzahl von Extrakten aller Art aus Organen oder pflanzlichem Material sowie chemisch definierten Substanzen Anwendung fanden, die auf die Dauer aber keiner ernsthaften Kritik standhalten konnten. Das unerhörte Streben der Menschen nach einer chemischen Krebsheilung wurde durch die vielen Enttäuschungen allzuoft als unerreichte Zukunftsmusik mit Resignation zur Seite gelegt, wodurch u. a. auch das Tor zu vielerlei mystischen Spekulationen und unwissenschaftlichen Thesen weit geöffnet wurde. Dieser unsichere Standpunkt der wissenschaftlichen Medizin ist heute wieder erneut einem begründeten Optimismus gewichen. Selbstverständlich wird die Chemotherapie des Krebses immer nur eine unterstützende Hilfsmaßnahme bleiben und die chirurgischen, strahlentherapeutischen oder radiochemischen Methoden nie verdrängen. Die bisherige Betrachtungsweise des Krebses als ein morphologisches Problem ist bei voller Anerkennung der entsprechenden Verdienste besonders auf diagnostischem Gebiet heute zu einem gewissen Abschluß gekommen. Früherkennung, Früherfassung und Frühbehandlung sind die bekannten Schlußforderungen! Die jüngste Krebsforschung betrachtet demgegenüber das Krebsproblem weitgehend als ein Stoffwechselgeschehen, das von dem Gesichtspunkt der biochemischen Genetik erfolgreich angefaßt werden kann. Die Erkenntnisse von Biochemie und Morphogenese eröffnen hierbei interessante Aspekte für die moderne Klinik.

Die Karzinogenetik wird bekanntlich von den Begriffen der Synkarzinogenese und der Antikarzinogenese beherrscht, die in so plastischer Weise von meinem klinischen Lehrer K. H. Bauer interpretiert worden sind. Dies gilt auch in besonderem für die von K. H. Bauer geförderte und außerordentlich fruchtbare Mutationstheorie der Gene. Auf diese Weise ist man in der Lage, die außerordentlich heterogenen und zahlreichen physikalischen und chemischen karzinogenen Prinzipien einheitlich zu erklären. Gene sind bekanntlich an den Chromosomen der Zellkerne an bestimmter Stelle eingebaute makromolekulare Nukleoproteide, die als Biokatalysatoren fungieren. Unter Mutation verstehen wir jede plötzlich auftretende, dann aber konstant weiter übertragbare und irreversible Änderung im Erbgut des Organismus. Chemisch dürfte es sich hierbei um eine Umlagerung der Atome in eine andere Gleichgewichtslage handeln, die physikalisch z. B. nach Strahlenwirkungen durch die Treffertheorie sehr einleuchtend erklärbar ist und durch die Energieaufnahme letzten Endes in einer Ionisation bzw. Atomanregung besteht.

Aber auch durch chemische Agentien kommt es zu einer intranuklearen Ionisation bzw. Atomanregung, d. h. letzten Endes besteht der gleiche atomare Wirkungsmechanismus wie bei den physikalischen Einwirkungen. Damit ist der Weg für die Genmutation eröffnet, und wenn diese Mutation entsprechend der Gentopik an einer bestimmten das Zellwachstum regulierenden Stelle erfolgt, so resultiert die Kanzeresierung einer bis dahin normalen Somazelle.

Durch die Entwicklung einer biochemischen Genetik, die gewissermaßen die jüngste Schwester der modernen Atomphysik ist, gelangen wir automatisch zu den Postulaten einer speziellen Zellpharmakologie und Zelltoxikologie. Die Zelle steht damit als Mikrokosmos wieder im Vordergrund des Interesses.

Die uns heute bekannten krebshemmenden Stoffe oder Karzinokolytika werden uns in ihren verschiedenen Wirkungsarten im Rahmen der Mutationstheorie durch die von K. H. Bauer erhobenen Forderungen hinreichend erklärt. Die apodiktischen Sätze von K. H. Bauer lauten: „Alles, was auf Keimzellen mutativ wirkt, wirkt auf Körperzellen karzinogen und wirkt auf Krebszellen letalmutativ, d. h. karzinokolytisch". Diese Tatsache erklärt auch sinnfällig, daß wir viele Substanzen kennen, die auf Körperzellen karzinogen wirken und auf Krebszellen zugleich karzinokolytisch, wie etwa nachstehend aufgezeichnete Kohlenwasserstoffe, die z. B. auf Hautkrebse therapeutisch wirksam sind.

Karzinogene und karzinokolytische Kohlenwasserstoffe

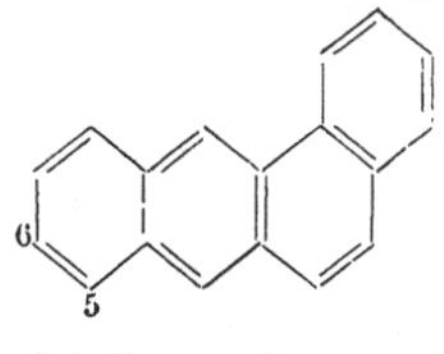

1.2-Benzanthrazen

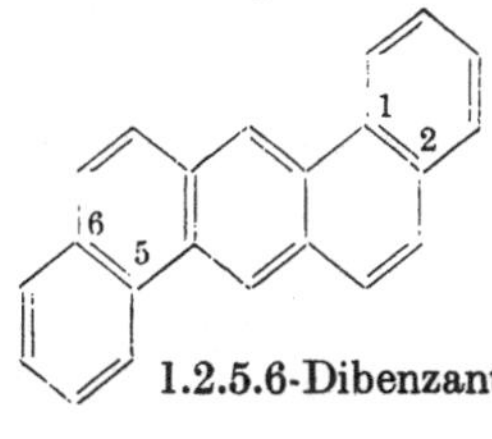

1.2.5.6-Dibenzanthrazen

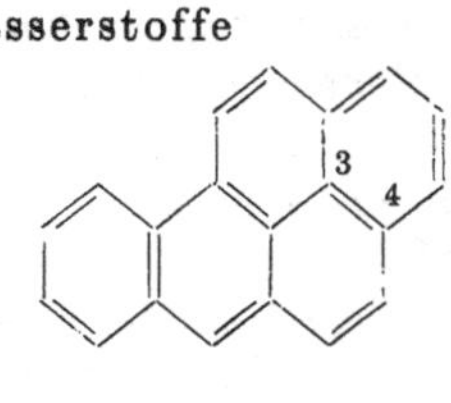

3.4-Benzpyren

Das gleiche gilt für östrogene Wirkstoffe nicht hormoneller Herkunft, die einmal karzinogen und auf die Tumoren von hormonell abhängigen Organen karzinokolytisch wirken können.

Östrogene Wirkstoffe nicht hormoneller Herkunft

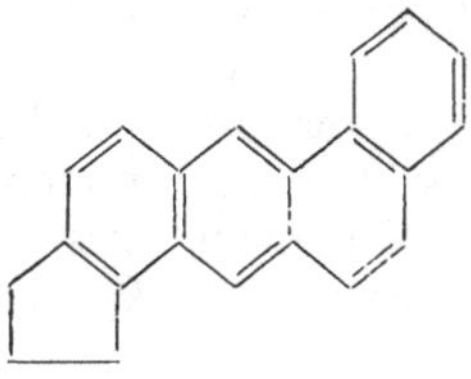

5:6-Cyklopenteno-1:2 = benzanthrazen

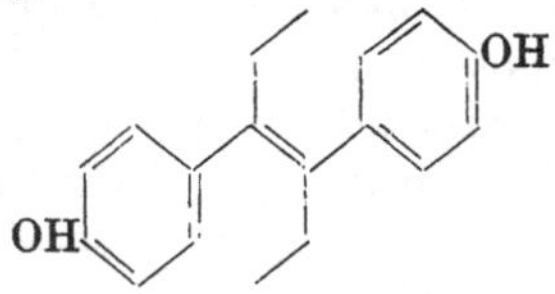

Diäthylstilböstrol

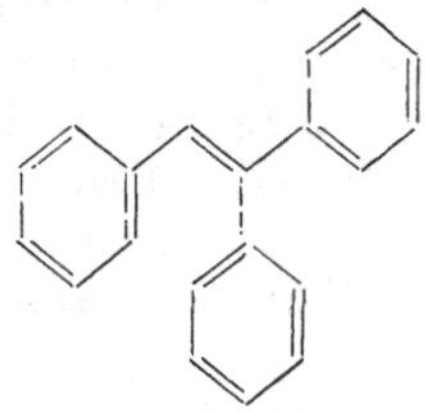

Triphenyläthylen

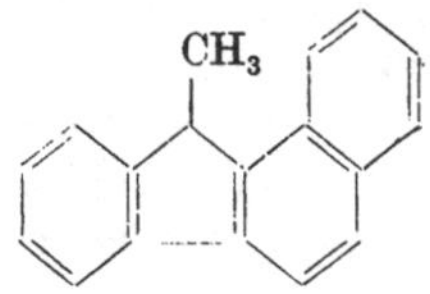

9-Methyl-1:2-benzfluoren

Wir verfügen heute noch nicht über genügend scharf definierte Begriffe, da sich z. B. der Begriff der Karzinokolytika mit dem Begriff der Zytostatika, Mitosegifte u. a. überschneiden, zumal die ganze Entwicklung in den letzten Jahren erst richtig in Fluß geraten ist.

Der Angriffspunkt der meisten sogenannten Karzinokolytika ist also in der Chromosomensubstanz bzw. in den wachstumsregulierenden Erbstrukturen der Zellen zu suchen. Hierbei ist das erstrebenswerteste Ziel, solche Pharmaka zu suchen,

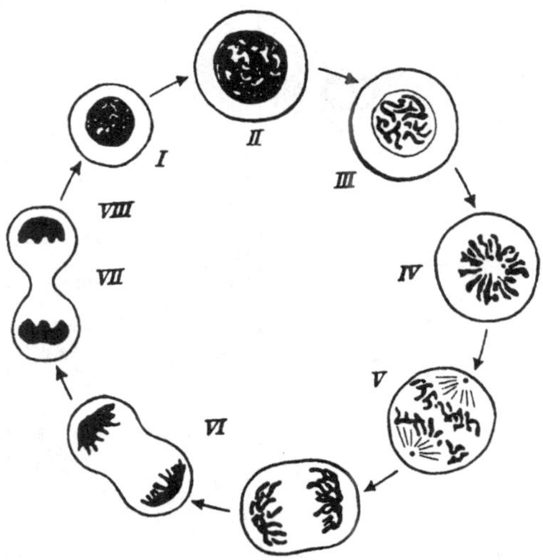

Abb. 187. Schema der Mitose (n. Lettré)

	Morphologisch	Biochemisch
I.	Ruhekern	Charakterisiert durch Plasmastoffwechsel
II.	Teilungsbereiter Kern	Synthese der Desoxyribonukleotide
III.	Prophase. Chromatinabscheidung	Polymerisation zur Thymonukleinsäure Ablösung von der Kernmembran
IV.	Metaphase. Auflösung der Kernmembran	Intrazelluläre Proteolyse
V.	Spindelbildung. Anheftung an die Chromosomen	Intrazelluläre Gerinnung, Verknüpfung über Disulfidbindung
VI.	Anaphase. Auseinanderwandern der Chromosomensätze	Kontraktilität der Spindel, des Plasmas
VII.	Telophase. Abschnürung der Zelle	oder der Plasmaoberfläche
VIII.	Rekonstruktion des Kerns	Entpolymerisierung der Thymonukleinsäure Bildung der Kernmembran

die in ihrer Wirkung einen ausgesprochenen Nukleotropismus besitzen. Das oberste Ziel der Zellpharmolokogie muß es sein, im Rahmen der Grundlagenforschung für die Chemotherapie der Tumoren, Stoffe zu finden, die vor allem die Zellteilung stoppen. Denn ohne Zellteilung gibt es bekanntlich kein Krebswachstum. Als sinnfällige Zeichen der Mitosestörung finden wir Kernpyknose und Fragmentationen, ferner Störungen der Chromosomenteilung und Chromosomenabbrüche. Die Mitosegifte sind also Stoffe, die in qualitativer und quantitativer Hinsicht die normale Mitosetätigkeit verhindern, und zwar in einem Zeitraum von 6—24 Stunden. Leider verfügen wir zur Zeit noch über keinen geeigneten Test für antimitotische Stoffe. In Abb. 187 (S. 175) sind in einem Schema nach LETTRÉ die wichtigsten Phasen

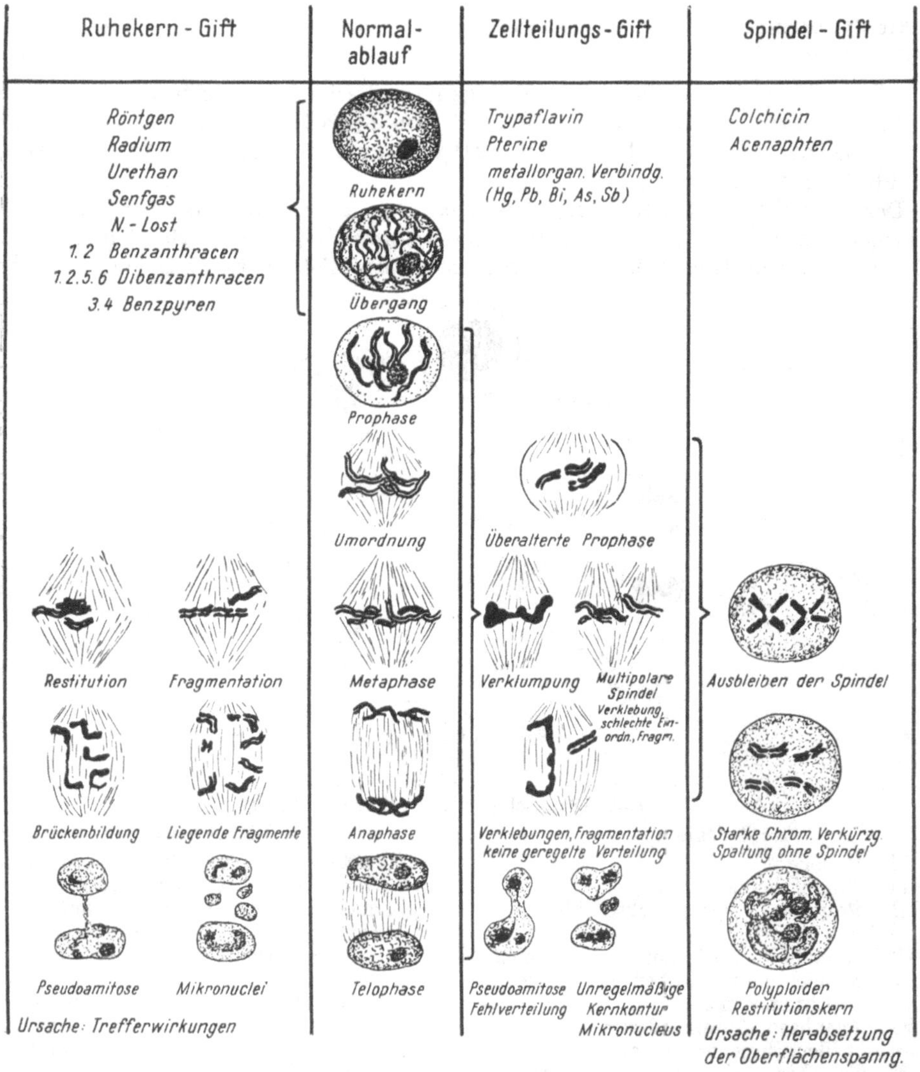

Abb. 188. Normale und pathologische Mitosen
(n. Marquardt)

der Mitose in ihren morphologischen und gleichzeitig biochemischen Veränderungen wiedergegeben.

Wir können aber auch aus den LETTRÉschen Untersuchungen über den Mitosegiftmechanismus zahlreiche Antagonisten, die rein biochemisch die Mitosegiftwirkung ausschalten, von denen einige Beispiele nach LETTRÉ wiedergegeben sein sollen. Diese Tatsache ist vor allem wichtig, weil während der Therapie mit Karzinokolytika eine besondere Beachtung der Diät notwendig ist.

Mitosegifte	Antagonisten
Trypaflavin	Ribonukleinsäure Thymonukleinsäure
Metallorganische Verbindungen, Chinone	Cystein HS—R
Colchicin	Adenosintriphosphorsäure
Stilbylamine	pflanzliche Herzgifte Corhormon

MARQUARDT hat sich bemüht, bei seinen Studien über die Mitosegifte über den dynamischen Ablauf der Mitosestörung eine Einteilung in sogenannte Ruhekerngifte, Zellteilungsgifte und Spindelgifte vorzuschlagen. Bei den Ruhekerngiften, deren Ursache in Trefferwirkungen zu suchen ist, finden sich Restitutionen, Fragmentationen, Brückenbildung und liegende Fragmente der Chromosomen, die Pseudoamitosen und Mikronuklei hinterlassen. Bei den Zellteilungsgiften finden sich überalterte Prophasen, Verklumpungen, multipolare Spindeln, Verklebungen und Fragmentationen, die Pseudoamitosen mit unregelmäßigen Kernkonturen hinterlassen. Bei den Spindelgiften bleibt die Spindelbildung selbst aus mit starken Chromosomenverkürzungen und einem polyploiden Restitutionskern. Die Ursache wird in einer Herabsetzung der Oberflächenspannung gesehen (siehe Abb. 188).

Für das praktisch-klinische Handeln hat K. H. BAUER vier verschiedene Prinzipien der Chemotherapie des Krebses herausgestellt, und zwar

1. die hormonelle Therapie,
2. die Mitosegifte,
3. die mutative Karzinokolyse und
4. die Synkarzinokolyse.

Diese Einteilung mag zunächst praktisch genügen, obwohl sie dem pharmakologischen Wirkungstyp nicht voll gerecht wird.

Nach der BAUERschen Einteilung der Karzinokolytika sind an erster Stelle die Sexualhormone zu nennen. Durch Anwendung der heterologen Keimdrüsenhormone erfolgt eine Ausschaltung des Wachstumseinflusses bei hormonell abhängigen Organen. Im Endeffekt resultiert eine hormonelle bzw. chemische Kastration, die den körpereigenen Wachstumseinfluß der Keimdrüsen ausschaltet. Es ist ja seit langem bekannt, daß eine Kastration für sich allein bereits stark wachstumshemmend wirkt. Die beiden wichtigsten Erkrankungen, die für kontrahormonale Therapie in Frage kommen, sind bei den Männern das Prostatakarzinom und bei den Frauen der Brustkrebs. Beide Behandlungsmethoden

Einteilung der Karzinokolytika

1. Sexualhormone	2. Mitosegifte bzw. Zytostatika	3. Mutative Karzinokolyse	4. Synkarzinokolyse
Wirkungsprinzip			
Ausschaltung d. Wachstumseinflusses b. hormonell abh. Organen	Hemmung d. Teilungsfähigkeit mit Chromosomenverklumpungen	Mutation d. wachstumsregul. Gene i. d. Karzinomzelle	Zusammenwirken vieler Hemmungsfaktoren (syn- od. metachron)
Hormonelle bzw. chem. Kastration, d. h. antiandrogener Effekt. Kastration wirkt stark wachstumshemmend	Wirkung bes. lokal, aber auch tox. Allgemeinwirkung mit Beeinträchtigung d. physiol. Zellteilung	Krebshemmung durch Letalmutation	Additive Letalmutationen
Stilbenpräparate wie Cyren A Östromon-Depot St 52 — Asta Testosteronpräparate wie Testoviron, Perandren Anertan u. a. als Implantate Kristallsuspensionen oder Depotformen Kastration ferner ACTH-Versuche	Colchicin Trypaflavin Metallorgan. Verbindg. Urethan Lost Stilbamidin a. a.	Urethan Lost 3,4 Benzpyren Benz- u. Dibenzanthracene Cholin Pterine Triäthylenmelamin	Gemeinsam: Arsen Colchicin Urethan Lost Rö, Ra } lokale Treffer Bluttransfusion Radiochemie P^{32}, J^{131}, $As.^{76}$ und rad. Testosteron

Therapeutisches Ziel: 1. Tumor operabel zu machen
2. Erhöhung der Strahlensensibilität.

gehören heute zu festen Standardprinzipien. Wir wissen, daß rein physiologisch stets ein rythmisch-alternierender Wirkungstyp der Hormone besteht, während bei krankhaften Störungen eine pathologisch-kontinuierliche Hormonsekretion (unter Umständen auch nach therapeutisch-kontinuierlicher Hormonzufuhr) besteht, in deren Auswirkungen sich ein rein hormonales Krebswachstum entwickeln kann. Beim Prostatakarzinom wissen wir, daß wir mit östrogenen Substanzen sowohl subjektiv als auch objektiv wesentliche Besserung erzielen können. Der Tumor wird oft weicher und kleiner mit einer Wiederkehr der spontanen Miktionsfähigkeit sowie deutlicher Allgemeinbesserung und erhöhten Lebenserwartungen. Bei ausgedehnten Knochenmetastasen im Bereich des Beckens und der Wirbelsäule konnten wir immer wieder überraschende Sklerosierungen der Knochendefekte mit Schmerzbeseitigung beobachten. Es sei aber auch nicht verschwiegen, daß gelegentlich auch völlige Versager auftreten können. BOEMINGHAUS empfiehlt daher, die Anfangsdosen nicht zu groß zu wählen und erst die Verträglichkeit zu prüfen. Im allgemeinen gibt man erst 25 mg und bei guter Verträglichkeit nach 4 Wochen weitere 50 mg als Cyren-A-Implantat, wobei immer wieder die hormonale Kastration angestrebt wird.

Diäthylstilböstrol

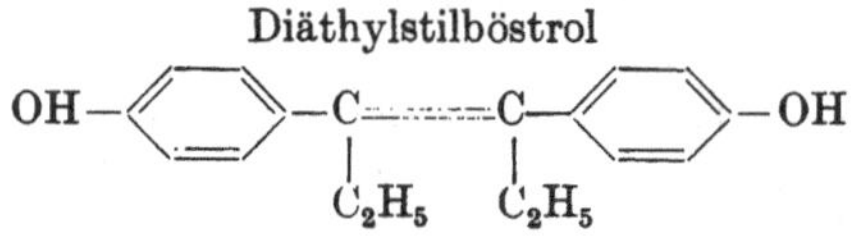

Wir bemühen uns, bei entsprechendem Alter und mit Einverständnis des Patienten die Röntgenkastration des Testes in die Therapie mit hinzuzunehmen. Neben den Cyren- und Östromonpräparaten hat sich neuerdings noch das St 52-Asta bei Prostatakarzinom eingeführt. Chemisch handelt es sich hierbei um ein Diäthyldioxystilben-Diphosphat, das wasserlöslich für die intravenöse Therapie zur Verfügung steht. Als Dosis wird 4—5mal täglich 250 mg i.v. verabfolgt. Durch die saure Prostataphosphatase entsteht beim Prostatakarzinom eine Phosphatabspaltung. Dadurch erfolgt eine entsprechende Anreicherung des Wirkstoffes im Tumorgebiet.

Ähnlich wie beim Prostatakarzinom liegen die Bedingungen für die Hormontherapie beim Mammakarzinom. Auch hier ist das Testoviron nicht als Heilmittel, sondern als ein wertvolles Palliativmittel zu betrachten, das sehr oft über-

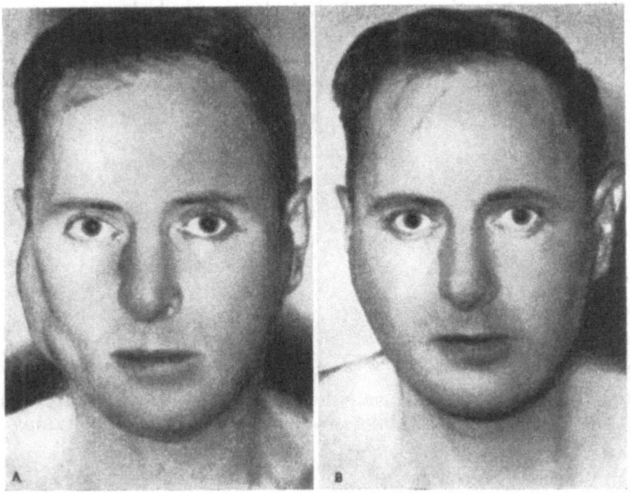

Abb. 189. Follikuläres Lymphosarkom. A vor der Behandlung und B nach 10 Tagen ACTH-Medikationen (100 mg pro Tag)
(n. Pearson und Mitarbeiter)

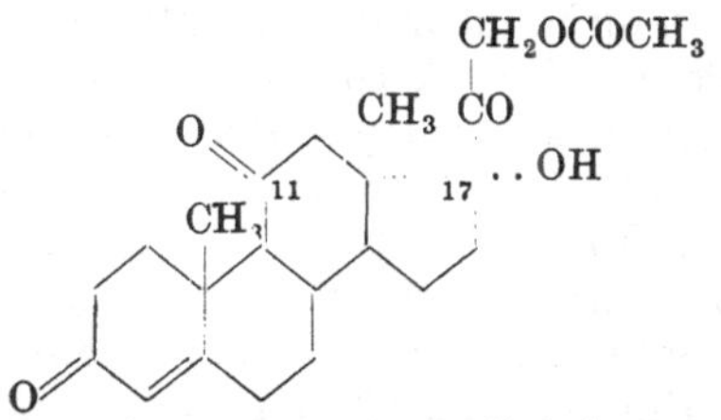

17-α-Oxy-11-dehydro-corticosteron-acetat = Cortison (Compound E n. Kendall)

raschende subjektive und objektive Besserungen bzw. Rückbildungen des Primärtumors mit sich bringen kann. Für die Hormontherapie sollen aber im Prinzip nur solche Fälle vorbehalten sein, die für eine chirurgische und Röntgenbehandlung nicht mehr zugängig sind. Bei schweren Organmetastasen ist jedoch mit der Hormontherapie auch mit keiner Bremswirkung mehr zu rechnen. Die mittleren Dosen bewegen sich meist um 300 mg Testeshormon (Perandren, Testoviron, Anertan) pro Woche bei einer Gesamtdosis von 7000 mg. Bei entsprechendem Alter erweist sich auch hierbei die Röntgenkastration der Ovarien als zweckmäßig.

Neben den reinen Keimdrüsenhormonen besitzen wir im ACTH eine gelegentliche Waffe zur Tumorbekämpfung. In praxi kommt diese wirksame Hormonfraktion in erster Linie bei Lymphosarkom in Frage (siehe Abb. 189). Auch das Cortison hemmt die mesenchymale Proliferation. Ebenso kommt es zu Einschmelzungen des lymphatischen Gewebes. Bei Lymphadenosen, Lymphogranulomatose und anderen Symptomen kann daher das Cortison (Ciba) versucht werden.

Pearson und Mitarbeiter beobachteten ein follikuläres Lymphosarkom, das nach 10 Tagen der ACTH-Behandlung (100 mg pro Tag) eine weitgehende Rückbildung erfahren hat. Vielfache Testversuche mit ACTH zeigten gelegentlich günstige Reaktionen. So beobachteten wir z. B. eine Myeloblastenleukämie, deren Myelo-

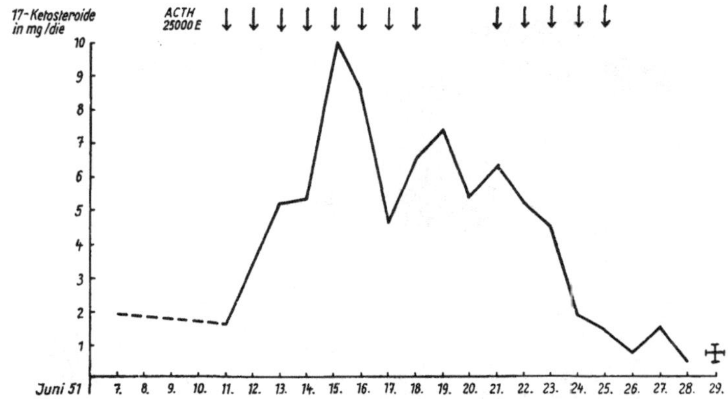

Abb. 190. Akute Myeloblastenleukämie (Pat. H. 10 Jahre alt). 17-Ketesteroidausscheidung während der ACTH-Behandlung

blasten innerhalb von 3 Wochen rapide abfielen und während der ACTH-Behandlung nach einer anfänglichen Steigerung der 17-Ketosteroidausscheidung im Harn dann einen sehr deutlichen Abfall der 17-Ketosteroide bis fast zu Nullwerten kurz vor dem Exitus zeigte.

In dieser Zeit schwanden die Myeloblasten in der Peripherie und im Mark fast vollständig. Der Exitus trat nicht mehr in einer Myeoblastenleukämie, sondern an einer Knochenmarksaplasie ein. Der Körper verfügt also über Mechanismen, eine Myeloblastose vollkommen zurückzudrängen. Der oft schnelle Rückgang der Drüsenschwellung und das subjektive Wohlbefinden täuschen eine wesentliche Besserung vor.

Das Wirkungsprinzip der Mitosegifte bzw. Zytostatika besteht in der Hemmung der Teilungsmöglichkeit mit Chromosomenverklumpungen. Die Wirkung kann sich je nach Anwendungsform entweder lokal oder als Allgemeinwirkung kundtun. Das Spindelgift Colchicin verhindert die Chromosomenspindel und führt zu Kernpolyploidismus. Die jeweils verabfolgten Dosen richten sich je nach der Verträglichkeit des Patienten. Im allgemeinen werden täglich 3—5 mg bis zum Eintreten der Durchfälle gegeben.

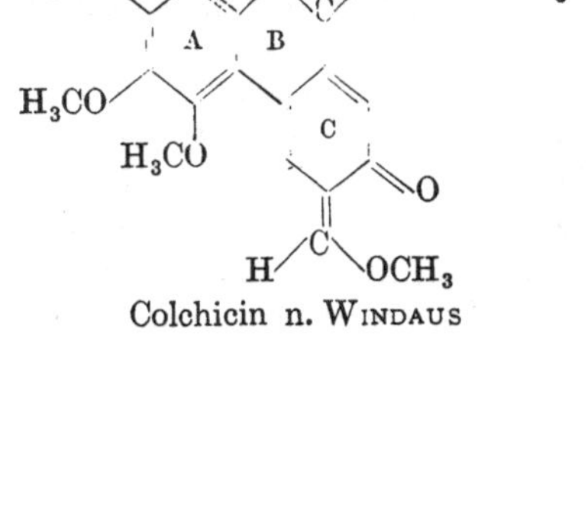

Colchicin n. Windaus

Am zweckmäßigsten gibt man Colchicin zur Beeinträchtigung der Zellteilung als Adjuvans im Intervall von differenten Behandlungsmethoden. Das *Trypaflavin* findet in der praktischen Therapie relativ geringe Verwendung. Auch dieser Stoff bildet feste Verbindungen mit Kernsubstanzen, wie z. B. organischen Schwefelsäureestern vom Typ der Chondroitin- und Mukoitinschwefelsäure.

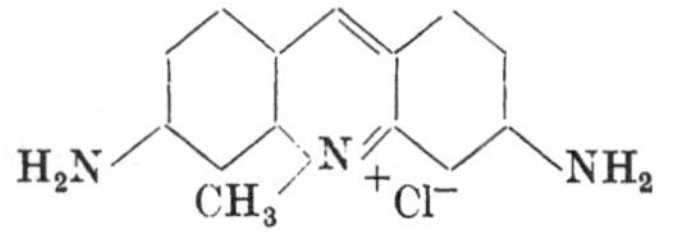

Trypaflavin

In die Gruppe derartiger Zellteilungsgifte gehören die früher versuchten *metallorganischen Verbindungen des Quecksilbers, Bleis, Wismut, Arsen und Antimon*. Diese Körper finden heute kaum noch praktische Anwendung. Lediglich das *Arsen* wird immer wieder als Adjuvans seit altersher in der Krebsbehandlung benutzt, und zwar meist als FOWLERsche Lösung nach dem Essen bis zur Grenze der Verträglichkeit. Die zytostatische Wirkung des Arsens zeigt sich an deutlichen Kariorrhexsisfiguren und Kernverklumpungen bei verschieden reifen Megaloblasten, wie sie z. B. von ROHR bei arsenbehandelter Perniziosa beschrieben wurden. Vielfach lieben die Autoren eine rhythmische Arsen-Therapie mit auf- und abschwellenden Dosen in Form der sogenannten NEISSERschen Arsenstöße. Schließlich sei auch der roborierende Effekt der Arsen-Therapie nicht unterschätzt.

Eine besondere Bedeutung als Zytostatikum hat das *Urethan* erreicht. Bekanntlich ist das Urethan seit etwa 50 Jahren in der Therapie bekannt, wo es besonders in der Pädiatrie als Schlafmittel verwandt wurde. Erst 1947 gelang es HADDOW und Mitarbeiter, die hervorragende Wirkung bei myoloischen Leukämien durch Senkung der Leukozytenzahlen zu erkennen. Das Urethan hemmt ferner die Phagozytose der Leukozyten und die Speicherfunktion der Sternzellen. Weiterhin verzögert es den Entzündungsablauf und hemmt letzten Endes alle tätigen Systeme. Hierzu gehören auch in erster Linie die gesteigerten Zellteilungsabläufe bei bösartigen Geschwülsten. Für die Klinik ist wichtig, daß z. B. bei Infektionskrankheiten, besonders bei Pneumonien die Abwehrtätigkeit der Leukozyten lebensnotwendig sein kann. Durch Urethan wird die biologische Abwehrkraft der Leukozyten auch bei normaler Zellzahl weitgehend gelähmt. Es besteht eine sogenannte *funktionelle Agranulozytose*. In jedem Fall ist es erforderlich, während der Urethanbehandlung ständig die Leukozytenzahl zu kontrollieren, um ein zu starkes Absinken durch sofortiges Unterbrechen der Therapie zu vermeiden. Denn das hämatopoetische System, und zwar besonders die Myelopoese stellt den empfindlichsten Indikator für die Urethanwirkung dar. Demzufolge haben sich auch für die Urethan-Therapie besonders die chronisch-myeloischen Leukämien, die Lymphogramolatose, die Lymphosarkomatose und das Plasmozytom bewährt. Im allgemeinen werden je nach Verträglichkeit als mittlere Gesamtdosis 40—60 g Urethan gegeben, wobei täglich 3—4 g per os oder per Klysma gegeben werden. BOCK und GROSS sehen in einer starken lymphatischen Markwucherung eine Kontraindikation für die Urethanbehandlung.

Urethan (Carbaminsäure-äthylester)

Appetitlosigkeit und Übelkeit werden als Nebenwirkungen am meisten beklagt. Interessant ist, daß wir gar nicht so selten besonders bei Arsen- und Urethan-Therapie das Auftreten eines Herpes zoster beobachten können. In Abb. 191 wird der kinische Verlauf einer Lymphogranumolatose wiedergegeben. Durch 40 g Urethan ergab sich eine ausgezeichnete Remission, besonders durch schnellen Rückgang der mediastinalen Drüsenschwellungen. Im klinischen Verlauf ergab sich ein deutlicher Abfall der Blutsenkung, eine Besserung der Anämie und der Vitalkapazität bei subjektivem Wohlbefinden.

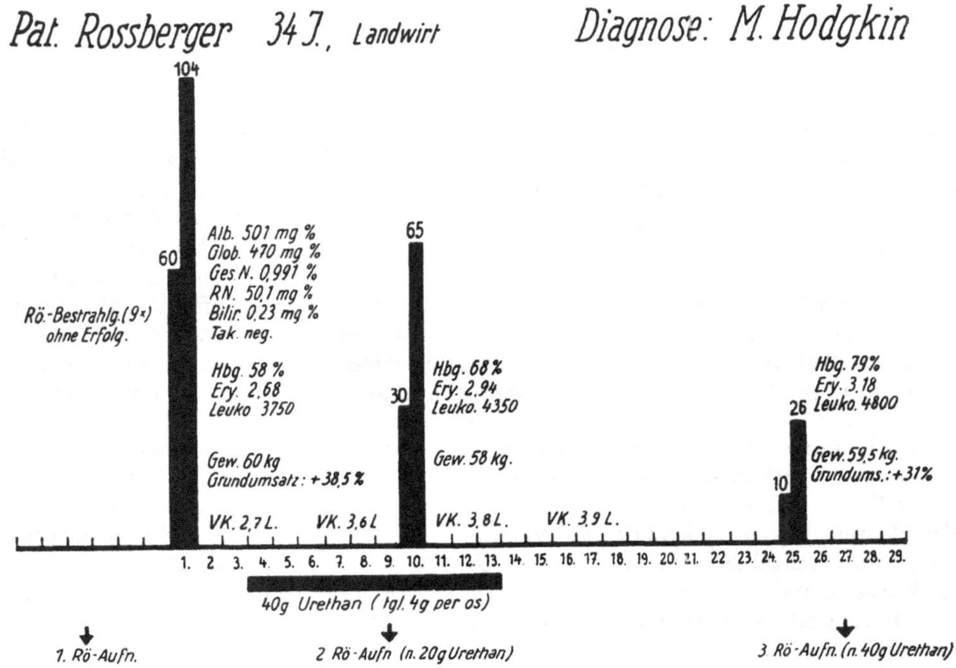

Abb. 191. Urethanwirkung bei Lymphogranulomatose

In Abb. 192 wird ein weiterer Urethan-Erfolg beim Lymphosarkomen gezeigt. Der Patient hatte starke Drüsenschwellungen besonders im linken Bein, die mechanisch zu starken Zirkulationsstörungen führten. Nach 40 g Urethan gingen die Lymphosarkomendrüsen so weit zurück, daß die Ödeme des linken Beines sehr schnell schwanden bei wesentlicher Besserung des subjektiven Befindens.

In neuester Zeit ist eine Äthylen-Harnstoffverbindung unter der Präparat-Nr. G 257 von der Firma Bayer im Prüfungsstadium. Auch dieses Präparat soll sich vorzugsweise für Lymphogranulomatose, für Lymphosarkomatose, chronisch-lymphatische und myeloische Leukämien sowie aleukämische Lymphadenosen eignen. Im allgemeinen kommen Tagesdosen von höchstens 5 mg pro kg, d. h. also etwa 0,3 g per os in Frage. Erst nach 2—4 Wochen kommt bei genauer klinischer Kontrolle eine eventuelle Dosissteigerung in Frage.

In den letzten Jahren hat sich weiterhin unter den Karzinokolytika die Behandlung mit Stickstoff-Lost eingeführt und sich im wesentlichen bei der Lymphogranomolatose und Sarkomatosen, gelegentlich auch bei Retothel-Sarkomen bewährt. Für alle übrigen Tumoren hat die Lost-Therapie allein keine befriedigende Wirkung hinterlassen. Gelegentlich erfahren kleinzellige Bronchialkarzinome zumindestens subjektiv geringe Remissionen. K. H. Bauer und später auch Streicher haben

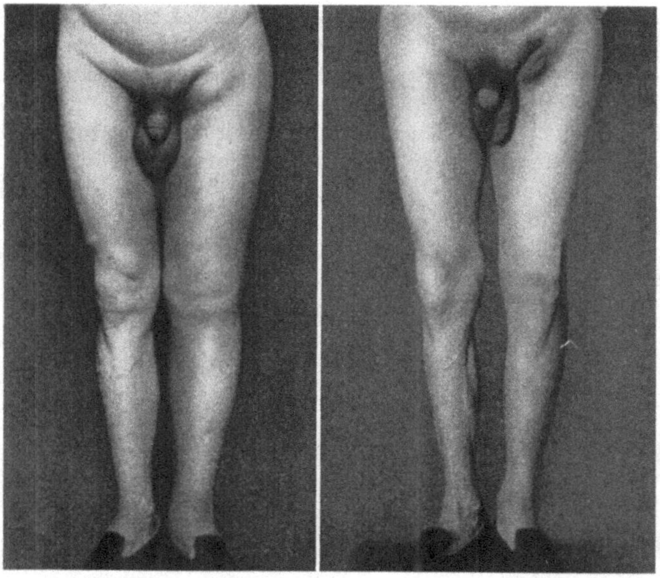

Abb. 192. Urethanwirkung bei Lymphosarkomatose

Stickstoff-Lost auch intrapleural bei Pleuralkarzinomen gegeben und hierbei auch erfolgreich eine zytologische Kontrolle des Therapieerfolges durchgeführt. Im allgemeinen überschreitet man Tagesdosen von 4—5 mg i. v. nicht, wobei man im Interesse einer besseren Verträglichkeit diese Menge noch mit Eigenblut verdünnt oder in 10—20 ccm Peristonlösung verabfolgt. Die mittleren Gesamtdosen bewegen sich bei 40—50 mg.

$$N \begin{cases} CH_2 \cdot CH_2 \cdot Cl \\ CH_2 \cdot CH_2 \cdot Cl \\ CH_2 \cdot CH_2 \cdot Cl \end{cases}$$

Stickstoff-Lost

In der ersten Zeit wurden hierbei zu hohe Dosen verabfolgt, die zu unangenehmen Nebenwirkungen führten.

In Abb. 193 und 194 werden z. B. typische Nagelnekrosen bzw. Onycholysen während der Lost-Therapie als Ausdruck des schweren Zellgiftes gezeigt.

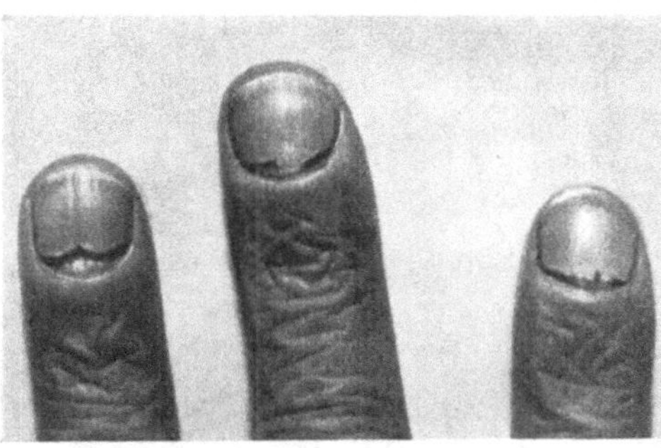

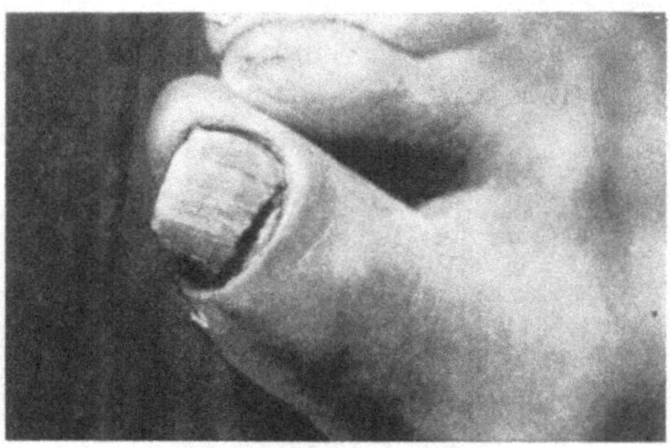

Abb. 193. Nagelnekrosen und Onycholysen nach Lost-Therapie an den Fingern

Abb. 194. Gleicher Fall mit Lost-Schädigung an der großen Zehe

Aus der chemischen Körperklasse der **Diamidine** hat sich besonders das **Stilbamidin** nach einem Vorschlag von SNAPPER für die Therapie der Plasmozytome bewährt. Das Stilbamidin stellt bekanntlich eine starke Base dar, die mit der vermehrten Ribonukleinsäure im Zytoplasma der Plasmozytomzellen feste Salze bildet. Diese fuchsinophilen Salzniederschläge aus Stilbamidinen und Ribonukleinsäure lassen sich morphologisch in manchen Fällen gut zur Darstellung bringen (siehe Farbtafel VII). Die Stilbamidintherapie zeigt wie lokalistisch spezifisch diese Salbzildung allein in den Plasmozytozellen vor sich geht und auf diese Weise das weitere Wachstum der Plasmozytomzellen verhindert. Die therapeutische Breite des Stilbamidins (MAY und BAKER, England) ist sehr gering.

Diamidine

Pentamidin

Propamidin

Stilbamidin

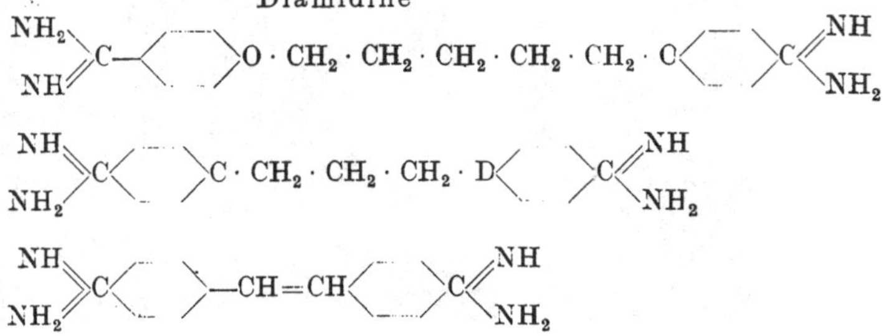

Man beginnt meist mit 50 mg, steigert dann auf 100 mg und bleibt dann jeden 2. Tag bei 150 mg i. v. bei einer Gesamtmenge von 1—1,5 g. Wichtig ist, daß während der Stilbamidintherapie eine deutliche Einschränkung der Eiweißzufuhr in der Nahrung erfolgt, da die SH-Gruppen im Eiweiß die Stilbamidintherapie anta-

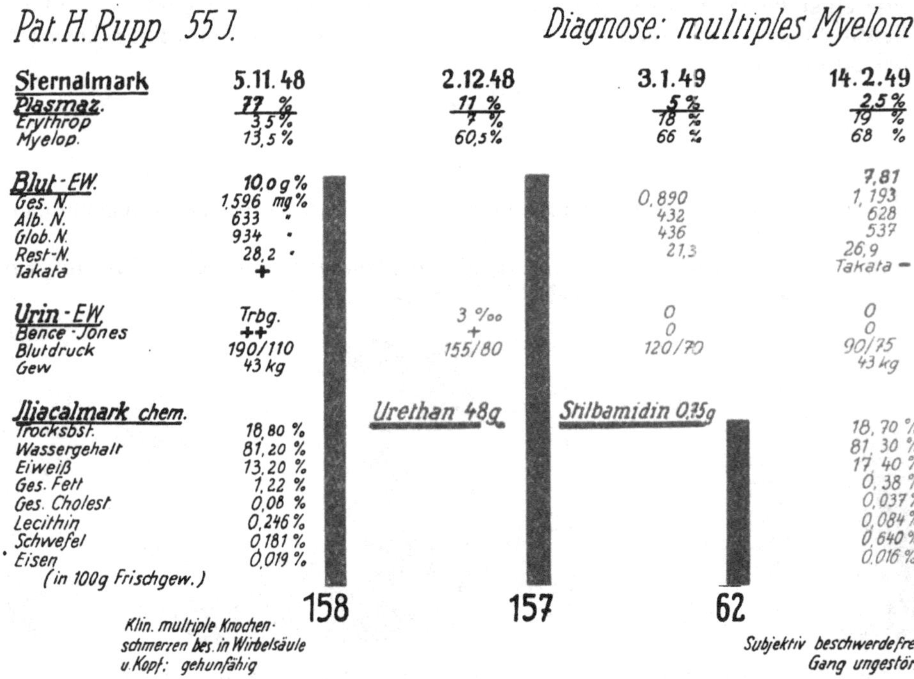

Abb. 195. Urethan- und Stilbamidinwirkung bei Plasmozytom

gonistisch beeinflussen und unwirksam machen. In einigen Fällen von Plasmozytom konnten wir günstige und z. T. gute Remissionen beobachten. In derartigen Fällen stellen sich dann beachtliche chemische und klinische Normalisierungen ein. Bemerkenswert sind auch die subjektive Beschwerdefreiheit, das Negativwerden der Takata-Reaktion, das Verschwinden der Benca-Iones-Urie sowie ein Abfall der Plasmazellen im Sternalmark zur Norm. Die Einzelheiten siehe Abb. 195. Die anderen Diamidine wie z. B. das Pentamidin und das Propamidin haben sich nach unseren Erfahrungen in der praktischen Plasmozytomtherapie nicht bewährt.

In letzter Zeit wurde das Triäthylenmelamin (TEM) von L. und J. HEILMEYER in seiner klinischen Brauchbarkeit geprüft. TEM hat eine gewisse Wirksamkeit bei chronisch-myeloischen, chronisch-lymphatischen und unreifzelligen Leukämien. Die Verträglichkeit ist besser als beim Urethan, allerdings liegt die Empfindlichkeitsgrenze sehr verschieden hoch. H. empfiehlt daher zunächst kleine Dosen bei täglicher Kontrolle der Leukozytenzahl zu verwenden. Unter den Nebenwirkungen seien eine leichte Abnahme von Hämaglobin, Erythrozyten und Thrombozyten bei Übelkeit und Appetitstörungen zu nennen. Eine ambulante Behandlung mit TEM kommt daher nicht in Frage. Fälle mit starken Anämien sind für die TEM-Behandlung kontraindiziert. Die Dosen bewegen sich im allgemeinen zwischen 50 und 200 mg für die Gesamtbehandlung.

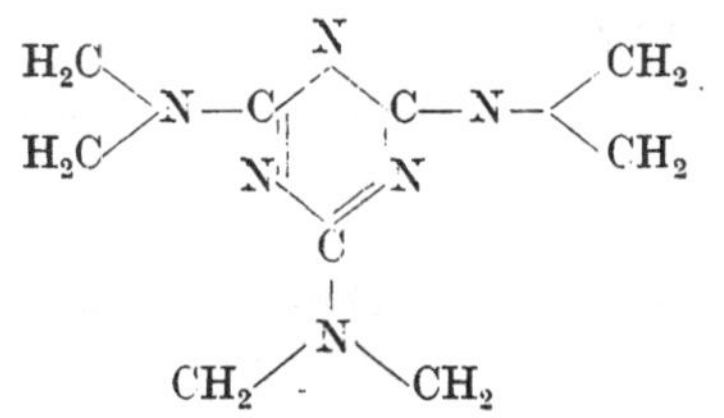

2, 4, 6-Triäthylen-imino-1, 3, 5 Triazin = Triäthylenmelamin (TEM)
(Hersteller Ciba-A.G., Basel. Tabletten zu 5 mg)

Unter mutativer Karzinokolyse versteht K. H. BAUER eine Mutation des wachstumsregulierenden Gens in der Karzinomzelle. Das Wirkprinzip besteht also letzten Endes in einer Krebswachstumshemmung durch eine Letalmutation. Diese Wirkung wird z. B. durch die Mitosegifte bzw. Zystostatika, Urethan, Lost u. a. in gleicher Weise hervorgerufen. K. H. BAUER hat bei Hautkarzinomen mit Pinselungen mit den an sich karzonogenen Körpern wie z. B. dem 3,4 Benzpyren (in 0,5%iger ätherischer Lösung) Gesichtskarzinome zum Schwinden gebracht. Diese Tatsache beweist die Richtigkeit des bereits oben zitierten Satzes: Alles, was auf Keimzellen mutativ wirkt, wirkt auf Körperzellen cyrcinogen und wirkt auf Krebszellen letalmutativ, d. h. also karzinokolytisch.

Fraglich gehört in diesen Wirkungstyp auch das Cholin hinein. Die Cholinbehandlung der Lymphogranulomatose wurde von GÄNSSLEN empfohlen. Bekanntlich hat Cholin auf reifende Zellen eine Hemmstoffwirkung und drosselt die Ausschwemmung. Cholin ist also ein physiologischer Wachstumszügler, der keine spezifische Wirkung auf die Keim- oder Tumorzellen hat, sondern nur eine allgemeine Hemmstoffwirkung auf unreifste Zellen besitzt. Cholin soll auch eine Permeabilitätsänderung der Kernmembran haben und hierbei auch den Kalium-Kalzium-Quotienten ändern. Bei der Lymphogranulomatose gab GÄNSSLEN Cholinchlorid in 10%iger Lösung, 3mal täglich einen Eßlöffel per os oder 2mal täglich 25 ccm einer 10%igen Lösung rektal.

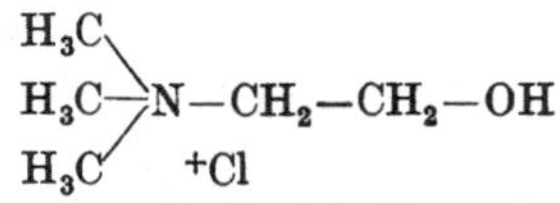

Cholinchlorid

Sulfonamide, Urethan, N-Lost und Bluttransfusionen wurden noch zusätzlich verabfolgt. Obwohl LETTRÉ die Cholinwirkung an Gewebskulturen bestätigte, ist die praktische Anwendung nicht Allgemeingut geworden.

In den Behandlungsversuchen krebsartiger Erkrankungen spielen auch die Folsäure und ihre Antagonisten eine gewisse Rolle. So wissen wir, daß z. B. das Aminopterin bei der Myeloblastose eine starke Verdrängung mit subjektiver und klinischer Remission bewirken kann. Der unvermeidliche Exitus tritt später dann in Form einer Markaplasie ein. In USA. sind Versuche über das Teropterin (Natrium, Pteroyl-Triglutaminat) angestellt. Dieser Faktor ist identisch mit dem L. casei-Faktor. Teropterin wurde in täglichen Dosen von 10—1050 mg i. m. gegeben, wobei bei zahlreichen malignen Tumoren mehr oder weniger sinnfällige Remissionen zur Beobachtung kamen.

Folsäure
= Pteroylglutaminsäure

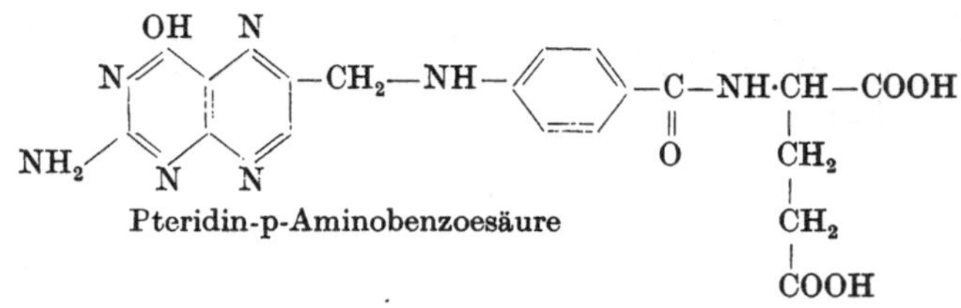

Teropterin
= Pteroyltriglutaminsäure

Pteridin-p-Aminobenzoesäure und
3 Glutaminsäuren in Peptidbindung

Aminopterin
= 4-Aminopteroyl-glutaminsäure

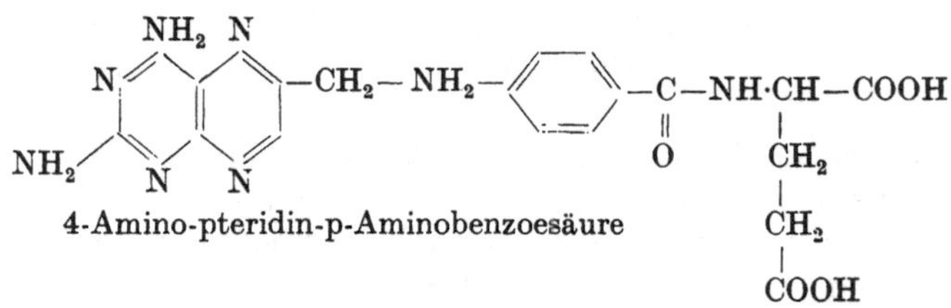

Entsprechend K. H. BAUERS Vorschlag verstehen wir unter Synkarzinokolyse das Zusammenwirken vieler Hemmungsfaktoren, die entweder synchrom oder metachron angewandt werden können. Im Endeffekt ergeben sich hierbei additive Letalmutationen. In praxi bedeutet die Synkarzinokolyse-Therapie eine gleichzeitige Verabfolgung z. B. von Arsen und Urethan oder Colchicin und Lost oder Röntgen- und Radiumtherapie gemeinsam mit Arsenapplikationen. Man muß sich aber von vornherein darüber im klaren sein, daß sich nicht nur der karzinokolytische Effekt addiert, sondern sich auch gleichzeitig die toxische Wirkung addiert. Synkarzinokolytische Therapie muß daher mit größer Vorsicht und nur unter klinischer Kontrolle durchgeführt werden.

Die Bluttransfusions-Therapie im Rahmen der Krebsbehandlung erscheint uns immer wieder ein wertvolles Adjuvans, da die zellulären und humoralen Abwehrkräfte des Körpers auf diese Weise wesentlich gestärkt werden, abgesehen von dem roborierenden Effekt und der Beseitigung der meist vorhandenen Anämie.

In jüngster Zeit befinden sich die zahlreichen radiochemischen Methoden in intensiver Prüfung hinsichtlich ihrer Brauchbarkeit. Im nachfolgenden sei eine Übersicht der therapeutischen Anwendung der wichtigsten radioaktiven Isotopen gegeben:

Therapeutische Anwendung radioaktiver Isotopen

1. Innerlich verabfolgt: selektiv konzentriert:		
löslich anorgan.	Praktische Therapie	P^{32}, J^{131}
	Klinische Versuche	J^{130}
	Anfangsversuche	Ca^{45}, Sr^{89}, Ga^{72}, As^{76}, $At.^{211}$, ThC
Kolloidal anorgan.	Klinische Vorsicht	Au^{198}
	Anfangsversuche	CrP^{32}, O_4, Mn^{52}, O_2, Zn^{63}, Cu^{64}, Y^{90}, Zr^{95}, Ag^{111}
Organisch	Experimentell	
Einheitlich verteilt	Klinische Versuche	Na^{24}
2. γ-Strahlenquellen		
	Praktische Therapie	Co^{60}, Jr^{192}
	Klinische Versuche	Ta^{182}, Na^{24} (intracavitär)
	Anfangsversuche	Br^{82}, J^{131}
3. β-Strahlenquellen		
	Praktische Therapie	P^{32}
	Klinische Versuche	Sr^{90}, Y^{90}
	Anfangsversuche	Ru^{106}, Rh^{106}, Ce^{144}, Pr^{144}

(n. Mitchell)

Neben den großen angelsächsischen Erfahrungen bestehen jetzt auch in Deutschland die Möglichkeiten radiochemischer Behandlung. LINDER und RUF haben die Radiojodbehandlung beim Schilddrüsenkarzinom geprüft, die leider durch die unterschiedliche Jodspeicherung in Abhängigkeit zum funktionellen und anatomischen Bild des Schilddrüsenkarzinoms sehr beeinträchtigt wird. Günstiger liegen die Verhältnisse bei der Therapie mit radioaktivem Phosphor bei der Polyzythämie (s. a. HORST und SAUER) und mit radioaktivem Arsen bei der myeloischen Leukämie. HEILMEYER und ODENTHAL haben die therapeutischen Wirkungen von radioaktiven Isotopen bei Blutkrankheiten untersucht, insbesondere die Phosphorwirkung bei der Polyzythämie und chronischen Leukämien, bei denen Remissionen erzielt wurden. Auch zahlreiche andere radioaktive Elemente sowie deren Auswirkungen auf die Lymphogranulomatose, Plasmozytome u. a. werden abgehandelt. Die Autoren betonen auch die Nachteile der Isotopenwirkung z. B. durch Bestrahlung sämtlicher Körperzellen und machen auf die möglichen Gefahren aufmerksam.

Ein abschließendes Urteil wird man aber erst nach geraumer Erfahrung fällen können. Auch die Anwendung von radioaktiven Testosteroen beim Brustkrebs läßt gewisse Hoffnungen offen.

Der Internist hat im Rahmen der Krebstherapie noch mannigfache Aufgaben, wie z. B. das Erstreben einer wirksamen Prophylaxe bei den Berufskrebsen oder die Vermeidung von bestimmten Lebensgewohnheiten des Patienten. Auch die Fragen einer sogenannten krebsfeindlichen Diät oder die sogenannte Fieber- und Kältebehandlung des Karzinoms stellen heute noch offene Fragen dar. Aber gerade die Beschäftigung mit der Chemotherapie des Krebses erscheint uns besonders notwendig.

Wir können heute gewissermaßen die Geburtswehen einer hoffnungsvollen Chemotherapie des Krebses erleben, wobei das Stadium der Kinderkrankheiten vielfach noch überwunden werden muß. Vieles ist noch Programm, erst weniges Ergebnis! Wir müssen aber bei den chemotherapeutischen Versuchen des Krebses stets zu großer Vorsicht mahnen, da sehr enge Grenzen zwischen therapeutischer Wirkung und schweren toxischen Auswirkungen bestehen, d. h. in der Mehrzahl der Fälle ist die therapeutische Breite der Karzinokolytika außerordentlich gering. Diese Tatsache ermahnt uns an das Dichterwort:

> Wenn Krankheit und Natur in einem Körper streiten,
> so kommt ein blinder Arzt und haut nach beiden Seiten,
> wenn er die Krankheit trifft, so stellt er wieder her,
> wenn die Natur, so tötet er. (v. Nicolay)

Literaturverzeichnis

Ackermann und *del Regato:* Cancer, H. Kimpton, London 1947.
Aderhold, K.: Arch. f. Geschw. Forsch. **4**, 1, 24 (1951).
Ahlbom, H. E.: Acta Radiol., Stockholm **18**, 163 (1937).
Alexander, Die Pleuritis, Georg Thieme, Leipzig 1950.
Allemann, R.: Schweiz. Med. Wschr. **82**, 7, 147 (1952).
Albertini, A. v.: Schweiz. med. Wschr. **81**, 28, 659 (1951).
Albertini, A. v. und *J. R. Rüttner,* Dtsch. Med. Wschr. **75**, 27 (1950).
Althausen, Lit. zitiert bei Mertens (1939).
Anacker, H.: Fschr. Röntgenstr. **74**, 1, 2 (1951).
Auler und *Martius:* Diagnostik der bösartigen Geschwülste, Lehmann, München 1941.
Baader, E. W.: Dtsch. Ges. f. inn. Med. (Wiesbaden 1951), 322.
Bauer, A. G. u. *A. Linke:* Dtsch. med. Wschr. **76**, 456 (1951).
Bauer, K. H.: Langenbeck, Arch. u. Dtsch. Z. f. Chir. 271, 253 (1952).
Bauer, K. H.: Das Krebsproblem, Springer-Verlag, Berlin-Göttingen-Heidelberg 1949.
Bauer, R. u. *H. Hartweg:* Fschr. Röntgenstr. **76**, 468 (1952).
Beeler, J. W. u. *B. R. Kirklin:* Amer. J. Roentgenology **67**, 4, 576 (1952).
Becker, W. H.: Chirurg **21**, 453 (1950).
Becker, W. H.: Münch. med. Wschr. **36**, 1799 (1952).
Behrend, C. M.: Dtsch. med. Wschr. **15**, 486 (1950).
Beneke, F. W.: Lit. siehe bei J. Bauer: Konstitutionelle Disposition z. inn. Krankheiten.
Berming: Med. Welt 352 (1950).
Blatt, P.: Arch. klin. Chir. **160**, 544 (1930).
Bock, H. E. u. *R. Gross:* Dtsch. med. Wschr. 995 (1949).
Bodechtel, G.: Neue med. Welt **15**, 517 (1950).
Boshamer, K.: Lehrbuch d. Urologie, III. Aufl., Fischer, Jena 1947.
Brooks, W. D. u. Mitarbeiter: Thorax **6**, 1, 1 (1951) England.
Brüggemann, W. u. *Th. Soestmeyer:* Klin. Wschr. **28**; 198 (1950).
Brunck, J.: Ztbl. Path. **86**, 341 (1950).
Brunner, A.: Schweiz. med. Wschr. **81**, 28, 653 (1951).
Brunner, W.: Schweiz. med. Wschr. **81**, 40, 961 (1951).
Bücker, J.: Gastritis, Ulcus u. Carcinom, Georg Thieme, Stuttgart 1950.
Bücker, J.: Die Diagnose des kleinen Magenkrebses, Springer, Berlin 1944.
Bürger, M.: Die klinische Fehldiagnose, Georg Thieme, Stuttgart 1953.
Bürger, M.: Altern und Krankheit, Georg Thieme, Leipzig 1947.
Burdzik, G.: Dtsch. med. Wschr. **76**, 10, 293 (1951).
Butter, Ursula: Dtsch. Z. f. Verdauungs- u. Stoffw. Krankh., im Druck.
Churchill, E. D.: J. amer. med. Assoc. **137**, 455 (1948).
Coroni, C.: Mikroskopische u. chem. Beiträge zum Krebsproblem, Fromme u. Co., Wien 1949.
Coulter, W. W.: Texas J. med. **46**, 596 (1950).
Mc. Cartey u. *Avarez:* Lit. bei Fischer.
Cramer, H. u. *H. W. Pabst:* Münch. med. Wschr. **93**, 30, 1502 (1951).
Cramer, H. u. *Brilmayer:* Med. Klin. **47**, 6, 179 (1952).
Deelmann, H. T.: Z. Krebsforsch. **38** (1933).
Demmling, L.: Ärztl. Wschr. 4, 106 (1949).
Dietrich, A.: Z. Krebsforsch. **51**, 296 (1941).
Dietrich, W.: Klinische Synopsis des Magenscirrhus, Dissertation Leipzig 1947.
Doll, R. u. *A. B. Hill:* Brit. med. J. (1950 II), 739.
Domagk, G.: Münch. med. Wschr. **37**, 1841 (1952).

Domagk, G.: Strahlentherapie **83**, 4 (1950).
Duperrat, B. et *J. Kerneis:* Presse med. **39**, 550 (1949).
Engelmann, K.: Münch. med. Wschr. **83**, 1, 39 (1936).
Eppinger, H.: Die Leberkrankheiten, Springer, Wien 1937.
Eschbach, H. u. *R. Finsterbusch:* Erg. inn. Med. **65**, 60 (1945).
Euler, H. v. u. *B. Skarzynski:* Biochemie der Tumoren, Emke, Stuttgart 1942.
Ferguson, L. K.: in: Postgraduate Medicine and Surgery, S. 202, Saunders, Philadelphia u. London 1950.
Feyrter, F.: Z. Krebsforsch. **54** (1943/44).
Finsterer, H.: Monatsschr. Krebsbekämpfung, Heft 4/5, 55 (1943).
Fischer, F. K.: Schweiz. med. Wschr. **15**, 7 (1950).
Fischer, F. K.: Schweiz. med. Wschr. **80**, 273 u. 723 (1950).
Fischer, W.: Krebsfragen, Fischer, Jena 1949.
Fischer, W.: Wissenschaftl. Z. d. Friedrich Schiller-Universität 1, Heft 1, 3 (1952).
Fischer, W.: Onkologentagung, Berlin 1949, Arch. f. Geschwulstforsch. **1**, 1 (1950).
Forschbach, G. u. *K. Hoffmann:* Münch. med. Wschr. 1271 (1952).
Franke, H.: Fortschr. Röntgenstr. **73**, 3, 299 (1950).
Franke, H. u. *G. Hilgetag:* Klinische Laboratoriumsmethoden, W. de Gruyter, Berlin 1952.
Franke, H. u. *Seige, K.:* Dtsch. Z. f. Verdauungs- u. Stoffw. Krankh. **10**, 2/3, 51 (1950).
Franke, H.: Fschr. Röntgenstr. **73**, 267 (1950).
Franke, H.: Fschr. Röntgenstr. **73**, 279 (1950).
Franke, H.: Münch. med. Wschr. **93**, 2373 (1951).
Franke, H.: Münch. med. Wschr. **94**, 573 (1952).
Franke, H.: Die Heilberufe, Nr. 7, 216 (1951).
Franke, H. u. *E. Heinicke:* Fol. haemat. **70**, 3/4, 243 (1951).
Franke, H.: Ztbl. ges. Gynäk., Heft 24, 1770 (1950).
Franke, H.: Verh. d. dtsch. Ges. inn. Med., Wiesbaden, 257 (1952).
Frey, E. K.: Dtsch. med. Wschr. **75**, 29 (1950).
Frey, E. K.: Dtsch. Ges. inn. Med., Wiesbaden, 340 (1951).
Fried, B. M.: Bronchiogenic Carcinoma and Adenoma, Williams and Wilkins, Baltimore 1948.
Friedrich, H. W.: Ärztl. Wschr. **6**, 629 (1951).
Froboese, C.: Z. ges. inn. Med. **6**, 11/12, 321 (1951).

Ganter, G.: Verh. dtsch. Ges. inn. Med., Wiesbaden, **81** (1928).
Gaul, K. E. u. *W. Frommhold:* Fortschr. Röntgenstr. **77**, 613 (1952).
Gauwerky, F. u. *B. Lindemann:* in: Aktuelle Probleme der Pathologie u. Therapie, herausgegeben von Holthusen, Georg Thieme, Stuttgart 1949.
Gayet, G. u. *R. Gayet:* Urethrakrebs mit Symptomen eines perinealen Abszesses, Presse med. **50** (1939).
Gerlach, H.: Zur Symptomatologie des Lungen-Ca unter bes. Berücksichtigung der Temp.-Erhöhung, Diss. Leipzig 1941.
Gorbrand, E.: Dtsch. med. J. **23/24**, 559 (1951).
Graff, U.: Münch. Med. Wschr. **87**, 38, 988 (1940).
Griboff, S. I.: Arch. int. Med. **83**, 635, 812 (1952).
Gsell, O.: Schweiz. med. Wschr. **81**, 662 (1951).
Gütter, E. u. *H. Hascheck:* Lit. bei C. Coronini.
Guleke: zit. nach G. E. Schubert.
Gummel u. *Wildner:* Dtsch. Gesundheitswesen **22**, 619 (1951).
Gutzeit, K. u. *H. Teidtke:* Die Gastroskopie, Urban u. Schwarzenberg, Berlin 1937.
Gutzeit, K.: Medizin. Klinik **29**, 30, 1000 (1933).

Haehner, E., R. Müller u. *A. Schmutte:* Dtsch. med. Wschr. **76**, **44**, 1357 (1951).
Hartmann, H.: Dtsch. med. Wschr. **75**, 1153 (1950).
Hasche, E.: Psychiatrie, Neurologie u. med. Psychologie **2**, 9—14, (1950).
Heckner, F.: Dtsch. Ges. inn. Med., Wiesbaden, 373 (1951).
Heilmeyer, L. u. *F. Odenthal:* Blutkrankheiten in „Künstliche radioaktive Isotope“, Springer-Verlag, Heidelberg 1953.
Heilmeyer, L.: Schweizer Med. Wschr. **80**, 41 (1950).
Heine, J.: in: Aktuelle Probleme der Pathologie u. Therapie, herausgegeben von Holthusen, Georg Thieme. Stuttgart 1949.
Hellner, H.: Die Knochengeschwülste, Springer-Verlag, Heidelberg 1950.
Hengstmann, H. u. *D. Wittekind:* Dtsch. med. Wschr. **75**, 101 (1950).
Henning, N.: Dtsch. med. Wischr. **74**, 11, 329 (1949).
Henning, W. u. *W. Baumann:* Münch. med. Wschr. **83**, **47**, 1918 (1936).

Henning, N. u. *W. Baumann:* Lehrbuch d. Verdauungskrankh., Georg Thieme, Stuttgart 1949.
Henning, N. u. *S. Witte:* Dtsch. med. Wschr. S. 1 (1952).
Herbut, P. A. u. *L. H. Clerf:* Med. Clin. North-America **30**, 1384 (1946).
Herbut, P. A. u. *L. H. Clerf:* J. amer. med. Assoc. **130**, 1006 (1946).
Herken, H.: Dtsch. Ges. Wesen **1**, 15, 425 (1946).
Herrmann, E.: Schweiz. med. Wschr. **81**, 45, 1097 (1951).
Heß, W.: Schweiz. med. Wschr. **76**, 35, 802 (1946).
Hirsch, W.: Dtsch. Z. f. Verdauungs- u. Stoffw. Krankh. **12**, 4.
Hittmair, A.: Der Krebsarzt, Heft 7/8 (1951).
Hollemann, W.: Arch. f. Geschw.-Forschg. **4**, 1, 44 (1951).
Hornykiewytsch, Th. u. *W. Lorenz:* Strahlentherapie **83**, 3, 441 (1950).
Horst, W. u. *H. Sauer:* Dtsch. med. Wschr. **40**, 1237 (1951).
Horster, J. A.: Schweiz. med. Wschr. **15**, 348 (1951).
Hudson, G. W. u. *K. D. Ingram:* Amer. J. Roentgenol. **67**, 5, 777 (1952).
Hueper: siehe Lit. bei Baader.
Hultquist, G. T.: Z. Krebsforschung **54**, 5 (1943).
Jailer, J. W., J. Louchart u. *G. F. Cahill:* J. amer. med. Assoc. **150**, 575 (1952).
Janssen, W.: Medizinische Dissertation, Leipzig 1952.
Jirzik, H.: Med. Klin. **47**, 5, 141 (1952).
Kade, H.: Die Bedeutung der chronischen Gastritis als präkanzinomatöse Erkrankung, Nölke, Hamburg 1949.
Kalk, H. u. *W. Brühl:* Leitfaden der Laparoskopie u. Gastroskopie, Georg Thieme, Stuttgart 1951.
Kantor, J. L. u. *A. M. Kasich:* „Handbook of Digestive Diseases", The C. V. Mosby Company, St. Louis (1949).
Kaplan, G., B. B. Cohen u. *B. Roswit:* Am. J. Roentgenol. **66**, 3, 405 (1951).
Kindler, K.: Z. Krebsforschung **54**, 153 (1943).
Klima, R. u. *J. Beyreder:* Lit. bei Coronini.
Knipping, H. W.: Dtsch. Ges. f. inn. Med., Wiesbaden, 304 (1951).
Knipping, H. W., W. Maurer u. *A. Niklas:* Dtsch. med. Wschr. **45**, 1373 (1952).
Knorr, G.: Z. ges. inn. Med. 5, 275 (1950).
Koch, O.: Dtsch. Ges. inn. Med., Wiesbaden 1951.
Konjetzny, G. E.: Der Magenkrebs, Enke, Stuttgart 1938.
Korbsch, R.: Endoskopische Magenpathologie, Thieme, Leipzig 1941.
Körte u. *Primrose:* Lit. bei G. B. Gruber in Henke-Lubarsch, Handbuch d. spez. u. path. Anatomie 5, Teil 2, 552 (1929).
Krayenbrühl, H. u. *H. R. Richter:* Die zerebrale Angiographie, Georg Thieme, Stuttgart 1952.
Kretz, J.: Münch. med. Wschr. **85**, 35, 1341 (1938).
Kücsko, L. u. *K. Potele:* Arch. Geschw.-Forschg. **2**, 3 (1950).

Lacassagne, A.: Strahlentherapie **83**, 3, 429 (1950).
Lange, J. u. *P. Thurn:* Ärztl. Wschr. **6**, 30, 707 (1951).
Lechtenbörger, H., H. Valentin u. *H. Venrath:* Z. ges. exp. Med. **117**, 638 (1951).
Leitner, S. J.: Der Morbus Besnier-Boeck-Schaumann-Basel, B. Schwabe 1949.
Lenkei, S.: Helv. med. act. **18**, 632 (1951).
Lenz, O.: Z. Krebsforschg. **51**, 274 (1941).
Lenz, W.: Medizin. Diss. 1943.
Lerch, A.: Zbl. Chirurgie 616 (1933).
Levin, Merten, Goldstein u. *Gerhardt:* J. amer. med. Assoc. **143**, 336 (1950).
Liebmann, E.: Schweiz. med. Wschr. **76**, 1344 (1946).
Liebschner, K. u. *H. Vieten:* Fortschr. Roentgenstr. **76**, 443 (1952).
Linberg, B. E.: Chirurg **12**, 13 (1949) (russ.).
Linder, F.: Ärztl. Wschr. 137 (1949).
Linder, F. u. *F. Ruf:* Radioaktive Isotope in Physiologie, Diagnostik und Therapie, Springer-Verlag, Heidelberg 1953.
Lipschütz, A.: Stereoid Hormones and Tumors, William and Wilkins Comp., Baltimore 1950.
Little, C. C.: The Fight on Cancer. Public Affairs Committee Inc., New York 1941.
Lob, A. u. *A. Weiß:* Med. Klin. **47**, 15, 468 (1952).

Markoff, N.: Klinik u. Therapie der massiven Magen-Darmblutung, Hans Huber, Bern 1950.
Markoff, N.: Helvet. med. Acta **18**, 4/5, 368 (1951).
Menkes, G.: Helvet. med. Acta **18**, 125 (1951).
Mertens, V. E.: Vermeidung von Irrtümern bei der Krebserkennung, Urban u. Schwarzenberg, Berlin-München 1948.

Merenyi, D.: Dtsch. med. Wschr. **74,** 45 (1949).
Meyer, H. u. *Laack:* Arch. f. Geschwulstforschg. **3,** 1, 18 (1952).
Miletti, M.: Acta Neurochirurgica Suppl. **1,** 4 (1950).
Miller, F. u. *G. Stringa:* Schweiz. med. Wschr. **14,** 356 (1952).
Mitchell: Brit. med. J. 748 (1951).
Moeschlin, S.: Die Milzpunktion, Benno Schwabe, Basel 1947.
Moll, A.: Med. Klin. **44,** 916 (1949).
Moore, G. E. u. Mitarb.: J. Neurosurg. **5,** 392 (1948).
Müller, H.: Münch. med. Wschr. **40,** 1548 (1938).
Müller. J. H.: Tumordiagnostik in „Künstliche Radioaktive Isotope", Springer-Verlag, Heidelberg 1953.
Mundt und *Schaede:* Dtsch. arch. klin. Med. **148,** 198 (1951).
Muntean, E.: Fschr. Roentgenstr. **73,** 150 (1950).
Netter, F. H.: Ciba Collection of med. Illustr. Ciba, Summit, New Jersey, USA.
Nickel, A. C., R. Berger u. *P. Brickley:* Amer. J. digst. Diss. **18,** 150 (1951).
Nusselt, H.: Ztbl. Chirurgie, Heft **36,** 1961 (1941).
Oberling, C.: The Riddle of Cancer, New Haven, Yale Univ. Press 1944.
Oeser, H.: in: H. Meyer u. K. Matthes, Die Strahlentherapie, Thieme, Stuttgart 1949.
Oeser, H. u. *W. Frommhold:* Dtsch. med. Journ. **3/4,** 57 (1953).
Pape, R. u. *H. A. Hackenstellner:* Fortschr. Roentgenstr. **6,** 692 (1952).
Pätiäla, J.: Untersuchungen über d. weiße Blutbild und das Sternalpunktat bei primärem Lungen-Ca, Helsinki 1951.
Pattison jun., *J. D., E. Beck* u. *W. B. Miller:* J. amer. med. Assoc. **146,** 783 (1951).
Payr, E., P. Rupprecht, G. Schn o l u. *A. v. Strümpell:* Frühzeitige Erkennung der Krebskrankheit Hirzel, Leipzig 1917.
Perrin, J. u. *G. T. Littlejohn:* J. clin. Path. (London) Nr. 40 (1950).
Peters, G.: Spezielle Pathologie der Krankheiten des Zentralnervensystems und peripheren Nervensystems, Georg Thieme, Stuttgart 1951.
Pette, H.: Münch. med. Wschr. **93,** 1, 67 (1951).
Pevsner, M. I.: Therap. Arch. **5,** 19 (1949).
Pfeiffer, W. u. *A. Weiß:* Fschr. Roentgenstr. **76,** 460 (1952).
Pohl, R.: Fschr. Roentgenstr. **66,** 51 (1942).
Portis, S. A.: Disease of the digestive system, Lea u. Febiger, Philadelphia 1946.
Rating, B. u. *A. G. Bauer:* Dtsch. Z. f. Verdauungs- u. Stoffw.-Krankh. **4,** (1940/41).
Riedel, H.: Medizinische Dissertation, Leipzig 1942.
Rieder, W. u. *A. Heinrich:* Dtsch. Z. f. Verdauungs- und Stoffwechselkrankheiten **1,** 5, 236 (1939).
Riegel: zitiert nach G. E. Schubert.
Rienzo, di S.: Ärztl. Wschr. **6,** 7, 148 (1951).
Riva, G.: Schweiz. med. Wschr. **75,** 17, 376 (1945).
Rodenacker, G.: Die chem. Gewerbekrankheiten und ihre Behandlung, J. A. Barth, Leipzig 1951 (3. Aufl.).
Rondoni, P.: Lit. bei Coronini.
Roulet-Frutiger: Schweiz. med. Wschr. **77** (1947).
Salzer, G. M. Wenzel, R. H. Jenny u. *A. Stangl:* Das Bronchuskarzinom, Springer, Wien 1952.
Sandkühler, St.: Med. Klin. **44,** 42 (1949).
Sandkühler, St. u. *H. J. Streicher:* Dtsch. med. Wschr. **74,** 49, 1496 (1949).
Schmidt, K. B. A.: Laparoskopische Tafeln, Verlag Deutscheer Hoffman La Roche, G. Renzach, Baden 1953.
Snapper, Z.: J. amer. med. Assoc. **137,** 513 (1948).
Sperling, E.: Z. f. Tbk. **93,** 1, 9 (1949).
Sulzer, H. u. *S. v. Salis:* Schweiz. med. Wschr. **81,** 26, 625 (1951).
Swartz, N.: Schweiz. med. Wschr. **81,** 252 (1951).
Schilling, V.: Z. ges. inn. Med. 519 (1950).
Schindler, R.: Dtsch. med. Wschr. **76,** 1, 1 (1951).
Schinz, H. R.: Strahlentherapie **72,** 441 (1943).
Schinz, H. R., W. E. Baensch, E. Friedl u. *E. Uehlinger:* Lehrbuch der Röntgendiagnostik, Georg Thieme Stuttgart 1952.
Schinz, H. R.: Schweiz. med. Wschr. **72,** 39, 1067 (1942).
Silver, G. B. u. *Lubliner, R.:* zit. nach J. L. Kantor und A. M. Kasisch, Handbook of Digestive Diseases, Mosby, St. Louis (USA) 1949.
Schlapper, K.: Münch. med. Wschr. **93,** 1306 (1951).
Schmieden, V. u. *H. Westhues:* Dtsch. Z. Chir. **202,** 1 (1927).

Schoen, R.: Dtsch. med. Wschr. **76**, 14, 433 (1951).
Schorer, G.: Schweiz. med. Wschr. **82**, 14, 350 (1952).
Schubert, G. E.: Dtsch. med. J., Heft 23/24, 564 (1951).
Schümmelfelder, N.: Fschr. der Diagnostik und Therapie **1**, 1 (1949).
Schütze, R. u. *E. Klar:* Chirurg **22**, 166 (1951).
Schulz, F. H. u. *F. H. Rießbeck:* Arch. f. Geschwulstforschung 3, 114 (1951).
Schulz, F. H. u. *R. Wagner:* Dtsch. Ges. f. innere Med., Wiesbaden (1951), 376.
Staehelin, R.: Schweiz. med. Wschr. **42**, 39, 1063 (1942).
Stark, H.: Die Krankheiten der Speiseröhre, Medizin. Praxis, Steinkopff, Darmstadt 1952.
Steinforth, H.: Münch. med. Wschr. S. 1273 (1952).
Sternberg, C.: Wiener klin. Wschr. **48**, 795 (1935).
Steward: Lit.: bei Ferguson.
Stoll, P.: Dtsch. med. Rundschau **3**, 1033 unten, 1061 unten, 1094 (1949).
Stoll, P.: Med. Klin. **44**, 33, 1046 (1949).
Stopka, E.: Ärztl. Wschr. **7**, 17, 387 (1952).
Streicher, H. J.: Langenbeck, Arch. u. Dtsch. Z. f. Chir. **273**, 535 (1953).
Stroebe, F.: Münch. med. Wschr. **93**, 1878 (1951).
Stroebe, F. u. *A. Walpersdorf:* Dtsch. med. Wschr. **77**, 14, 437 (1952).
Stucke, K.: Fortschritte d. Med., Nr. 7/8, 167 (1952).
Stutz, E.: Fschr. Roentgenstr. **72**, 2, 3, u. 4 (1950).
Taillens, J. P.: Schweiz. med. Wschr. **81**, 28, 668 (1951).
Taylor u. *Waterhouse:* Thorax 1950/52.
Ter Pogossian, M., W. B. Ittner, W. B. Seaman u. *H. G. Schwartz:* Am. J. Roentgenol. **67**, 3 (1952).
Teschendorf, W.: Lehrbuch d. röntgenologischen Differentialdiagnostik, Georg Thieme, Stuttgart 1950.
Theilhaber, A.: Krebs, Jahreskurse f. ärztl. Fortbildung, Dezember 1918.
Thiele, F. H.: Z. ges. inn. Med. **5**, 157 (1950).
Thiele, W.: Dtsch. med. Wschr. **74**, 915 (1949).
Tischendorf, W.: Dtsch. med. Wschr. **76**, 300 (1951) und Ergeb. Inn. Med., II. Bd., 207, 1951.
Tölle, H.: Dtsch. med. Wschr. **74**, 604 (1949).
Uhlmann, W.: Dtsch. Z. Verdauungs- u. Stoffwechsel-Krankheiten **11**, 4 162, (1951).
Uhlmann, W.: Folia haemat. **71**, 294 (1952).
Vieten, H.: Röntgenblätter, 2. Heft, 80 (1951).
Wachs, E. u. *F. Bandmann:* Dtsch. Ges. Wesen **6**, 414 (1951).
Wagner, R. u. *W. Buchholz:* Dtsch. med. Wschr. **77**, 26, 837 (1952).
Wangensteen, O. H.: Cancer of the Esophagus and the Stomach, American Cancer Society, Inc. New York (1951).
Weber, H. H.: Fortschr. Roentgenstr. **75**, 259 (1951).
Wedler, H. W.: Dtsch. Arch. klin. Med. 191, 189 (1943).
Wegelin, C.: Schweiz. med. Wschr. **72**, 39, 1053 (1942).
Wendt, H.: Z. ges. inn. Med. **4**, 697 (1949).
Wenzl, M.: Der Krebsarzt **3**, 1 (1948).
Wied, L.: Ärztl. Wschr. **6**, 6, 80 (1951).
Wilkins, L. u. Mitarbeiter: Clinical Endocrinology and Metabolism **12**, 257, 277 (1952).
Willheim, R. u. *K. Stern:* Die Wege u. Ergebnisse chemischer Krebsforschung, Äskulap-Verlag, Wien 1936.
Wittekind, D.: Med. Klin. **45**, 858 (1950).
Wolff, J.: Die Lehre von der Krebskrankheit, Fischer, Jena 1907—1915.
Wynder: Dtsch. med. Wschr. **76**, 1498 (1951).
Wynder and Graham: J. amer. Assoc. **143**, 329 (1950).
Wynder and Graham: Arch. of Industr. Hyg. and Occupational Med. **4**, 221 (1951).
Zadek, J.: Dtsch. Ges. f. inn. Medizin, Wiesbaden (1951), 365.
Zadek, J.: Die Differentialdiagnose der Lungenkrankheiten, Georg Thieme, Leipzig 1948.
Zeiß, H. u. *K. Pintschovius:* Zivilisationsschäden am Menschen, Lehmann, München 1944 (2. Aufl.
Zimmermann, W. u. *K. Holl:* Ztbl. Bakt., Heft 6, 393 (1951).
Zißler, J.: Dtsch. med. Wschr. **76**, 14, 440 (1951).
Zondek, H.: Die Krankheiten der endokrinen Drüsen, Benno Schwabe, Basel 1953.
Zweifel, P. u. *E. Payr:* Die Klinik der bösartigen Geschwülste, II. Bd., Hirzel, Leipzig 1925.

Sachverzeichnis

Berichtigungszettel

zu

Franke, Frühdiagnostik des Karzinoms in der Inneren Medizin

Seite 12 Wirbelsäulen-Pankreasloge statt Wirbelsäulen-Pankreaslage

Seite 25 Stickstofflost-Therapie statt Stickstofflast-Therapie

Seite 43/80/86/87/114/115 Szirrhus, szirrhös statt Zirrhus

Seite 60 Rekurrens statt Rekurrenz

Seite 62 Pleuraemphyem statt Pleuraempyiem

Seite 74 Abb. 86 Prädilektionsstellen statt Prädelektionsstellen

Seite 82 Perniziosakranken statt Perniziosekranken

Seite 86 polypoiden statt polyoiden

Seite 112 Im Text zu Abb. 125 muß es heißen Abb. 124 statt Abb. 123

Seite 117 Hämophilie statt Hämophylie

Seite 124 gestielten statt gesteilten

Seite 133 Agranulozytose statt Agranulozythose

Seite 134 Fortsetzung der Synopsis der akuten Leukosen befindet sich auf Seite135 oben, daher Seite 135 oben akute Myelose und akute Lymphadenose anstelle von chronische Myelose und chronische Lymphadenose

Seite 146 thyreotrope statt thyreoitrope

Seite 151 β-Nesozytome statt β-Nesoytome

Seite 164 II 3b Hemihypästhesie statt Hemihypastesie

Seite 164 II 7 Gyrus formicatus statt Gyrus fornucatus

Seite 185 Bence-Jones-Urie statt Benca-Iones-Urie
karzinogenen statt karzonogenen
karzinogen statt cyrcinogen

MIX
Papier | Fördert gute Waldnutzung
FSC® C083411

Zeitfracht Medien GmbH
Ferdinand-Jühlke-Straße 7
99095 Erfurt, Deutschland
produktsicherheit@kolibri360.de